NOSOLOGIE

MÉTHODIQUE.

NOSOLOGIE

MÉTHODIQUE,

OU

DISTRIBUTION DES MALADIES

EN CLASSES, EN GENRES ET EN ESPECES,

Suivant l'Esprit de SYDENHAM, *& la Méthode des* BOTANISTES.

PAR FRANÇOIS BOISSIER DE SAUVAGES, Conseiller & Médecin du Roi, & ancien Professeur de Botanique dans l'Université de Montpellier, des Académies de Montpellier, de Londres, d'Upsal, de Berlin, de Florence, &c.

TRADUITE sur la derniere édition latine, par M. GOUVION, *Docteur en Médecine.*

ON a joint à cet Ouvrage celui du Chev. VON LINNÉ, intitulé *Genera Morborum*, avec la Traduction françoise à côté.

TOME SECOND.

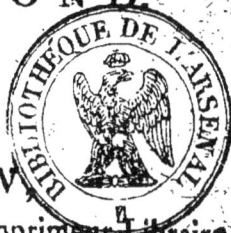

A LYON,

Chez JEAN-MARIE BRUYSET, Imprimeur-Libraire.

M. DCC. LXXII.

AVEC APPROBATION ET PRIVILEGE DU ROI.

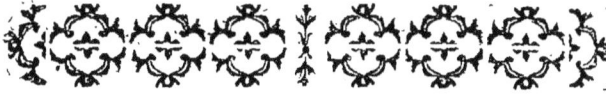

SUITE

DU

SOMMAIRE

DE LA PREMIÈRE CLASSE.

VICES.

CARACTERE. Concours de divers symptomes cutanés & légers.

ORDRE V. KISTES, *Tumeurs formées par un sac rempli de quelque fluide.*

XXXII. A Névrisme, *anevrisma*, kiste artériel.

XXXIII. Varice, *Varix*, kiste veineux.

XXXIV. Hémorrhoïde, *marisca*, tumeur opiniâtre & pleine de sang, qui vient au fondement.

XXXV. Hydatide, *hydatis*, kiſte des conduits lymphatiques.

XXXVI. Staphylome, *ſtaphyloma*, kiſte de la cornée, ou qui la perce.

XXXVII. Loupe, *lupia*, kiſte dans les articles remplis d'un fluide épais.

XXXVIII. Tumeur blanche, *hydarthrus* kiſte aqueux des articles.

XXXIX. Apôſteme, abcès, dépôt, *apoſtema*, kiſte rempli de pus.

XL. Exomphale, *Exomphalus*, kiſte umbilical, ſouvent aqueux.

XLI. Hernie fauſſe, *oſcheocele*, tumeur enkiſtée du ſcrotum.

ORDRE VI. Ectopies, *déplacemens ſenſibles des parties ſolides.*

XLII. Chute de l'œil, *exophthalmia*, ectopie de l'œil.

XLIII. Eraillement, *blepharoptoſis*, ectopie des paupieres.

XLIV. Chute de la luette, *hypoſtaphile*, ectopie de la luette.

XLV. Chute de la langue, *paragloſſe*, ectopie de la langue.

XLVI. *Proptoma*, (*id.*) chute de toute appendice externe , comme de la levre , du fcrotum , de l'oreille.

XLVII. Chute de l'anus , *exania.*

XLVIII. Chute de la veffie urinaire , *exocyftes.*

XLIX. Chute de matrice , *hyfteroptofis.*

L. Entérocele , *enterocele* , hernie inteftinale.

LI. Epiplocele , *epiplocele* , hernie de l'épiploon.

LII. Gaftrocele , *gaftrocele* , hernie de l'eftomac.

LIII. Hépatocele , *hepatocele* , hernie du foie.

LIV. Splénocele , *fplenocele* , hernie de la rate.

LV. Hyftérocele , *hyfterocele* , hernie de la matrice.

LVI. Cyftocele , *cyftocele* , hernie de la veffie.

LVII. Encéphalocele , *encephalocele* , hernie du cerveau.

LVIII. Obliquité de la matrice , *hyfteroloxia.*

LIX. *Parorchidum*, (*id.*) ectopie du tefticule.

LX. Luxation , *exarthrema* , déplacement des os.   A ij

LXI. Diaftafe, *diaftafis*, écartement des futures.

LXII. *Loxarthrus*, (*id.*) obliquité refpective des os mobiles fans fpafme ni luxation.

ORDRE VII. PLAIES , plagæ , *folutions de continuité* , Vitia dialytica illuft. *Linnæi.*

LXIII. Bleffure , *vulnus*, folution de continuité ,béante, fanglante.

LXIV. Piqûre , *punctura*, folution de continuité, qui ne s'étend qu'en profondeur.

LXV. Ecorchure , *excoriatio*, féparation de l'épiderme ou de la peau, d'avec les chairs qu'elle couvre.

LXVI. Meurtriffure , *contufio*, brifement d'une partie charnue , dans fes plus petites fibrilles.

LXVII. Fracture , *fractura*, divifion des os en fragmens féparables.

LXVIII. Fêlure , *fiffura*, divifion des os en forme de fente.

LXIX. Rupture , *ruptura*, féparation des ligamens, ou des tendons d'avec les os.

LXX. Coupure , *amputatura* , ſéparation totale d'une partie ou
d'une articulation , d'avec le
reſte du corps.

LXXI. Ulcere , *ulcus* , éroſion purulente des parties molles , plus
enfoncée que la peau , avec un
fond ouvert , & un pus de
mauvaiſe qualité.

LXXII. Exulcération , *exulceratio ;* elle
differe de l'ulcere comme l'é-
corchure de la bleſſure.

LXXIII. Sinus , *ſinus* , le conduit d'un
abcès , ou l'orifice d'un apoſ-
teme.

LXXIV. Fiſtule , *fiſtula* , ulcere ſinueux ,
calleux intérieurement, & dont
le fond eſt ſouvent carié.

LXXV. Gerçure , *rhagas* , ſolution de
continuité , ſeche ſur les bords
des parties.

LXXVI. Eſcarre , *eſchara* , croûte morte , formée le plus ſouvent par
l'action des cauſtiques.

LXXVII. Caries , *caries* , éroſion de l'os
avec cavité , ou du moins avec
inégalité , & qui eſt à décou-
vert par l'exfoliation du périoſte.

LXXVIII. *Arthrocace Linnæi* , Ulcere
de la moelle avec carie de l'os.

Nous n'entendons par tous ces
noms, que les vices qui ſe manifeſ-
tent au dehors; car s'ils ſont internes,
comme l'ulcere du poumon, du cerveau, du foie, la carie des côtes,
l'exulcération des inteſtins, &c. ils
appartiennent aux maladies dont il faut
chercher les principes. Ainſi l'ulcere
du poumon appartient à la phthiſie,
ſa bleſſure cachée à l'hémoptyſie, la
carie ſourde de la poitrine à l'oſtéo-
cope, &c. Les Médecins, dans le diagnoſtic des maladies, ne ſont d'abord
que des artiſans qui pour tout inſtrument ſont pourvus de leurs ſens; ils
ne ſe laiſſent conduire d'abord que par
les phénomenes apparens, quoiqu'ils
doivent enſuite, par la force de l'entendement, tâcher d'en découvrir les
cauſes cachées. Ceux qui renverſent
cet ordre, ſe confondent vilement
avec les Empyriques.

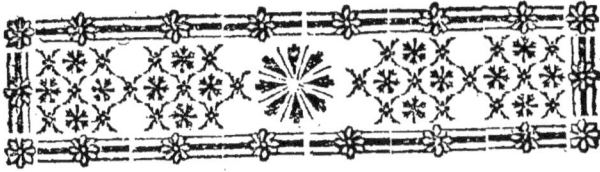

NOSOLOGIE

MÉTHODIQUE.

VICES,

O U

MALADIES SUPERFICIELLES.

ORDRE CINQUIEME.

KISTES, CYSTIDES , *aut Tumores*
capfulati ; de *Cyftis*, veffie, ou *cifte*,
capfule.

C E font des protubérances formées par des fluides amaffés
dans des membranes propres
ou étrangeres, extrêmement dilatées,
ou par la diftenfion des vaiffeaux qui
les renferment.

A iv

XXXII. *ANÉVRISME ; anévrif-ma, abfceffus fpirituofus* Amati Lufitani.

L'anévrifme eft un kifte rempli de fang, occafionné par la dilatation de l'une des tuniques de l'artere.

1. Anévrifme faux, *Anevrifma fpu-rium* Heifter. *Chirurg. pag. 391. cap. 13. part. 2. fect. 1.* C'eft une tumeur formée par la rupture de la tunique fibreufe de l'artere qui fait que le fang s'épanche & s'amaffe dans le tiffu cellulaire. Elle n'a prefque aucune pulfation, à moins qu'elle ne foit très-petite, & que la bleffure interne ne foit confidérable eu égard à la tumeur. Car lorfque l'ouverture de l'artere eft petite, & l'anévrifme confidérable, le fang y afflue en petite quantité, & l'on s'apperçoit à peine de la force qui a été communiquée au refte de fa maffe.

Cet anévrifme eft de deux efpeces; l'un *fimple*, qui fubfifte plufieurs années, l'autre *compliqué*, lequel eft fuivi de l'immobilité, de la douleur, de la corruption & du phacele de la partie. J'ai trouvé dans un pareil anévrifme du bras un caillot de fang de la groffeur du poing, noir & dur qui s'é-toit confervé pendant plufieurs années.

L'anévrifme faux eft plus dangereux que le vrai, parce que l'épanchement du fang dans le tiffu cellulaire, eft fuivi de douleurs, de la noirceur & du fpha-cele. Cet anévrifme eft caufé par la piqûre de l'artere, accident qui arrive quelquefois dans la faignée du bras.

2. Anévrifme vrai, *Anevrifma verum.* D. C'eft une tumeur fphérique de mê-me couleur que la peau, qui augmente par degrés, qui jouit du mouvement de diaftole & de fyftole, qui cede à la compreffion des doigts, & revient auffitôt dès qu'on ceffe de la compri-mer. Il eft formé par l'action du fang fur les parois de l'artere, qui furmonte leur réfiftance, fans aucune bleffure à fa tunique fibreufe, du moins fans qu'elle pénetre dans fa cavité. Il a deux principes, favoir, l'action trop forte du fang fur les parois de l'artere, ce qui a lieu dans la courbure de l'aorte, auprès du cœur, parce que le fang agit avec plus de force fur les furfaces direc-tement oppofées à l'axe de l'artere, que fur celles qui lui font paralleles, & c'eft

A v

ce qui fait que ces sortes d'anévrifmes
ne se forment que dans le voifinage
du cœur. Mais dans le cas où un grumeau ou une concrétion polypeufe
formée dans l'artere s'oppofe au cours
du fang, pour lors fon action fur les
parois du vaiffeau eft d'autant plus
grande, que le cœur lui communique
plus de force, que le vaiffeau eft plus
étroit, & l'obftacle plus confidérable,
ainfi que M. *Bernoulli* le démontre dans
fon *Hydrodynamique*, *fect. 12. paragr. 5.*
fig. 72; & ces sortes d'anévrifmes, que
l'on peut appeller *actifs*, font la plûpart
internes. *Voyez* Palpitation, Afthme,
Douleur de poitrine, &c.

. Les anévrifmes externes font prefque tous *paffifs*; ils ne dépendent ni
de la force, ni de l'action du fang,
mais du peu de réfiftance qu'oppofent
les parois des vaiffeaux à l'occafion du
relâchement, d'une plaie, d'une érofion que les tuniques de l'artere ont
foufferte, ainfi qu'il arrive dans la faignée, lorfqu'on les effleure avec la lancette fans les percer entiérement, l'artere s'affaife, fe dilate quelquefois,
s'affoiblit & s'enfle à l'occafion d'un
coup, d'un effort violent &c.

La pulfation de l'anévrifme eft d'autant plus forte, 1°. que celle de l'artere eft plus confidérable, qu'elle eft plus groffe & plus près du cœur; 2°. que l'anévrifme eft plus petit & plus flexible; car à mefure qu'il vieillit, fes tuniques & fes lames deviennent fouvent offeufes, & alors fon volume devenant plus grand, & l'incruftation étant dure, le battement eft moins fenfible, lots furtout que fa cavité eft engorgée par un grumeau de fang, ou par une concrétion polypeufe.

Lorfque l'anévrifme eft récent, on le guérit à l'aide d'une preffion affidue & modérée; mais lorfqu'il eft vieux, il faut avoir recours à une opération de Chirurgie, que l'on peut avoir dans *Heifter.*

3. *Anevrifma cylindroïdes.* D: Cet anévrifme fe manifefte rarement au dehors, mais il n'eft pas rare dans l'aorte & les carotides

XXXIII *VARICE* ; *Varix* , appellée par les Médecins Grecs *Kirfos* , & par Ariftote *Ixias.*

La varice eft une dilatation de quelque veine occafionnée par le fang, & on la connoît à ce qu'elle croît par degrés, qu'elle cede à l'impreffion du doigt, & fe releve auffi-tôt qu'on ceffe de la comprimer ; d'ailleurs fa couleur eft livide, de même que celle des veines cutanées lorfqu'elles font gonflées.

Il y a deux efpeces de varices, l'une *folitaire* , laquelle eft ronde, de la groffeur d'une noix, & même plus, & fouvent douloureufe ; l'autre *noueufe* , & elle vient aux jambes des porte-faix & des femmes enceintes.

Les varices font quelquefois falutaires, fur-tout aux hypocondriaques, aux mélancoliques, & aux fpléniques, & l'on ne doit point en entreprendre la cure qu'on n'emploie les remedes généraux. Celle qui vient feule, laiffe fouvent après elle des ulceres dangereux. La varice noueufe, fuivant M. *Petit* , fe forme dans les groffes veines, auffi bien que dans leurs ramifications, & elle eft prefque toujours accompagnée de l'œdeme, ou de l'engorgement des vaiffeaux lymphatiques voifins, ce qui fait qu'elles bleffent aifément les os qui font deffous. Comme les veines de même diametre que les arteres, répandent dix fois moins de fang que les arteres, lorfqu'elles font ouvertes, il s'enfuit que leur hémorragie eft dix fois moins dangereufe, lorfqu'on l'arrête à temps. On donne le nom de *cirfocele* aux varices du fcrotum & du cordon fpermatique; on appelle en terme barbare, *varicomphale*, la varice qui paroît à l'umbilic; & l'on regarde vulgairement comme varices les tumeurs hémorroïdales dont je vais parler.

XXXIV. *HÉMORRHOIDES, Marifca, tumores hæmorrhoidales,* tumeurs hémorroïdales, appellées improprement *hémorroïdes.*

Les marifca font des tumeurs qui viennent au fondement; elles font rouges, fouvent douloureufes, elles répandent fouvent du fang, & elles difparoiffent d'elles-mêmes.

De ce qu'elles font rouges & qu'elles répandent ordinairement du fang, plufieurs perfonnes les mettent au rang des varices & des anévrifmes des vaiffeaux de cette partie ; mais lorfqu'on les coupe, on n'y remarque aucune cavité fenfible, & lorfqu'on les preffe, elles ne cedent pas plus que le phlegmon, lorfqu'elles font engorgées, de de forte que je ne faurois adopter leur opinion.

L'hémorroïde, en Grec *Hæmorrhois*, d'*aima*, fang, & *rheo*, je flue, je coule, eft un flux de fang hémorroïdal, d'où vient que la femme de l'Evangile, qui avoit un pareil flux de fang, eft appellée *hæmorrhoiffa*. Comme donc le flux de fang differe de la tumeur, il s'enfuit qu'on doit l'appeller d'un autre nom que de celui de marifca. Il paroît que *Martial* a entendu fous le nom de marifca les tumeurs hémorroïdales, lorfqu'il dit

Tunduntur tumidæ Medico ridente marifcæ.

Je croirois volontiers que les marifca font caufées par un fang qui s'amaffe dans le tiffu cellulaire & qui le diftend; & la raifon pour laquelle le fang des petites artérioles afflue en plus grande abondance dans le tiſſu cellulaire dans cet endroit là qu'ailleurs, eſt que le ſang y ſouffre une plus grande preſſion, & que la peau de l'extrémité du rectum étant extrêmement tendre, n'oppoſe qu'une médiocre réſiſtance. La preſſion que le ſang ſouffre dans cet endroit, vient de la réſiſtance de la colonne veineuſe, qui ſe partage en deux rameaux en traverſant le labyrinthe du foie, & de ce que le ſang a peine à y circuler, tant parce que l'on eſt aſſis, qu'à cauſe de la dureté des excrémens; & que lorſqu'on eſt debout, ce fluide peſe verticalement ſur celui qui précede; or, plus la preſſion de la colonne artérieuſe, & la réſiſtance de la veineuſe eſt conſidérable, plus leur preſſion ſur les parois des vaiſſeaux augmente, d'où vient qu'il ſe jette dans les vaiſſeaux lymphatiques & dans le tiſſu cellulaire.

On diviſe les hémorroïdes en *internes* & en *externes*, & celles-ci en aveugles & en ouvertes. *Voyez* Douleur du fondement cauſée par les hémorroïdes, de même que les mots teneſme, dyſurie & hémorroïde, dont les mariſca ouvertes font le principe, de même que

les marifca aveugles enflammées caufent la douleur du fondement.

XXXV. *Hydatide, Hydatis.*

On a vu ci-deffus qu'il y avoit deux
efpeces de varices, l'une folitaire &
fphéroïque, l'autre noueufe & rameufe,
de même il y a une efpece d'hydatide
compofée de nœuds ou de globules
lymphatiques femblables à des perles
& difpofées les unes à la fuite des autres
comme les grains d'un chapelet; mais
cette efpece ne paroît point à travers
de la peau, & n'a lieu que dans les
plaies. *Voyez* la Phyfiologie & les
Confultations de M. *Deidier* Profeffeur
dans l'Univerfité de Montpellier.

La feconde efpece d'hydatide confifte dans une tumeur enkiftée folitaire
& prefque ronde, de la groffeur d'un
œuf, laquelle eft formée par un amas
de lymphe; *Boerhaave* l'appelle *hygroma*, comme qui diroit kifte aqueux.

Il y a la même différence entre l'hygroma & l'œdeme, qu'entre l'anévrifme & l'échymofe. Par exemple, l'e-
xophthalmie caufée par l'augmentation
de l'humeur aqueufe, eft un kifte

aqueux ; l'*hydrocele*, un kifte aqueux du fcrotum ; la *criftalline*, un kifte aqueux du prépuce ; l'*hydarthrus* un kifte aqueux des articles. J'ai vu un hygroma des paupieres &c. la *phlyctene* eft un petit kifte aqueux de l'épiderme.

Les hydatides font les principes de plufieurs maladies internes, mais on ignore les fignes auxquels on peut les connoître. Peut-on défigner l'hydatide par le nom d'*hygroma ?*

1. *Hydatis hygroma ;* L. C'eft un petit fac rempli de lymphe.

2. *Hydatis corotlata* ; Hydatide en chapelet. L. C'eft un affemblage d'hydatides formées par un vaiffeau lymphatique gonflé.

3. *Hydatis cellulofa ;* Hydatide cellulaire. L.

C'eft un amas de petites veffies tranfparentes, produites par la lymphe accumulée dans le tiffu cellulaire.

XXXVI. STAPHYLOME, *Staphyloma*, Clou.

Le ftaphylome eft une tumeur aqueufe enkiftée, formée par le gonflement ou la dilatation de la cornée ; ou par une hernie de l'uvée, laquelle passe au travers de la cornée.

Il y a un autre staphylome de Gunzius, auquel on peut appliquer la premiere définition, & un autre des Anciens, que cet Auteur regarde comme impossible & imaginaire pour plusieurs bonnes raisons. Voyez *Disputationes Chirurgicas* de M. Haller, & les différentes especes d'obscurcissement de vue.

XXXVII. *Loupe, Lupia.*

La loupe est un kiste ou un follicule rempli d'une matiere pultacée non purulente, en quoi elle differe de l'hydatide qui est pleine d'eau, & de l'aposteme qui contient un fluide purulent.

1. *Lupia meliceris*, appellée par d'autres *mellifavium*. L. C'est un follicule rempli d'une humeur jaunâtre, épaisse & semblable à du miel; on l'appelle *athérome*, lorsque la matiere ressemble à de la bouillie, mais ce n'est proprement qu'une variété.

2. *Lupia steatoma*, appellée par d'autres *lipoma*, & en François *loupe graisseuse*. C'est une tumeur enfermée dans

une membrane, qui contient une matiere femblable à de la graiffe ou du fuif.

3. *Lupia fpina-bifida.* C'eft une tumeur qui vient aux vertebres des lombes, de la figure, de la couleur & de la groffeur à peu près d'une châtaigne, que les enfans apportent avec eux en naiffant. Elle contient un fluide aqueux, elle eft molle, noirâtre, & lorfqu'on l'ouvre, les enfans meurent pour l'ordinaire en peu de temps.

J'ai vu cinq à fix de ces loupes dans la ville où j'habite, & elles m'ont paru tout autant d'hernies de l'enveloppe de la moelle épineufe, qui fe dilate dans cet endroit, de maniere que la moelle prend la figure d'une queue de cheval. On voit le long de la moelle un vuide qui conduit au quatrieme ventricule du cerveau, que l'on trouve plein d'eau; & comme dans cette maladie la loupe eft comprimée par une colonne d'eau qui s'étend depuis le cerveau jufqu'aux lombes, il n'eft pas étonnant que les enfans affeétés d'une pareille hydrocéphale, ayent une anefthéfie.

XXXVIII. *TUMEUR BLANCHE,* *Hydarthrus.*

L'hydropife des articles eft vulgairement appellée par les Anglois, *tumeur blanche, dans les Mémoires d'Edimbourg,* *tom.* 2. *p.* 46. Caftelli la regarde comme une efpece de méliceris. Elle differe de l'hygroma, en ce que la fynovie dans la tumeur blanche n'eft point enfermée dans fa membrane propre, mais dans la capfule des articles, ou dans les cellules voifines.

Il eft parlé fort au long de la tumeur blanche dans les *Effais d'Edimbourg,* *tom.* 4. *art.* 19 & 20.

Rien n'eft plus utile que d'ouvrir un cautere derriere la tumeur, pour procurer l'écoulement de la férofité fuperflue.

1. *Hydarthrus fynovialis;* Tumeur blanche, Th. Simfon, *Effais d'Edimbourg, art.* 18 & 20. *tom.* 4. C'eft une enflure qui vient principalement aux genoux, & qui eft accompagnée de douleur, & d'un fentiment de fluctuation, fans aucun changement de couleur.

Elle eſt ſouvent cauſée par une contuſion, une éphémere de lait ; les muſcles fléchiſſeurs ſe roidiſſent, la partie
ſe roidit auſſi, & n'a preſque point de
mouvement.

On la guérit par l'uſage réitéré des
cathartiques, en arroſant la partie avec
de l'eau froide, ſuivant la méthode de
Cheyne, ou de l'eau chaude, ſuivant
celle de *Ledran*, & en ouvrant un cautere dans la partie oppoſée, pour faire
écouler la ſynovie âcre qui s'eſt amaſ-
ſée dans cet endroit.

2. *Hydarthrus flatulentus* ; Gonagra de
Zacutus Luſitanus. Tumeur au genou,
qui rend du vent au lieu de pus, Riviere, *cent. 3. obſ. 13. &* Zacutus Luſitanus, *lib. 2. prax. adm. obſ. 163.* L.

Une femme de trente ans avoit depuis huit mois une tumeur à l'extrémité du fémur, qui s'étendoit juſques
ſur le genou. Elle n'avoit aucune rougeur, mais elle lui cauſoit des douleurs
ſi fortes, qu'elle ne pouvoit marcher
ſans boiter. La tumeur ſe manifeſta en
deux endroits, ſavoir en dedans & en
dehors, elle étoit molle, & l'on y ſentoit une fluctuation. Tout le monde
croyoit qu'elle contenoit du pus ; on

appliqua le cautere potentiel fur la furface externe de la cuiſſe , on inciſa l'eſcarre avec un ſcalpel , & lorſque la
tumeur fut ouverte , il en ſortit du
vent, & rien de plus.

On s'imagine que les apoſtemes qui
viennent fur quelques parties du corps,
au genou, par exemple , veulent être
percés; on les perce ſoi-même , & il
n'en ſort que du vent. Avicenne , *tom.*
2. *cap. 19.* Dans le cas rapporté par
Zacutus , la tumeur étoit accompagnée
de pulſation , & cependant il n'en ſortit
que du vent.

XXXIX. *APOSTEME , ABCÈS , DÉPOT , Apoſtema.*

L'apoſteme eſt un amas de matiere
purulente ou ichoreuſe , enfermée de
toutes parts.

Il eſt cauſé par la converſion de la
ſubſtance des parties en un pus de bonne ou de mauvaiſe qualité.

Cette converſion ſe fait par un mouvement inteſtin, qui ne nous eſt pas plus
connu que la converſion des alimens
en chyle , en ſang, en pus, ou que la
digeſtion, l'hématoſe, la putréfaction,

&c. Nous savons que ce mouvement
vient de l'adhésion mutuelle des parties dispersées dans un mixte hétéro-
gene, mais nous ignorons les différences spécifiques de leurs opérations. Il
est vrai que la pulsation des arteres contribue à la suppuration du phlegmon ;
mais le sang ne contribue en rien à la
suppuration des parties internes des os
du tarse , du cristallin, ni l'inflammation à la suppuration des vomiques ; &
il nous reste à savoir en quoi le pus,
proprement dit, differe de la substance
des méliceris. Il paroît qu'un certain
degré de putréfaction est nécessaire
pour la digestion & la suppuration des
chairs, mais il ne faut pas qu'elle soit
absolue ; car celle-ci rend les chairs
plus légeres que l'eau , au lieu que le
pus est plus pesant.

1. Abcès, aposteme ; *Apostema., abs-
cessus.* D. C'est celui qui, ensuite d'une
inflammation phlegmoneuse, convertit
en pus la partie dans laquelle il établit
son siege. Il n'est point enfermé dans
une capsule propre , mais pour l'ordinaire dans les interstices des muscles,
en quoi il differe de la vomique & du
dépôt.

Il est précédé de l'enflure, de la rougeur, de la tension & de la pulsation de la partie. Il devient ensuite blanc, mol, & l'on sent une fluctuation dans le sommet de la tumeur, la douleur se calme, la mollesse & la blancheur augmentent. Enfin la peau perce à la pointe qui a été atténuée, & le pus sort.

Lorsque la plaie est dans cet état, & que le pus est louable, on dit qu'elle *suppure*; mais on lui donne le nom d'*ulcere*, lorsque le pus est de mauvaise qualité, & qu'elle a peine à guérir. Lorsque le pus séjourne long-temps dans l'abcès, & que l'air l'affecte, il devient âcre, fétide, corrosif, & c'est pourquoi il faut en garantir l'ulcere, le mondifier & le déterger avec précaution, employer les balsamiques pour le préserver de la corruption, empêcher qu'il ne devienne trop sec, pour que les petits vaisseaux, qui sont enveloppés d'un pus doux & pur puissent végéter, jusqu'à ce que les chairs ayent repris leur niveau & leur fermeté, & se soient *cicatrisées*.

Consultez sur le traitement des apostemes, des ulceres & des cicatrices, les Maîtres en Chirurgie qui ont écrit là-dessus.

2.

2. Dépôt; *Apoftema apoftafis.* C'eft un amas de pus qui fe forme dans une partie fans aucune inflammation antérieure, & fans dépériffement de la partie; mais par métaftafe, ou comme s'il s'y étoit amaffé par fécrétion.

L'obfervation nous prouve qu'il fe forme de pareils dépôts, quoique les modernes prétendent le contraire. Je me fouviens d'avoir vu pendant plufieurs jours dans la femme d'un Confeiller qui étoit attaquée d'un fyphus, plufieurs dépôts femblables qui fe formoient tous les matins dans fes doigts, fes mains, fes bras, fans avoir été précédés de tumeur, de douleur, de rougeur, de chaleur; lorfqu'on les perçoit, ils rendoient un pus blanc & louable, après quoi la plaie fe cicatrifoit.

3. Œil fondu; *Apoftema fynchyfis, diffolutio vitrei.* C'eft un changement de l'humeur vitrée & de toutes les humeurs contenues dans le globe de l'œil en un pus vifqueux, bien digéré, lequel fe convertit dans la fuite en partie en une férofité jaunâtre, tandis que le refte s'épaiffit. *Voyez* Saint Yves, *pag.* 221. Maîtrejean, *de Synchyfi, part.* 2. *chap.* 8.

Tome II. B

4. *Apostema hypopyum. Voyez* Obscurcissement de la vue causée par l'hypopyon.

5. *Apostema diapyesis. Voyez* Obscurcissement de la vue par le diapyesis. C.

6. *Apostema onyx. Voyez* Obscurcissement de la vue causée par l'onglet.

7. *Apostema paroulis, parulis,* Sennert; c'est un aposteme de gencives.

8. *Apostema empyocele.* D. C'est un aposteme des testicules ou du scrotum.

9. *Apostema spina ventosa.* C. C'est un aposteme des os.

10. *Apostema vomica,* en François *vomique.* C'est un amas de pus enveloppé dans une membrane dans la substance du foie, du poumon ou de tel autre viscere ; mais on doit plutôt le mettre au nombre des principes des maladies, qu'au rang des affections externes.

11. *Apostema phalangum.* Fourches, *Dictionnaire de santé.* C'est un abcès qui survient aux doigts des Ouvriers.

XL. *EXOMPHALE, Exomphalus.*

L'exomphale est une tumeur qui vient au nombril, formée par un fluide enfermé dans une membrane, ou une tumeur enkiftée umbilicale, en quoi elle diffère de l'omphalocele.

1. *Exomphalus flatulentus*, Heifter, *Inftit. Chirurg. tom.* 2. *fect.* 5. *cap.* 114.

§. 2. *Pneumatonphalus*, Pauli Æginetæ; en François *Pneumatonphale*, Dionis, *Opér. de Chirurg. Demonftr.* 2. L.

Cette efpece eft douteufe, & Platner ne la trouve pas affez conftatée par l'exemple qu'Heifter en rapporte. *Voyez* ce que Dionis dit de ces fignes & de fa cure dans l'endroit cité. *Voyez* auffi *Tympanite.*

2. *Exomphalus aqueus*, Platner, *Inft. Chir.* §. 796. Paul Æginette, Heifter, Dionis, Col de Villars, lui donnent le nom d'*Hydromphale.* L.

Les femmes qui ont eu un accouchement laborieux, les enfans afcitiques, & plus fouvent encore ceux qui ont une omphalocele, font fujets à cette maladie. Platner prétend qu'elle eft prefque toujours compliquée avec l'omphalocele & l'afcite. Ses fignes font les mêmes que ceux de l'hydrocele; on peut les voir ci-deffous. Elle eft molle, fluctuante, elle ne rentre point; & lorfqu'on la regarde à la chandelle, elle paroît tranſparente.

Voyez pour la cure de l'hydromphale les Auteurs que j'ai cités, & ce que je dirai ci-deſſous de celle de l'hydrocele.

3. *Exomphalus crüentus*, en Grec *Hæmatomphalus;* premiere eſpece de Varicomphale de Dionis, *Oper. de Chirurg. demonſtr.* 2. A.

Elle ne differe de l'hématocele que par la place qu'elle occupe; elle a les mêmes ſignes & les mêmes cauſes, & elle demande le même traitement. *Voy.* ci-deſſous *Hématocele.*

4. *Exomphalus varicoſus;* Exomphale variqueux, ſeconde eſpece de varicomphale de Dionis, *Oper. de Chirurg. demonſtr.* 2. en Grec *Kirſomphalus.*

Elle eſt cauſée par la dilatation anévriſmatique des arteres umbilicales. *Voyez* les ſignes & la cure de l'*Anévriſme.*

5. *Exomphalus purulentus, empyomphalus* Pauli, *Empyomphale.* C'eſt un apoſteme qui ſe forme dans la région umbilicale. Ses ſignes & ſa cure ſont les mêmes que ceux de l'apoſteme. *Voyez* les Inſtitutions de Chirurgie d'Heiſter.

XLI. *HERNIE FAUSSE*, Oſchéocele ; *Orcheocele Perdulcis.*

C'eſt une protubérance du ſcrotum formée par des fluides amaſſés & enfermés dans une membrane ou une tumeur enkiſtée dans le ſcrotum.

1. *Oſcheocele flatulenta*, appellée par les Auteurs *Pneumatocele*. L.

Pluſieurs Auteurs célebres font mention de cette eſpece ; mais les raiſons, ni les exemples qu'ils alleguent ne ſont pas ſuffiſans pour conſtater ſon exiſtence , ce qui fait que les modernes en doutent. *Voyez* Heiſter , *Chirurg.* *tom.* 2. *part.* 2. *ſect.* 5. *cap.* 127.

2. *Oſcheocele aquoſa*, en François *Hydrocele*, Heiſter , *Chirurg.* Sharp *diſquiſit.* *Chir.* Bertrand , *Comment. Acad. Chir.* *tom.* 3. Ledran , *Opér. de Chir.* Platner , *Inſtit. Chir.* Arnaud , *des Hernies.* L.

Elle n'a point de ſiege fixe ; tantôt la ſéroſité s'amaſſe dans la cavité de la tunique vaginale des teſticules, ce que l'on nomme vulgairement une *hydrocele enkiſtée*; tantôt dans la cavité factice du tiſſu cellulaire du ſcrotum , ſavoir, entre les tégumens & les dartos, ou

B iij

entre celui-ci & le cremaſter, & c'eſt
à tort que Sharp refuſe d'admettre cette
eſpece d'hernie ; tantôt l'eau ſe fraye
un paſſage dans le tiſſu cellulaire des
tuniques vaginales du cordon ſpermatique ou du teſticule, ou de toutes les
deux ; tantôt enfin la ſéroſité s'amaſſe
dans le ſac herniaire que forment les
parties qui ſont ſortiès, ſoit qu'elles
ayent été réduites ou non. Ces variétés ont des ſignes particuliers qui les
font diſtinguer. Conſultez les Auteurs
que j'ai cités, & entr'autres Bertrand.
L'hydrocele eſt une tumeur molle,
fluctuante, (elle eſt extrêmement rénitente lorſque l'humeur eſt abondante
& qu'elle la diſtend conſidérablement)
preſque diaphane, à moins qu'elle ne
contienne une ſéroſité trouble & épaiſſe, dont la figure varie ſelon la ſituation que l'on prend, égale, unie, indolente, à moins qu'elle ne ſoit compliquée ; qui cede plus ou moins à l'im-
preſſion du doigt, qui ne diminue point
lorſqu'on la preſſe & ne ſe réduit point,
& qui revient dès qu'on ceſſe de la
comprimer, à moins que la peau du
ſcrotum ne ſoit affectée d'un œdeme,
qui n'augmente point lorſqu'on retient

long-temps fon urine, & ne diminue point lorfqu'on la rend, & dont les veines font variqueufes. Elle eft quelquefois compliquée avec le farcocele, & dans ce cas Heifter l'appelle *hydrofarcocele.*

La cure pharmaceutique confifte à appliquer fur la tumeur des topiques réfolutifs, difcuffifs, corroboratifs, defficatifs, & à ufer intérieurement d'hydragogues, de diurétiques, de réfolutifs & de toniques. La curation chirurgicale eft de deux efpeces, palliative ou radicale. La palliative confifte à procurer l'écoulement de la férofité par la paracenthefe autant de fois qu'il le faut; elle opere quelquefois une guérifon parfaite, mais elle n'eft pas toujours fure. La radicale s'effectue, 1°. par une incifion faite au fcrotum du haut en bas avec un fcalpel; 2°. par un cauftique qui l'incife dans toute fa longueur; 3°. par un feton que l'on paffe avec une groffe aiguille par fes parties fupérieures & latérales. Il y a d'autres méthodes, telles que celles de Ruifen, de Marin, des Charlatans, que l'on peut voir dans Heifter, au chapitre de l'*Hydrocele.*

B iv

3. *Ofcheocele hydatidofa*, en Grec *hy-datidocele* ; *hydrocele ab hydatibus funi-culi fpermatici* ; hydrocele caufé par les hydatides du cordon fpermatique, Ledran, *Opér. de Chrirurg.* Bertrand, *Mémoires de l'Académie de Chirurgie*, tome 3. *Hydrocele ab hydatidibus omenti prolapfi* ; Hydrocele caufé par les hy-datides & la chute de l'épiploon, ou *epiplocele hydrocelico-hydatidofa*, Lamo-rier dans Pipelet, *Comment. Acad. Chir. tom. 3. obferv. 6. Hydatis fcroti circoceli fuccedens* ; Hydatide du fcrotum qui fuc-cede au circocele, Vandermonde, *Re-cueil périodique, Novembre 1759*. L.

Celle-ci a beaucoup de rapport avec la précédente ; & l'on peut voir dans les Auteurs cités les fignes & la cure de cette efpece.

4. *Ofcheocele malabarica*, *hydrocele malabarica* Kempfer, *amœnit. fafc. 3. obf. 7. Andrum* Malabaris, *Endemium*, ou *Andu-vaja-ku*, appellée vulgaire-ment par les Médecins *ofchéo-hydrocele.* *Voyez* la figure que Dionis en donne dans fes *Opérations de Chirurgie.* C.

Cette efpece eft caufée par un éry-fipele au fcrotum, qui revient tous les mois à la nouvelle lune ; elle ceffe le

lendemain ; mais les vaiffeaux lymph.
tiques qu'elle a rongés rendent une fé
rofité faline qui tombe dans le fcrotum,
qui croît avec la lune , & le diftend au
point, qu'il faut le percer pour en procurer l'écoulement. Cette liqueur eft
tantôt roufsâtre, tantôt vifqueufe , ou
fanguinolente.

Les habitans du Royaume de *Cochin*
l'attribuent aux eaux du pays , qui font
imprégnées d'un fel âcre & corrofif.
Kempfer ajoute que le vent, qui eft
très-froid pendant la nuit , s'infinuant
dans les maifons, irrite les maladies ,
& caufe des convulfions horribles,
mais qui n'ont rien de dangereux. Cette
maladie attaque les étrangers qui féjour-
nent dans le pays ; elle n'incommode
que ceux qui n'y font pas accoutumés,
elle dure toute la vie, & elle eft incurable.

La cure palliative n'eft que d'une efpece ; elle confifte à percer tous les
mois le fcrotum par le côté avec une
lancette , & à faire écouler l'eau.

On prévient cette maladie en filtrant
l'eau dont on fait fa boiffon ordinaire
au travers du fable qu'on amoncele
dans les puits. C'eft ainfi qu'on en ufe

B v

dans le Royaume de Mangat, où les Brachmanes ont bâti une hôtellerie pour les finges, où l'on donne tous les jours à dîner à ceux qui s'y rendent des forêts voifines. On expofe dans la cour de grands baquets remplis de riz cuit, à côté defquels on met un bâton. Le finge qui arrive le premier s'en empare, & s'en fert pour écarter ceux qui s'approchent pour manger fon riz, ce qui occafionne parmi ces animaux un combat fort divertiffant, dont il eft permis aux étrangers d'être témoins, moyennant une légere aumône, qui eft employée à l'entretien des combattans.

5. *Ofcheocele varicofa;* Kirfocele, circofele, varicofele. C'eft ainfi qu'elles font appellées par les Auteurs, par Sharp, *Difquifit. critic.* par Dionis, *Operat.* par Heifter, *Chir.* par Platner, *Inftit. Chir.* C.

Elle confifte dans une dilatation variqueufe des veines fpermatiques, ou des veines du fcrotum. Cette derniere efpece eft vifible; & quant à la premiere, elle fe manifefte par le gonflement du cordon fpermatique, qui reffemble d'abord à une chute de l'épiploon; mais en y faifant attention, on

apperçoit au tact la dilatation & l'en-
tortillement des veines ſpermatiques ,
que l'on prendroit pour des pelotons
de vermiſſeaux. L'épididyme eſt ordinairement mol & flaſque , il groſſit cependant quelquefois. Les remedes ſe
réduiſent aux corroboratifs , aux diſ-
cuſſifs , aux ſuſpenſoires , aux aſtrin-
gens , dont on peut ordinairement ſe
paſſer , parce que la maladie n'a rien
de dangereux. Au cas que la douleur
ait fixé ſon ſiege dans le rameau variqueux de la veine ſpermatique , & que
l'on ne puiſſe point l'appaiſer , il faut ,
comme Sharp le conſeille , y faire une
ligature & le couper ; ce qui vaut infiniment mieux que de couper le teſticule , comme quelques-uns le conſeillent. *Voyez* Varice.

6. *Oſcheocele ſeminalis* , appellée par
les Auteurs , entr'autres Aſtruc , *des*
maladies vénériennes ; Arnaud , *des her-*
nies ; Verduc , *chirurg.* Spermatocele. L.

L'une eſt vérolique & cauſée par
une vérole confirmée , ou par la ſuppreſſion d'une gonorrhée ; & l'autre
ſimple , & elle vient de différentes cauſes. Elle ſe manifeſte par une enflure
chaude , rénitente , doulouroſe des

testicules, des épididymes, du cordon
spermatique ; & elle peut dégénérer
en aposteme, en fistule, en squirre,
en hydrocele, en sarcocele, en carcinome. Elle est causée par la semence
qui s'arrête dans ses vaisseaux, qui les
irrite & les distend.

Elle se guérit par des saignées réitérées, des potions rafraîchissantes,
laxatives, des clysteres émolliens, par
des topiques, d'abord laxatifs, émolliens, anodins, & ensuite résolutifs &
toniques.

7. *Oscheocele cruenta ;* hématocele
Heister *Chir. tom* 2. Bertrand, *Comment.*
Acad. Chir. tom. 3. Hernia sanguinea
Pauli Æginetæ, Celsi. A.

Elle provient pour l'ordinaire d'une
cause externe, par exemple, d'une
contusion, d'une dilacération, & rarement d'une corrosion interne. Ses
signes sont les mêmes que ceux de
l'hydrocele non transparente ; elle est
obscure & noirâtre. On ne peut la
connoître qu'après avoir incisé ou percé le scrotum. On la guérit en incisant
le scrotum pour en faire sortir le sang,
après quoi on déterge la plaie, & l'on
essaie de consolider le vaisseau qui est

ouvert. La ponction suffit rarement, & la maladie revient : lorfque les tefticules & les vaiffeaux fpermatiques font affectés de la corruption, & qu'elle n'a pas gagné le bas ventre, il faut en venir à la caftration.

8. *Ofcheocele purulenta*, en Grec *empyocele*, *hernia humoralis* Heifter. *Chir.* Dionis *Demonftr.* 4. C.

C'eft un amas de pus dans le fcrotum, dont les fignes font les mêmes que ceux de l'apofteme ou du dépôt. On la guérit en évacuant le pus par le moyen d'une incifion : on mondifie la plaie avec les mêmes remedes dont on fe fert pour mondifier les apoftemes, & on la cicatrife.

9. *Ofcheocele adipofa*, Liparocele, Heifter. *Chir. tom.* 2. Reneaume, *de hern.* Hollier, *de morb. intern.* Sharp', *difquifit. crit.* L.

C'eft une loupe formée dans le fcrotum, qui reffemble à un ftéatome, ou à un lipome. Son diagnoftic eft fondé fur les mêmes fignes, & on la traite de la même façon.

10. *Ofcheocele ab algedine, fpermatocele fyphilitica, algedo* W Cockburn, *the cure of gonorrhæa cap.* 8. & 9, *vulgò* gonorrhée tombée dans les bourfes. C.

C'eft une enflure du tefticule, qui vient à la fuite de la fuppreffion d'une gonorrhée virulente; on appaife la douleur, la tenfion & la chaleur par des faignées réitérées, par une boiffon adouciffante, par des émulfions & des cataplafmes émoliiens; quand l'inflammation eft appaifée, on emploie les réfolutifs, & fur-tout les frictions.

ORDRE SIXIEME.

ECTOPIES.

Déplacemens, Chutes, Defcentes, Hernies, Aberrations, Luxations, *Ectopiæ;* en grec *Ptofes, Celes, Pararthremata;* en latin, *Prolapfus, Herniæ, Aberrationes, Luxationes.*

(Par M. Cuffon, Médecin de la Faculté de Montpellier, & de l'Académie Royale des Sciences).

CE font des affections qui confiftent dans le déplacement ou le changement de fitution des parties organiques , & dont le caractere eft un déplacement fenfible des parties folides. Ces affections ont beaucoup de rapport avec les protubérances , mais ces deux ordres de maladies chirurgicales different en ce que dans les ectopies , la protubérance , qui n'eft point effentielle , eft caufée par le déplacement des parties folides , au lieu que dans les protubérances , la tumeur eft formée par l'amas ou l'augmentation des fluides.

On divife ces affections en chutes , hernies & luxations : les parties molles font fujettes aux chutes & aux hernies ; les dures aux luxations. Dans les chutes , la partie qui fort de fa place , eft dépouillée & vifible ; dans les hernies , la partie qui a quitté fa place , eft enfermée , du moins dans les tégumens , & on ne l'apperçoit que d'une maniere médiate. On obfervera que les parties qui fouffrent une chute , font ou vifibles avant cet accident , ou ne le deviennent qu'après qu'elles font tombées ; il y en a même quelques-unes dont la chute n'eft point vifible , mais qu'on apperçoit immédiatement par le tact. On remarquera encore par rapport aux hernies , que la partie her-

nieufe fort prefque toujours des cavités
naturelles dans lefquelles elle eft enfermée, & qu'il y a cependant une
ou deux hernies dans lefquelles la partie, reftant dans la cavité qui lui eft
propre, ne laiffe pas que de fortir de
fa place naturelle; & c'eft de quoi les
déplacemens des tefticules, & les in-
clinaifons de la matrice, nous four-
niffent des exemples. De là vient que
Gaubius ne met point ces fortes de déplacemens au nombre des chutes ni
des hernies, & fe contente de les défigner par le nom d'aberrations, en
quoi je l'approuve. La luxation (*pararthrema*) confifte dans la fortie d'une
partie dure, offeufe, cartilagineufe,
hors de fa place naturelle.

La raifon pour laquelle les parties
reftent dans la place que la nature leur
a affignée; quoique l'action des mufcles jointe à leur pefanteur, les en
faffe fouvent fortir, & qu'elles s'efforcent de la quitter, eft que les forces
qui les y retiennent font égales, &
même plus grandes que celles qui peuvent les en faire fortir. Les forces
retentrices font l'élafticité & la contrac-
tilité de la peau, des tendons, des ligamens, des capfules; & cette force

eſt proportionnelle à la groſſeur, au nombre & à la denſité des fibres; d'où il ſuit qu'une partie ne peut quitter ſa place, à moins que la force expultrice ou vive, comme un effort, un mouvement, un ſaut, un cri, un coup; ou morte, comme le poids, la preſſion de la partie, la force qui agit ſur elle, ne l'emportent ſur les forces rétentrices.

Il s'enſuit donc que toute ectopie eſt occaſionnée, ou par un principe actif, c'eſt-à-dire par quelque violence, comme par l'augmentation des forces expultrices, ou au contraire, par un relâchement, une foibleſſe, ou par la diminution des forces rétentrices. Ces différens principes produiſent des phénomenes tout-à-fait différens & exigent différentes méthodes curatives. Lorſque l'ectopie eſt cauſée par une violence, elle eſt accompagnée de douleur, de tenſion, de chaleur : il n'en eſt pas de même lorſqu'elle eſt occaſionnée par un relâchement; car alors, la douleur & l'irritation ſont beaucoup moindres ou n'ont pas lieu. De là vient que dans le premier cas, il eſt plus aiſé de contenir la partie dans ſa place, que de l'y réduire, & que dans le ſe-

cond il eſt plus aiſé de la réduire que
de la contenir. A l'égard de la cure,
lorſque la partie quitte ſa place par la
violence qu'elle ſouffre , on doit employer les laxatifs , les lubrifians, les
anodyns , la ſaignée ; & au contraire ,
lorſque l'ectopie vient de laxité, les deſ-
ficatifs, les corroborans , les irritans, les
aromatiques, les toniques. Ceux-là donc
ſe trompent qui emploient la même
méthode pour réduire les parties , comme ſi leur déplacement venoit toujours
de laxité, & qui rejettent ou ne com-
prennent point la diſtinction mécanique que les anciens font des forces , en
expultrices & en rétentrices. Ceux-là
ſe trompent pareillement qui attribuent
l'élévation ou la protubérance des parties en général à la ſtagnation des fluides, comme à leur cauſe prochaine,
au lieu de l'attribuer à l'excès par lequel
les parties contenues l'emportent ſur
les contenantes.

Les différens genres d'ectopies ſe
réduiſent aux ſuivans : Exophthalmie,
ou chute de l'œil, chute, relaxation de
la paupiere ſupérieure , relâchement
de la luette, avalement de la langue,
chute , relaxation , allongement du
ſcrotum , de la levre inférieure , des

mamelles , du prépuce , de l'oreille , chute du fondement , renverſement de la veſſie urinaire , chute du vagin , * entenocele, épiplocele, hernie de l'eſ- tomac, hernie du foie , ſplenocele , hernie de la matrice , hernie inguinale de la veſſie urinaire , encephalocele , inclinaiſon , obliquité de la matrice , déplacement des teſticules ; (ce ſont des hernies , à moins qu'on n'aime mieux regarder les deux derniers genres comme des aberrations , plutôt que comme des hernies) luxation , entorſe , diaſtaſe ou écartement des os , pervēr- ſion de la tête des os & des muſcles (ce ſont des luxations). §.

XLII. *Exophthalmie* , *Hy-dropthalmie* , *Elephantiaſis de l'œil*, Boerhaave, *de Morb. ocul. part.* 2 , *cap.* 5 ; en Grec , *Exophthalmie*, *Hydropthalmie* , *Buphthalmus* ou *Buphthalmia* , *Ophthalmoptoſis*, *Ecpieſmus*, Mauchart, *Diſſert. ſur l'Ophthalmie*

(*) Ce ſont des Deſcentes.
(§) *Oſteoparatopiæ.*

& la paracenthefe de l'œil ; voyez Haller, *Difputat. Chirurg. Tom. 1.* En latin *, Magnitudo nimia, prolapfus, expreffio oculi.* Groffeur contre nature , Hydropifie, Cancer , chute de l'œil ; Maître-jean , *part.* 2 *, chap.* 6 *;* Saint Yves, *part* 2 *, chap. 1.*

C'eft une chute du globe de l'œil qui augmente , ou n'altere point fenfiblement fa groffeur naturelle. Le globe de l'œil eft plus ou moins diftendu , gonflé & faillant hors de l'orbite , de maniere que les paupieres ne font point affez grandes pour le couvrir.

1. *Exophthalmia hydropica. Hydrophtalmia, Buphtalmia* Mauchart *, Hydrophthalmia* Platner. *inftit. chir.* §. 754. *Hydrophthalmia* Boerhaave, *Turgefcentia vitrei ferofa* Mauchar. *Hydrophthalmia ferofæ vitrei turgefcentiæ mixta ,* du même. *Hydropifie de l'œil ,* Saint Yves. *Groffeur non naturelle de l'œil ; extenfion non naturelle du corps vitré ,* Maître-Jean. D.

Cette efpece eft caufée, tantôt par l'augmentation de l'humeur aqueufe , (c'eft une hydrophthalmie) tantôt par

celle de l'humeur vitrée (c'eſt une turgeſcence ſéreuſe du corps vitré) tantôt
par toutes deux, (c'eſt alors une hydrophthalmie compliquée avec la turgeſcence du corps vitré.

Voici les ſignes de l'hydrophthalmie.
Le globe de l'œil groſſit ſucceſſivement,
il eſt tendu, gonflé, & il déborde l'orbite ; la cornée eſt plus élevée & plus
ſaillante qu'à l'ordinaire ; l'iris eſt plus
enfoncé, & plus éloigné de la ſurface
interne de la cornée ; la prunelle eſt
immobile, tantôt plus grande, tantôt
plus petite, (Maître-Jean prétend que
la prunelle conſerve ſa grandeur & ſon
mouvement) la vue s'affoiblit peu à
peu ; on ſent une douleur, tantôt légere
& ſourde vers le fond de l'œil, tantôt
plus forte, accompagnée d'une mi-
graine dans le côté affecté, d'une ſtu-
peur dans le viſage, quelquefois d'un
emphyſeme, de maux de dents, d'inſomnies, & enfin, lorſque le volume
augmente, de larmoiement, de l'éraillement des paupieres.

Les ſignes de la turgeſcence ſéreuſe
du corps vitré ſont l'accroiſſement notable du globe de l'œil hors de l'orbite,
ſa dureté, ſon gonflement & ſa tenſion;

l'ombre qui se répand sur le cristallin, & qui est causée par l'élévation du limbe du corps vitré ; la douleur, qui est tantôt sourde & tantôt violente, l'affoiblissement considérable de la vue, la convexité de l'iris & le peu d'éloignement où il est de la cornée, la dilatation de la prunelle, & son immobilité.

Le diagnostic de l'hydrophthalmie compliquée avec l'extension non naturelle du corps vitré, est plus difficile, mais très-peu important pour la cure. On peut cependant la reconnoître à la grosseur excessive & à l'accroissement précipité du globe de l'œil, à sa grande dureté, au strabisme, à la dilatation de la prunelle, à la profondeur de l'iris, & à l'élévation de la cornée. Cette variété de l'hydropisie compliquée de l'œil vient, de l'acrimonie de la sérosité, laquelle varie ; mais lorsqu'elle est considérable, les symptomes dont on vient de parler sont accompagnés d'une inflammation interne & externe, de la fievre, de l'insomnie, lesquelles n'ont pas lieu lorsque l'acrimonie est moindre.

On guérit cette espece, sans négliger l'ophthalmie, par la saignée, par des purgatifs réitérés, par des résolutifs internes spiritueux, par des discussifs appliqués sur l'œil, par des véficatoires, des fetons, des fontanelles, & même par la paracentese ou ponction de la fclérotide, ou de la cornée. Voyez *Mauchart* aux endroits cités.

2. *Exophthalmia purulenta*, exophthalmie purulente, Maître - Jean *part. 2. chap. 6. Exophthalmia hypopyica* de Boerhaave, *loc. cit.*

L'efpece précédente dégénere en celle-ci, lorfque l'inflammation caufée par l'acrimonie de la férofité qui fe jette fur l'œil, vient à fuppuration. En fuite de douleurs atroces, d'une inflammation tant intérieure qu'extérieure exceffive, de l'enflure des membranes qui forment le blanc de l'œil, du renverfement des paupieres, d'un larmoiement âcre & brûlant, l'œil devient enfin trouble, les parties internes viennent à fuppuration & fe détruifent. Dans la fuite, l'œil s'ouvre, s'ulcere & répand du pus ; les douleurs s'appaifent, les parties fe détergent fucceffivement, le globe de l'œil diminue, & l'ulcere fe cicatrife. Voici le traitement que cette efpece demande :

le pus étant formé, si l'inflammation est
considérable & les douleurs violentes,
il faut percer la cornée dans l'endroit
par où il paroît que le pus veut se faire
un passage, ou dans celui qui a le plus
de pente, si le pus semble ne prendre
aucune route. On prévient par là
les douleurs excessives qu'éprouveroit
le malade, si l'on attendoit que la
cornée perçât d'elle - même. Ayant
percé la cornée de part en part avec
une lancette, on fait écouler le pus,
on mondifie l'œil avec des collyres
déterfifs, & l'on cicatrise la plaie.

3. *Exophthalmia cancrosa*, exophthalmie chancreuse, *cancer de l'œil*, Saint
Yves, *part. 2. chap. 1.* C.

Le sang venant à s'épaissir, engorge
les vaisseaux des membranes de l'œil,
les épaissit, & les rend comme charnues; l'inflammation & la douleur sont
d'abord modérées, mais elles augmentent à mesure que la maladie fait
des progrès, & le malade perd la vue.
Cette espece est très-dangereuse; elle
est une espece de cancer des membranes de l'œil, qui, quoiqu'il ne s'ulcere point, cause néanmoins dans la
suite des douleurs cruelles, accompagnées

gnées d'une fievre qui met le malade au tombeau. Ce n'eſt qu'en extirpant l'œil qu'on peut lui rendre la ſanté & lui ſauver la vie. Voyez l'*Auteur cité.*

4. *Exophthalmia traumatica,* Exoph-thalmie traumatique, Maître - Jean, *part. 2. chap. 10.* D.

L'œil étant frappé par une pierre, une balle, un bâton, ou tel autre corps ſemblable, non ſeulement il ſe fait une contuſion, une rupture & une confu-ſion des parties internes, mais les membranes communes, les muſcles & les autres liens de l'œil venant à ſe rompre, le globe ſort plus ou moins hors de l'orbite, & même, lorſque le coup eſt violent, il n'eſt ſoutenu que par quelques fragmens de certaines parties qui ont reſté dans leur entier. Lorſque le mal eſt léger, il faut tenter l'agglutination des parties qui ſe ſont rompues, après avoir remis l'œil dans l'orbite; mais lorſqu'il eſt conſidérable, comme l'agglutination eſt impoſſible, après avoir coupé le peu de liens qui reſtent, & arrêté l'hémorragie, il faut prévenir la fievre & l'inflammation par la ſaignée, les clyſteres, les rafraîchiſ-ſans, & par un régime léger. Lorſque

Tome II. C

la suppuration sera faite, on mondifiera la partie, & l'on en procurera la cicatrice lorsqu'il en sera temps. *Voyez* l'Auteur cité.

5. *Exophthalmia à protuberantia,* exophthalmie causée par une protubérance. L.

Cette espece varie beaucoup, car l'œil peut sortir hors de l'orbite.

(*a*) Par une exostose qui se forme au dedans de l'orbite, *Petit, Maladie des os, chap. de l'Exostose.*

(*b*) Par un apostème formé au dedans de l'orbite, *Maître-Jean, part. 3, chap. 1.*

(*c*) Par un kiste sanguin formé au dedans de l'orbite, *Maître-Jean,* ibid.

(*d*) Par un squirre, un cancer de la glande lacrymale, *Boerhaave, part. 1, cap. 2.* Gorter, *Chirurg. repurg. lib. 5, cap. 10.*

(*e*) Par des hydatides qui viennent au dedans de l'orbite, *Petit, au même endroit que ci-dessus.*

(*f*) Par le gonflement de la graisse qui est dans l'orbite, *Saint-Yves, part. 1, chap. 19, 20.*

(*g*) Par une loupe formée au dedans de l'orbite, *Maître-Jean,* ibid.

(*h*) Par une gomme formée au dedans de l'orbite, *Aftruc, Traité des Tumeurs, Tome* 2, *liv.* 5. *chap.* 5, *p.* 190.

Toutes les protubérances qui viennent au dedans de l'orbite, ne caufent pas une exophthalmie ; il faut pour cela faire, qu'elles foient confidérables & profondes. L'œil fort de l'orbite à proportion que la protubérance groffit, mais fa groffeur refte prefque la même. Le diagnoftic de cette efpece eft facile, mais il n'eft pas fi aifé de diftinguer fes variétés. Pour apprendre à le faire, lifez les Auteurs que j'ai cités, & auxquels je renvoie pour abréger. On doit varier la cure felon la nature de la protubérance, qui caufe l'exophthalmie. Vous trouverez ce qui la concerne dans *Petit, Antoine Maître-Jean, Saint - Yves, Boerhaave & Aftruc, aux endroits cités,* pour chaque variété. *Voyez* de plus les différens genres d'*exoftofe,* d'*apofteme,* d'*hydatide,* de *loupe,* de *fquirre,* de *carcinome.*

6. *Exophthalmia paralytica,* Exophthalmie paralytique, *Maître-Jean, part.* 3, *chap.* 2. L.

Cette efpece eft caufée par la para-

C. ij

lyſie des muſcles qui tirent le globe
de l'œil en dedans, ou des muſcles
droits, laquelle n'affecte point les obliques. *Voyez* ce que je dis des ſignes
& de la cure de la *paralyſie* ; vous en
tirerez ce qui concerne le diagnoſtic,
& la curation de cette eſpece.

7. *Exophthalmia critica*, Exophthalmie critique ; elle a été obſervée par
M. *Chaptal.* D.

Cette eſpece a été obſervée dans un
homme affecté d'un tetanos univerſel,
dont la criſe ſe fit par un dépôt de la
matiere morbifique ſur l'œil. Son globe
s'enfla de la groſſeur du poing ; il s'ouvrit & rendit une grande quantité de
ſanie mêlée de pus. Cette eſpece exige
les mêmes remedes que l'exophthalmie
purulente.

8. *Exophthalmia à conatibus*, Exophthalmie cauſée par des efforts. De ce
nombre, ſont celle de *Paul Æginette*,
cauſée par un accouchement laborieux,
& celle d'*Aëtius*, par un combat athlé-
tique. D.

Les yeux ſortent quelquefois tellement hors de leurs orbites, qu'ils ne
peuvent plus rentrer. Lorſque cet accident eſt cauſé par les efforts qu'une

femme eft obligée de faire en accouchant, il ceffe fouvent par les évacuations qui les fuivent; c'eft pourquoi
il convient de les feconder. *Paul Æ-*
ginette, lib. 3, cap. 22. Aëtius, part. 2,
ferm. 3, cap. 55.

9. *Exophthalmia à ftrangulatu, Écpief-*
mus ex ftrángulatu, de *Paul Æginette*
& d'*Aëtius,* Exophthalmie caufée par
l'étranglement.

Les yeux fortent tellement des orbites, qu'ils ne peuvent plus y rentrer;
dans ce cas, il faut faigner le malade
au coude; c'eft le feul moyen de le
foulager. *Aëtius, Paul Æginette, ibidem*
ac fuprà.

10. *Exophthalmia à chemofi,* Exophthalmie caufée par un chemofis, *Saint-*
Yves, part. 2, chap. 4, 5, 6. Aftruc,
des Maladies Vénériennes, lib. 9, chap.
3. §. 3. D.

Cette efpece eft caufée par un coup
dans l'œil ou dans le voifinage, par
un dépôt critique qui fe forme fur la
conjonctive dans les fievres, par une
vifcofité phlogiftique, qui fe jette de
la partie enflammée fur la conjonctive,
par le tranfport de la matiere qui coule
dans la gonorrhée virulente fur cette

même tunique. Ses fignes diagnofti-
ques font la rougeur, la douleur, l'inflammation & le gonflement de la conjonctive, laquelle déborde d'un travers de doigt; la cornée paroît comme
au fond d'une foffe ronde; le malade
fent des douleurs dans la tête & dans
l'œil, une pefanteur au-deffus de l'orbite, laquelle eft accompagnée d'infomnie, de fievre & de pulfation;
l'œil fort hors de l'orbite; on ne peut
fermer les paupieres, elles fe renver-
font, & elles ne peuvent couvrir entiérement l'œil. Le chemofis vénérien
eft accompagné des mêmes fymptomes, avec cette différence que dans
celui-ci la conjonctive eft extrêmement
gonflée, dure & charnue, & qu'elle
rend par une infinité d'endroits une
matiere épaiffe, âcre, jaunâtre, tout-
à-la-fois femblable à celle de la gonorrhée. *Voyez* dans *Saint-Yves* & dans
Aftruc, le traitement qui lui convient.
Voyez auffi *Exophthalmie chemofis.*

11. *Exophthalmia à ftaphylomate;* Exophthalmie caufée par un ftaphylome. L.
Cette efpece a lieu, toutes les fois que
le ftaphylome devient fi confidérable,
que la protubérance, & par conféquent

la partie antérieure de l'œil, paroît entiérement, ou en partie nue, sans pouvoir être recouverte par les paupieres.

XLI II. *Blepharoptosis* Mauchart ; en Grec, *Blepharoptosis, Lagophtalmus, Ectropium, Entropium* ; en Latin, *Palpebræ superioris casus, retractio, palpebrarum introversio, extroversio* ; Chute, relaxation de la paupiere supérieure, éraillement des paupieres, trichiaise avec introversion des tarses. *Voyez* Platner, *Instit. Chirurg.* §. 577. §. 584. Maîtrejean, *part. 3. chap. 18. 19. 20. 21.* Saint Yves, *part. 1. chap. 8. 9. 10.* Dionis, *Demonst. 6.* Boerhaave, *de Morb. ocul. part. 1. cap. 5.* Heister, *Chirurg. tom. 1. part. 2. sect. 2. cap. 45. 46. 48.* Gorter, *Chirurg. repurg. lib. 5. c. 10.*

C'est un allongement, une rétraction, une introversion ou une extroversion de l'une ou l'autre paupiere, les symptomes varient suivant les especes.

1. *Blepharoptosis genuina* ; en Grec, *Blepharoptosis* ; appellée par Platner & Boerhaave, *Casus, lapsus palpebræ superioris*, chute, relaxation de la paupiere

C iv

fupérieure, Maitre-Jean, Saint Yves,
Dionis; par Heifter, *Ptofis.* L.

Cette efpece eft caufée, 1°. par une
plaie aux mufcles du front, des tempes & au releveur de la paupiere fupérieure; 2°. par des tumeurs quel-
conques dont le poids appefantit la
paupiere; 3°. par des fluxions inflammatoires ou non inflammatoires qui
allongent la paupiere; 4°. par le fimple relâchement de la paupiere caufé
par une férofité fuperflue; 5°. enfin
par la paralyfie de la paupiere, laquelle
eft conftante, ou périodique. (Cant-
wel fait mention, *dans les Tranfactions*
Philofophiques, 1738. n°. 449. d'une
pareille blepharoptofe paralytique, qui
revenoit toutes les nuits avec un larmoiement muqueux, & que l'on guérit
avec une douche d'eau de Balaruc fur
la nuque.) Dans cette efpece, la paupiere fupérieure étant allongée, ne
peut fe relever par l'action du mufcle,
ce qui fait que l'œil refte entiérement
couvert, ou ne fe découvre qu'en partie, & que la vifion eft interceptée,
à moins qu'on ne releve continuellement la paupiere avec la main. Il eft
aifé de diftinguer les variétés de cette

efpece. Vous obferverez, par rapport à la cinquieme, que la joue du côté de l'œil malade eft affecté d'une paralyfie, & qu'il y a un relâchement dans la mâchoire, la langue, l'œil & les autres parties. Vous guérirez la feconde & la troifieme variété, en détruifant la maladie principale à laquelle elles doivent leur naiffance ; la quatrieme demande des fomentations corroborantes & fpiritueufes ; la cinquieme, des remedes anti-paralytiques tant extérieurs qu'intérieurs ; & au cas qu'ils ne réuffiffent point dans ces deux efpeces, il faut pratiquer une opération chirurgique fur la paupiere relâchée, ou fur la peau du front, qu'on emploiera également pour guérir la premiere variété. (*Voyez* Platner, Dionis & Heifter.)

2. *Blepharoptofis lagophthalmus. Voyez* les Auteurs cités dans le caractere, *œil de lievre, lagophthalmie.* L.

Cette maladie affecte la paupiere fupérieure, & elle eft caufée, 1°. par fa mauvaife conformation ; 2°. par le deff...échement occafionné par des remedes ophthalmiques trop aftringens ; 3°. par le fpafme ou la trop grande ten-

C v

fion du mufcle releveur ; 4°. & fouvent par une cicatrice, une plaie, un
ulcere qui fe forme à la fuite d'une
brûlure aux paupieres ou au front.
Vous la connoîtrez à la rétraction de
la paupiere fupérieure, qui l'empêche
de defcendre & de couvrir l'œil lorfqu'on dort. L'extraverfion de la paupiere, n'a point lieu ici. D'abord la
cornée fe deffeche & perd fa tranf-
parence : la paupiere inférieure eft fujette au même vice, & ce vice aux
mêmes caufes. Les variétés de cette
efpece qui font caufées par un fpafme
ou une paralyfie, demandent les remedes qu'on emploie pour la guérifon
de ces maladies. Lorfque la rétraction
eft confidérable, il eft impoffible d'y
remédier. Lorfqu'elle eft légere, on
peut la faire ceffer par le moyen des
humectans, des émolliens, des laxatifs,
en tirant la paupiere dans un fens contraire, avec la main, des emplâtres,
des compreffes ; & au cas que ces
moyens ne réuffiffent point, quelques
perfonnes veulent, contre le fentiment
de *Gorter* & de *Maîtrejean*, qu'on ait
recours à la Chirurgie, & qu'on incife
la paupiere. On peut voir dans les Au-

teurs cités la maniere dont on doit faire cette incifion.

3. *Blepharoptofis ectropium.* (*Voyez* les Auteurs cités) *Eraillement.* L.

Cette efpece affecte les deux paupieres, mais plus fréquemment l'inférieure que la fupérieure. Elle eft caufée, 1°. par le relâchement de la membrane interne des paupieres par un trop long ufage d'émolliens ; 2°. par une protubérance formée en dedans des paupieres ; 3°. par la violence que les yeux ont foufferte de la part des doigts de la fage-femme ; 4°. par l'opération de la fiftule lacrymale, lorfqu'on fépare les tarfes dans le grand angle ; 5°. par une diffolution marginale, lorfqu'à l'occafion d'une plaie, d'un ulcere, on incife le bord des paupieres, & que les angles de la fiffure fe retirent & fe renverfent ; 6°. enfin par la cicatrice que laiffe une plaie, un ulcere, une brûlure.

Les fignes de cette efpece font le peu de longueur & l'extroverfion des paupieres, qui font que la partie rouge intérieure déborde & forme un afpect défagréable, & que l'œil n'eft pas fuffifamment couvert. On guérit la pre-

C vj

miere variété par l'ufage continué des corroborans, des aftringens & des deſſicatifs ; la feconde, en diffipant la protubérance avec des remedes convenables, ou en l'enlevant avec des cauftiques ou par une incifion artificielle ; Ledran a guéri la quatrieme par une opération qu'on peut voir dans les *Mémoires de l'Académie de Chirurgie*, tom. 1. Les autres variétés font incurables. Quelques perfonnes veulent qu'on ait recours à une opération de Chirurgie qu'*Antoine Maîtrejean* défapprouve. (Voyez *la Differtation de Mauchart & de Keck fur l'Ectropium.*

4. *Blepharoptofis entropium* (Voyez les Auteurs cités) *Trichiaife avec inverfion des tarfes.* L.

Dans cette efpece, qui affecte l'œil fous les noms de Trichiaife, de Diftichiaife, de Phalangofe & de Ptofe, les tarfes & les cils fe renverfent, & cette inverfion eft fuivie des fymptomes de l'ophthalmie caufée par la trichiaife. Les caufes de cette inverfion font, 1°. l'emphyfeme, l'œdeme, &c. qui affectent les parties extérieures des paupieres ; 2°. fuivant Dionis, la contraction de la membrane interne des paupieres, & fuivant Maître-Jean, la conftriction caufée par l'humeur qui caufe la lippitude dure & feche, lorfque tombant fur les bords des paupieres, elle les enfle & les durcit extérieurement. La premiere variété demande le même traitement que l'emphyfeme, l'œdeme, &c. auquel on fera fuccéder, s'il le faut, les remedes dont on fe fert pour guérir l'ophthalmie. Antoine Maître-Jean défapprouve l'opération chirurgicale dont les Anciens fe font fervis, & dont les Modernes fe fervent encore dans ce cas. Dionis propofe dans la feconde efpece l'incifion longitudinale ; mais l'Auteur que je viens de citer, préfere les émolliens, l'arrachement des cils, & les remedes dont on fe fert pour l'ophthalmie. Il n'eft pas d'avis qu'on replie les cils en dehors, qu'on emploie le cautere actuel, ni les remedes qui empêchent les cils de recroître. Au refte, on peut recourir dans cette efpece à la future feche de Dionis ; & au cas que les cils ne reprennent point leur place, la Faye veut qu'on emploie l'opération propofée par les Anciens, pourvu qu'on s'y prenne d'une ma-

niere plus douce , & qu'on fuive la
méthode qu'il emploie lui-même pour
la cure de la vraie trichiaife. *Voyez* les
Auteurs cités.

XLIV. *HYPOSTAPHYLE ; Uvu-
læ prolapfus* Nenter. *tab.* 25. *cap.*
8. *Staphyle feu uva ; Kion feu
columna ; imantium feu lorum ;
Crafpedon , Columella bicornis*
Aretæi Acutor. *lib.* 1. *cap.* 8. *de
affectibus Columellæ. Uvula ni-
mium producta ,* Heifter, *Chir.*
tom. 2. *pag.* 659. *Uvulæ inflammatio , catharrus , paralyfis , cafus* Gorter. *Prax·Med. fyft. pag.*
165. Relâchement de la luette ,
Dionis, *demonft.* 5. Chute de la
luette , luette baffe , luette tombée.

C'eft une chute de la luette relâchée,
enflammée, ulcérée, épaiffie, atténuée,
fourchue, laquelle eft accompagnée de la
difficulté d'avaler, de toux, de naufée,
d'un crachement prefque continuel,

& quelquefois de la difficulté de respirer & de bégaiement.

Nota. Aretée, parlant des affections de la luette, divise sa chute en cinq especes, savoir, en *colonne*, *uva*, *lorum*, *craspedon*, & *luette fourchue*. Dans la *colonne*, la luette s'enflamme, s'épaissit, s'allonge, devient rouge, & a la même largeur depuis sa base jusqu'à son extrémité. Dans l'*uva*, elle s'arrondit à son extrémité; elle s'épaissit, elle devient livide, noirâtre, & semblable à un raisin par sa figure & sa grosseur. Dans le *craspedon*, la luette se termine par une membrane mince & oblongue au bout de laquelle est une espece de conduit urinaire. Dans le *loro*, les membranes qui sont de part & d'autre de la luette, s'étendent comme les ailes d'une chauve-souris. Enfin la luette devient *fourchue*, parce que ses membranes pendent de part & d'autre. C'est à ceux qui ont observé ces maladies à voir si l'on doit admettre toutes ces especes; quant à moi, je comprends tout ce genre sous deux; savoir:

1. *Hypostaphyle ab inflammatione; inflammatio uvulæ* Nenter, Heister, Gorter, Celse, *lib. 6. cap. 14.* Aretée, *de*

Curat. acut. lib. 1. *cap. 8. &c.* Inflammation de la luette. A.

La luette tombe & s'allonge sous différentes formes ; elle est enflée, chaude, douloureuse, rouge, ou livide : l'inflammation ne vient jamais à suppuration ; la difficulté d'avaler & de respirer est plus grande dans cette espece que dans la suivante. Lorsque le mal est considérable, on court risque d'être étouffé. On la guérit par la saignée, la purgation, des gargarismes antiphlogistiques émolliens, modérément astringens, & par des scarifications. *Voyez* les Auteurs cités.

2. *Hypostaphyle à laxitate ; Productio uvulæ à pituita*, Heister ; *Prolapsus uvulæ*, Nenter ; *Œdema uvulæ*, Gorter ; *Catharrus uvulæ*, du même ; *Casus uvulæ*, Dionis, Gorter ; *Propendentia uvulæ paralyticæ*, Gorter ; Relâchement, chute, paralysie de la luette. L.

La luette se relâche & s'allonge ; tantôt elle conserve sa couleur naturelle, & tantôt elle est pâle, froide & œdémateuse. On guérit cette espece avec des topiques spiritueux, corroborans, âcres, astringens, & par l'usage interne des cathartiques, des atté-

nuans & des toniques. En cas de paralyſie, il faut employer la même cure
que pour l'éraillement compliqué avec
la paralyſie, & au cas qu'elle ne pro-
duiſe point ſon effet, il faut amputer
la luette, & arrêter l'hémorragie par
le moyen d'un ſtyptique. *Voyez* les
Auteurs cités.

XLV. *Paraglosse*, *Gloſſocele*,
Gaubii, *Patholog. pag.* 115.
*Linguæ voratæ revolutio ad
fauces*, Petit, *Mémoires de l'A-
cadémie de Paris*, année 1742.
Linguæ retractio, Gorteri;
Exertio, Gorteri; *Extruſio*,
Gaubii, *Pathol. pag.* 121. *Ex-
tumeſcentia, magnitudo, inflatio
linguæ*, Galen. *Method. Med.
lib.* 14. Marcelli Donati, *Hiſt.
Medic. mirab. lib.* 3. *cap.* 4.
Valeſci de Taranta, *Gazophil.
lib.* 2. *cap.* 59. Avalement de la
langue, chute de la langue,
renverſement de la langue dans
le goſier; rétraction de la lan-

gue , grandeur exceffive de la langue , fortie de la langue.

C'eft un déplacement de la langue, laquelle par un mouvement de déglutition fe renverfe dans le gofier, ou fort de la bouche , ou fe retire en dedans , fa groffeur étant diminuée ou augmentée ; il furvient dans les différentes efpeces des fymptomes différens.

1. *Paragloffe deglutitoria, linguæ voratæ revolutio in fauces*, Petit ; *Gloffocele feu hernia linguæ* , Gaubii ; Avalement de la langue , chute , renverfement de la langue dans le gofier. D.

Les enfans nouveaux nés font fujets à cette efpece , lorfqu'on néglige de leur couper le frein, ou qu'on le coupe trop court. (*Voyez* les Obfervations rapportées par Petit.) Des Auteurs dignes de foi rapportent que les Negres , pour fe venger des mauvais traitemens de leurs maîtres , avalent leur langue & s'étouffent. Toutes les fois qu'il y a un pareil vice , l'enfant commence par remuer les levres & la bouche de même que s'il vouloit teter. On entend un bruit pareil à celui qui accompagne la déglutition , & qui eft fuivi fur le champ d'une fuffocation, parce qu'il avale fa langue, & que celle - ci, fans changer de groffeur, rentre plus ou moins dans la gorge, & ferme le paffage de l'épiglotte. Pour prévenir la fuffocation & la mort dont l'enfant eft menacé, on remet la langue à fa place avec le doigt, ou on le lui fait fucer; mais quoique la langue ait été remife, elle rentre un moment après, & l'enfant court rifque d'être de nouveau étouffé, de forte qu'on eft obligé de réitérer la même opération; en un mot, l'enfant court rifque de perdre la vie, à moins que la langue ne refte en place, & l'on fe fert pour l'y retenir d'une compreffe qu'on affûte avec un bandage, ainfi que M. Petit l'a pratiqué. On peut fe fervir de ceux qu'on met en ufage pour la contenir lorfqu'elle eft bleffée. M. Petit a connu un enfant qui avoit le défaut d'avaler fa langue, quoi qu'on lui eût laiffé le filet dans fon entier, & il l'en guérit en ordonnant qu'on veillât fur lui, & qu'on lui préfentât la mamelle dès qu'il étoit éveillé. Quelque méthode que vous employiez, fouvenez-vous qu'elle ne produit fon effet,

qu'autant qu'on la continue long-temps.
Voyez ce que dit Petit fur ce fujet.

2. *Paragloffe gloffomegiftus ; magnitu-*
do & inflatio linguæ, Valefc. de Taranta ; *Tumores linguæ miri*, Marcelli Donati ; *Intumefcentia linguæ nimia*, Galeni ; *Grandeur exceffive de la langue*,
tumeur de la langue.

Cette efpece a plufieurs variétés. La
langue s'enfle au point de ne pouvoir
plus refter dans la bouche, 1°. à caufe
de l'inflammation dont elle eft affectée ;
2°. à caufe d'une humeur féreufe &
pituiteufe qui fe jette deffus ; 3°. à
caufe d'un catarrhe ; 4°. à caufe du
mauvais ménagement des frictions mercurielles ; 5°. à caufe d'une tumeur inflammatoire des glandes qui font à fa
racine, &c. On connoît cette efpece
à la groffeur démefurée de la langue,
qui eft telle, que la bouche ne peut la
contenir, ce qui fait qu'elle fort dehors. Ses variétés font aifées à diftinguer. Dans la cinquieme, la langue,
comprimée par la tumeur, s'enfle, s'allonge, s'élargit, fort hors de la bouche, elle eft diaphane, dure & blanche.

On guérit la premiere variété par la
faignée, la purgation, des gargarifmes

rafraîchiſſans, acides, nitreux, &c. La
feconde, par des émétiques, des hydragogues, des clyſteres hydragogues &
énergiques. La troiſieme par les remedes
propres à la guériſon des catarrhes. La
quatrieme, par les moyens dont on ſe
ſert pour modérer la ſalivation qui eſt
trop abondante lors des frictions. La
cinquieme a été guérie par la ſuppuration des glandes enflammées & engorgées, par l'ouverture ſpontanée de la tumeur, & par des remedes mondificatifs.

3. *Paragloſſe exertoria : linguæ extruſio,*
Gaubii Pathol. *Linguæ exertio,* Gorter,
Prax. Med. p. 160. Sortie de la langue. L.

Dans cette eſpece, la langue ſort
preſque toute hors de la bouche, &
conſerve ſa groſſeur naturelle. Ce vice
eſt cauſé, ou par la paralyſie des muſcles retracteurs de la langue, & par
l'action de ceux qui la font ſortir, ou
par la convulſion tonique ou clonique
de ces derniers. Il eſt occaſionné par
les maladies du cerveau. J'ai vu un
enfant de douze ans, qui au commencement d'une petite vérole, fut attaqué pendant deux jours de convulſions, qui lui faiſoient ſortir par intervalles une grande partie de la langue

hors de la bouche. Cette maladie demande les mêmes remedes que celle du cerveau d'où elle procede.

4. *Paraglosse retractoria ; Retractio, contractio linguæ*, Gorter, *ibid. ac suprà;* Retraction de la langue. L.

Dans cette espece, la langue conserve sa grosseur naturelle, mais elle rentre tellement en dedans, qu'elle se trouve extrêmement éloignée des dents antérieures ou latérales ; el'e est causée par les maladies du cerveau, & on la connoît aisément par l'espece précédente. Pour la guérir, il faut détruire la maladie d'où elle procede. *Felix Platerus, Prax. lib. 11. cap. 2.* fait mention d'une paraglosse traumatique.

XLVI. PROPTOMA *scroti, labii inferioris, mammarum, præputii, auriculæ prolapsus.* Chute, relaxation, allongement du scrotum, de la levre inférieure, des mamelles, du prépuce, de l'oreille.

C'est une chute d'une partie extérieure que l'on voyoit auparavant, laquelle differe des paupieres, du globe de l'œil, de la langue, de la luette.

1. *Proptoma scroti ; Racosis* des Grecs; Relaxation du scrotum; Dionis, *Demonstr. 4.* L.

Le scrotum s'allonge & se relâche tellement par l'abondance de sérosité qui se jette dessus, qu'il pend entre les cuisses. Cette maladie n'a rien de dangereux, & on en prévient les suites par le moyen d'un suspensoire, & de remedes desficatifs & astringens. On ne doit jamais recourir à l'opération, que dans le cas où le malade veut être guéri promptement & radicalement. *Dionis* vous apprendra les moyens de la faire, & je me bornerai de vous faire connoître les especes suivantes.

2. *Proptoma labii inferioris ;* Chute de la levre inférieure. (Voyez *Ptialisine.*)

3. *Proptoma mammarum ;* Chute des mamelles.

Les habitans de l'île Formose, les Papons & les Egyptiens s'allongent les mamelles en les pressant entre deux ais.

4. *Proptoma præputii ;* Allongement du prépuce. L.

Les Egyptiens ont le prépuce si long,

qu'il y a chez eux des gens qui n'ont
d'autre profeſſion que celle de le couper. Ils vont par les rues, comme nos
châtreurs de cochons, avec un ſifflet,
pour faire l'opération à ceux qui ont
beſoin de leur ſecours.

5. *Proptoma auricularum ;* Allongement des oreilles. L.

Les Siamois aiment à avoir les oreilles fort longues. Pour les rendre telles,
ils les percent, y pendent des poids qui
y font un trou gros comme le poing,
de maniere qu'à la fin elles leur tombent ſur les épaules.

Nota. Peut-on mettre au rang de
ces chutes cette maſſe de chairs que les
femmes des Hottentots ont ſur le pubis, & qui leur couvre les parties ?
Ces replis de peau qu'on remarque
ſur le ventre de quelques femmes ?
L'allongement des grandes & des petites levres des parties naturelles de
certaines femmes ?

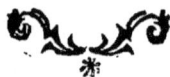

XLVII. *Exania, Proctocele, Pathol. Meth. Edit. 3.* appellée par les Auteurs, tels qu'Arnaud, *Traité des Hernies,* tom. *1. cap. 28.* Dionis, *Demonst. 4. pag. 392.*, Plater, *Prax. lib. 2. cap. 2.* Levret, *Observ. sur le Polype, sect. 3, pag. 165.* Nenter, *tabul. 126,* &c. *Prolapsus ani;* Chute du fondement.

C'est un renversement & une chute du sphincter de l'anus & de l'intestin rectum. La partie qui sort par le fondement est rouge, & plus ou moins longue & épaisse, & on peut presque toujours la réduire au commencement, à moins qu'il n'y ait un étranglement, & qu'elle ne soit trop grosse. Ses especes varient; tantôt l'anus forme un gros anneau, qu'on appelle en François, *bourlet;* tantôt l'intestin rectum forme un *boudin* plus ou moins long, & on l'a vu quelquefois descendre de la longueur d'un pied.

Tome II. D

Toutes ces efpeces de chutes font
fujettes à l'étranglement, à l'inflammation & à la gangrene. Vous connoîtrez qu'il y a inflammation & fphacelé,
aux fignes généraux de l'inflammation
& de la gangrene. On eft affuré qu'il
y a étranglement, lorfque la partie eft
enflammée, & qu'on ne peut la réduire. Il peut arriver, fans qu'il y ait
inflammation, qu'on ne puiffe réduire
la partie, ce qui a lieu, lorfque fon
volume eft confidérablement augmenté. Vous tâcherez de diffiper l'inflammation & l'étranglement qui en réfulte, par des faignées fréquentes, par
des émolliens employés en forme de
cataplafmes, dans lefquels vous ferez
entrer les réfolutifs les plus doux, par
des fomentations, des linimens, &c.
& en réduifant la partie le plus promptement qu'il fera poffible. Si vous foup-
çonnez que l'inteftin rectum foit en-
gorgé, il faut, avant que d'en venir
à la réduction, l'évacuer au moyen
d'un clyftere. La gangrene eft extrêmement difficile à guérir, & l'on peut
voir ce que j'en dis à l'article du fpha-
cele. Au cas que la groffeur de la partie
foit un obftacle à la réduction, il fau-

dra la diminuer par la faignée, & par
des cataplafmes émolliens & réfolutifs.

1. *Exania primaria ; Voyez* les Auteurs cités. L. Chute procathartique.
Elle varie felon qu'elle eft en forme de
bourlet, ou en forme de boudin ; felon
qu'elle ne reconnoît aucune caufe évidente, ou qu'elle eft fpontanée ; ou
qu'elle eft occafionnée par différentes
caufes procathartiques, tels que les
pleurs, les cris, un trop long féjour
fur la chaife percée, les efforts que l'on
fait pour rendre des excrémens endurcis, &c. On tire le diagnoftic des fignes
génériques, & de l'abfence de la maladie
primitive. Après avoir détruit les caufes
procathartiques, on guérit cette efpece, qui eft infiniment plus opiniâtre
que les fymptomatiques, lorfqu'elle fe
manifefte fous la forme d'un boudin,
par la réduction; & dans les enfans,
dans lefquels elle eft plus difficile,
(*Voyez* Arnaud), en contenant la partie par le moyen de la fituation, des
comprefies, des bandages, des aftringens. A l'égard des enfans, il fuffit,
lorfqu'ils veulent aller à felle, de leur
donner un clyftere pour rendre leurs
excrémens plus mous & plus liquides ;

D ij

& au cas que leur fondement continue à sortir, il faut le soutenir avec les doigts dans le temps qu'ils s'efforcent pour les rendre. Les adultes peuvent prendre ce soin eux-mêmes, & ils en guériffent par le repos & à l'aide des secours dont j'ai parlé, lorsque la chute est récente. Lorsque la maladie est causée par la dureté des matieres, on comprend sans qu'il soit besoin de le dire, qu'il faut commencer la cure par des lavemens propres à les amollir. Si ces moyens font inutiles, & que l'anus continue de sortir, lors même qu'on ne va point à la selle, on se servira du peffaire d'Arnaud, ou d'une veffie de mouton qu'on introduira dans l'anus, comme Levret le conseille, ou du bandage de Suret. Lorsque l'anus sort en forme de boudin, qu'il y a gangrene, & qu'on ne peut le réduire, il faut extirper la partie qui est sortie par le moyen d'une ligature; & il y a plusieurs cas où ce moyen a eu le succès qu'on s'en promettoit.

2. *Exania ab alvifluxu*, Chute du fondement, causée par un flux de ventre. (*Voyez* les Auteurs cités). D.

Elle est de deux especes, ou en for-

me de bourlet, ou en forme de boudin ;
elle est causée par une diarrhée, une
dyssenterie, un tenesme, & elle a les
mêmes signes génériques. Après avoir
arrêté le flux avec des remedes propres à la diarrhée, à la dyssenterie ou
au tenesme, suivant la nature de la
cause, à laquelle chaque espece doit
son origine ; vous n'en emploierez
point d'autres que ceux que j'ai indiqués pour l'espece précédente, & ils
produiront plus d'effet que dans la
chute primitive.

3. *Exania à calculo ;* chute du fondement, causée par le calcul ; (*Voyez* les
Auteurs cités.) A.

Il survient aux calculeux, à l'occasion des efforts qu'ils font pour uriner,
& souvent même pendant qu'on les
taille, une chute du fondement, que
l'on connoît tant par les signes génériques, que par ceux qui montrent
l'existence du calcul. Elle est de deux
especes, ou en forme de bourlet, ou
en forme de boudin. On commencera
par guérir la maladie primitive, on
réduira la partie, & on la contiendra
comme je l'ai dit ci-dessus.

4. *Exania à dystociâ,* Chute du fonde-

D iij

ment caufée par un accouchement laborieux. (*Voyez* les Auteurs cités.) D.

Les femmes qui ont un accouchement laborieux font fujettes à cette
efpece de chute, & elle eft ou en forme
de bourlet ou en forme de boudin. On
tire le diagnoftic du caractere générique
& de l'accouchement laborieux qui a
précédé. Sa cure eft la même que pour
la premiere efpece.

5. *Exania paralytica*, chute du fondement caufée par une paralyfie. Nenter, Dionis, *aux endroits cités*; Felix
Platerus, *prax. lib.* 2. *cap.* 2. L.

Nenter & Dionis font mention de
cette efpece. Juncker vante beaucoup
le fuc des fleurs du bouillon blanc réduit en confiftance d'onguent pour la
guérifon de cette maladie. *Voyez* ce
que *Plater* dit de fa cure.

6. *Exania traumatica*, chute du fondement caufée par une plaie. Nenter,
dans l'endroit cité. B.

Cet Auteur prétend que ceux à qui
l'on a coupé les mufcles releveurs de
l'anus dans l'opération de la taille y font
fujets, qu'elle eft prefque incurable,
fi l'on n'y remédie dès le commencement avec des vulnéraires fpécifiques.

XLVIII. *EXOCYSTE*, appellée par les Auteurs, tels que Verdier, *des Hernies de la veſſie urinaire, obſ. 17.* Voyez *les Mém. de Chirurg. tom. 2.* Salzmann, *Diſſert. Medico-Chirurg. de hern. veſicæ urinar. pag.* 29 *&* 42. Solingen, *de mulier. & infant. morb. Chir. pag. 741. Prolapſus, inverſio veſicæ urinariæ;* Renverſement de la veſſie urinaire.

C'eſt une chute de la membrane, du col & du corps de la veſſie par le conduit urinaire. On apperçoit entre les grandes levres la partie qui eſt tombée, tantôt ſous la forme d'une veſſie ronde, diaphane, fermée & pleine d'urine, avec iſchurie; tantôt ſous la forme d'un boudin oblong, pendant, ouvert par le bout, avec difficulté d'uriner.

1. *Exocyſte Noeliana, Prolapſus, inverſio tunicæ interioris veſicæ* Verdier, *loc. cit.* Renverſement de la membrane intérieure du corps de la veſſie. L.

Noël rapporte avoir observé dans une fille, qui avoit une rétention d'urine accompagnée de convulsions, une tumeur grosse comme un œuf de poule, & semblable à une vessie mince, diaphane, pleine d'urine, fermée extérieurement, laquelle sortoit par le conduit urinaire, & qui étoit formée par le renversement de la tunique nerveuse, qui tapisse le dedans de la vessie. Cette fille étant morte en peu de temps, ou l'ouvrit, & l'on trouva les uréteres engorgés à l'endroit de leur insertion, gros comme le côlon d'un adulte, la tunique nerveuse séparée de la charnue, & un épanchement d'urine entre les deux. C'est ce qui avoit occasionné le renversement & la sortie de la tunique nerveuse qui tapisse le dedans de la vessie par l'uretre. Convient-il d'ouvrir ou d'extirper la partie qui est sortie ?

2. *Exocyste Solingeniana, colli vesicæ urinariæ inversio* Solingen. Salzmann, *loc. cit. Renversement de la membrane intérieure du col de la vessie.*

On a vu un exemple de cette espece dans nne femme qui avoit eu plusieurs accouchemens laborieux, & qui avoit reçu des coups de pieds de son mari

dans le bas ventre. Son bas ventre s'af-
faiſſa, elle fut attaquée d'une rétention d'urine, & le conduit urinaire ſe
renverſa & s'allongea de la longueur
du petit doigt ; je veux dire, que la
membrane qui tapiſſe intérieurement
le col de la veſſie, ſe renverſa, ſortit
par le conduit urinaire ſous la forme
d'un boudin long, qu'on voyoit entre
les grandes levres, & qui étoit percé
à ſon extrémité. Voici la maniere dont
Solingen s'y prit pour la réduire. Après
avoir appliqué ſur la partie les ſomen-
tations convenables, il prit une ſonde
de cuir ſouple & armée d'une éponge
trempée dans une liqueur aſtringente,
avec laquelle il remit le col de la veſſie
dans ſa place & l'y retint avec un bandage fait exprès. Si ces moyens ne
réuſſiſſent point, convient-il d'en venir
à l'extirpation ?

XLIX. *HYSTEROPTOSIS*, *Hyſ-*
teroceles nudæ, *Pathol. method.*
edit. 3. par les Auteurs, tels
que Arnaud, *tom. 1.* Sabathier,
Mém. de l'Acad. de Chirurg.
tom. 3. Levret, *Obſ. ſur les*
D v

Polypes , Gunzius , *de Hern.*
Puzos , *de morb. uteri , cap. 1 ,*
2. Heister , *Inst. Chir. tom.* 2.
*Relaxatio , prolapsus , inversio
uteri , vel vaginæ.* Relâchement,
chute , descente , renversement
de la matrice , ou du vagin.

C'est une descente de matrice ou
de vagin qui se manifeste par une tumeur dans le vagin , ou hors du vagin , causée par la chute ou le renversement de la matrice , ou du vagin,
qui peut se réduire au commencement,
laquelle est accompagnée de douleurs
dans les reins & dans les aînes , à
cause du poids de l'hypogastre , de la
difficulté de marcher , du tenesme ,
d'une incontinence ou d'une rétention
d'urine. Prenez garde de confondre
cette maladie avec le polype de la
matrice ou du vagin.

Les descentes de matrice complettes
sont sujettes à l'inflammation , à l'étranglement, à la gangrene, aux ulceres,
aux adhérences ; elles peuvent même
grossir considérablement , quoiqu'il n'y

ait aucune inflammation. On connoît ces accidens aux signes qui sont propres à l'inflammation, à la gangrene & aux ulceres, aussi bien qu'à l'impossibilité qu'on trouve à les réduire, tantôt à cause de l'inflammation, tantôt, quoique celle-ci n'ait point lieu, à cause de l'adhérence de la partie avec les parties voisines, & tantôt, bien qu'il n'y ait ni inflammation ni adhérence, à cause du trop gros volume du vagin ou de la matrice.

Les remedes de l'inflammation & de l'étranglement qui en est la suite, sont, les saignées réitérées, les émolliens appliqués sous différentes formes, ou seuls, ou mêlés avec des résolutifs doux, les clysteres rafraîchissans, les fomentations émollientes appliquées sur le bas-ventre, une diete légére, les potions rafraîchissantes. *Voyez* les remedes de la gangrene à l'article du *sphacele.* Au cas que la gangrene ne cede à aucun remede, il ne reste qu'un moyen, mais dont le succès est incertain, & c'est d'extirper la matrice. Quelques-uns veulent qu'on en agisse de même à l'égard du vagin, lorsqu'il est renversé & sphacelé; d'autres condamnent cette opération. Voyez *Saba-thier*, *Levret*, & les autres Auteurs qui ont écrit là-deſſus.

1. *Hyſteroptoſis, uteri prolapſus*, Voyez les Auteurs cités; vulgairement *relaxa-tio, lapſus uteri ; Relaxation, relâche-ment, deſcente, chute, précipitation de la matrice.* C.

On diviſe cette eſpece en incom-plette (relâchement de la matrice,) & en complette (chute de la matrice). Ses principes varient. Les cauſes éloi-gnées les plus ordinaires ſont une groſ-feſſe extraordinaire, des travaux ex-ceſſifs & long-temps continués, des efforts pour lever des fardeaux, les accouchemens laborieux, le trop d'em-bonpoint. Cette eſpece varie encore en ce qu'elle arrive tantôt ſans groſ-feſſe, & tantôt dans le temps de la groſſeſſe, ſavoir au commencement, au milieu, ou à la fin.

Dans la deſcente de matrice incom-plette qui arrive hors le temps de la groſſeſſe, la matrice tombe dans le vagin ſous la forme d'une poire renver-ſée, percée à ſon extrémité d'une fente tranſverſale, vers la baſe de laquelle on peut mouvoir le doigt circulairement. Ne croyez pas que l'abaiffement de la matrice dont on vient de parler, foit un figne certain de la chute de ce vifcere ; car il y a des femmes qui ont naturellement la matrice plus baffe, fans aucune chute ; il y en a d'autres au contraire qui l'ont naturellement plus haute, quoique la chute ait lieu : de forte qu'on doit tenir pour certain que ce vifcere eft relâché, fi, indépendamment de ce que je viens de dire lorfque la femme eft debout, qu'elle marche, ou qu'elle va à la ſelle, elle fent des douleurs dans les cuiſſes, les aînes, des tiraillemens dans les reins, des douleurs fourdes dans toute la cavité du baffin, précédées de fleurs blanches. Ces douleurs fe calment peu à peu lorfqu'elle eft couchée, de forte qu'elle croit en être quitte à fon réveil, mais elles reviennent dès qu'elle agit de nouveau.

Dans la defcente de matrice complette, ce vifcere fort plus ou moins, & entraîne avec lui la partie de la veffie & du vagin à laquelle elle eft adhérente, & l'on voit pendre derriere quelques vifceres du bas-ventre. La tumeur eft cylindrique, large par en haut, étroite par en bas , & percée d'une fente tranfverfale oblongue , par laquelle les ordinaires prennent leur cours. La malade reffent des douleurs pareilles à celles dont j'ai parlé , & même plus fortes, lorfque la matrice fe précipite fubitement , cette chute eft fouvent accompagnée de la difficulté d'uriner, ou d'envies d'uriner, & d'un tenefme continuel. Les polypes de la matrice & du vagin different des chutes complettes & incomplettes ; 1°. par leur irréductibilité; 2°. par les douleurs que caufent les efforts qu'on fait pour les réduire; 3°. par leur figure, qui n'eft point renverfée , mais pareille à celle d'une pyramide droite, dont la bafe eft plus large que le fommet , outre qu'ils ne font point percés dans leur extrémité inférieure. La chute qui arrive dans le temps de la groffeffe , differe de la chute complette qui arrive lorfque la femme n'eft point enceinte , par le volume de la tumeur, laquelle eft plus groffe , plus ronde , parce que le fœtus eft enfermé dedans.

On peut guérir radicalement le relâchement de la matrice , après avoir préalablement employé les remedes

généraux, tels que la faignée & la purgation, avec des bouillons vulnéraires
& aftringents, des opiates ftomachi-
ques, toniques, cardiaques, en faifant
refter pendant long - temps la malade
au lit dans une fituation horizontale,
les feffes élevées, en lui appliquant
fur la vulve des fachets remplis d'herbes aromatiques & aftringentes, cuites
dans du vin ou du vinaigre, en lui faifant recevoir par le vagin les vapeurs
de quelques plantes aromatiques bouillies dans du vin rouge, & enfin, fi la
malade eft jeune & dans toute fa force,
& qu'elle foit enceinte, en la faifant
tenir dans une fituation horizontale
pendant tout le temps de la groffeffe,
dans celui de l'accouchement, & pendant les deux premiers mois qui le fuivent. Les defcentes de matrice complettes ne peuvent fe guérir radicalement, & n'admettent qu'une feule cure
palliative, laquelle confifte à remettre
la matrice dans fa place & à l'y contenir,
par le moyen d'un peffaire, que l'on
aura foin de tenir propre par de fréquentes injections d'eau tiede mêlée
avec quelque eau vulnéraire. *Voyez* ce
qu'*Arnaud*, *Sabathier* & d'antres difent

de la matiere & des différentes formes
des peſſaires. Au cas que les peſſaires
ordinaires ne ſuffiſent point pour contenir la matrice en place , on ſe ſervira
d'un bandage élaſtique garni d'une
éponge , ou du peſſaire que *Suret* a in-
venté. Lorſque ces ſortes de chutes arrivent pendant la groſſeſſe , il faut tenter de remettre la matrice en place , ce
qui eſt aſſez facile lorſqu'elle n'eſt pas
avancée & qu'on s'y prend de bonne
heure , pourvu que l'on ait ſoin de
vuider auparavant la veſſie & les inteſtins , & de faire tenir la malade dans
une ſituation convenable. Si la groſſeſſe
eſt avancée , la chute invétérée , & la
réduction impoſſible , il vaut mieux
laiſſer la matrice dehors , que de tour-
menter inutilement la mere & le fœtus.
On doit ſe borner à la ſoutenir avec un
bandage , & à faire reſter la malade au
lit juſqu'à ce ce qu'elle ſoit à terme. Si
la chute arrive dans le temps même de
l'accouchement , on ne doit point commettre à la nature l'excluſion du fœtus,
ni encore moins employer l'opération
céſarienne , mais ſoutenir la matrice ,
la dilater peu à peu , extraire le fœtus
& enſuite le placenta , ſelon la méthode

de Levret, & profiter du moment où la matrice se contracte d'elle-même, pour la réduire.

2. *Hysteroptosis, uteri conversio;* voyez les Auteurs cités; *uteri depressio, perversio, inversio;* vulgairement, *enfoncement, perversion, renversement de la matrice.*

Cette espece varie selon le degré du renversement; je veux dire, 1°. selon qu'il est léger; car alors c'est un enfoncement; 2°. considérable, savoir jusqu'à l'orifice de la matrice inclusivement; 3°. incomplet; 4°. complet. Elle varie aussi par ses principes proégumenes; car ce renversement est causé, tantôt par l'accouchement, ce qui est un cas aussi fréquent que dangereux, tantôt par un polype, tantôt par un flux menstruel excessif, ou par les fleurs blanches, tantôt par le trop d'embonpoint; *Puzos* y ajoute les efforts violens.

A l'égard du renversement de la matrice, qui arrive aussi-tôt après l'accouchement, soit qu'il soit occasionné par la mal-adresse de la Sage-femme, ou par le vice naturel de ce viscere; vous le connoîtrez 1°. à la dépression ou à l'enfoncement de l'hypogastre, ou par le défaut de cette tumeur ronde, circonfcrite, que l'on remarque pour l'ordinaire dans la région hypogaftrique, après l'accouchement; 2°. par le toucher, car lorfque le renverfement eft incomplet, on fent dans le vagin une tumeur demi-fphérique, inégale, imperforée dans le bas, laquelle eft entourée par le col de la matrice comme par un anneau, & accompagnée d'une douleur aiguë dans les aines & les reins, d'un fentiment de pefanteur incommode dans l'hypogaftre, d'une hémorragie plus ou moins abondante, d'un tenefme, qui caufe ces efforts, qui précipitent de plus en plus la matrice, & la renverfent à la fin entiérement. Lorfque ce renverfement eft complet, indépendamment de la dépreffion de l'ypogaftre, la tumeur eft plus faillante, irréguliere, enfanglantée, légere, imperforée, attachée à un pédicule mou, autour duquel l'orifice de la matrice forme une efpece de bourlet, laquelle eft accompagnée de douleurs plus vives, d'une hémorragie plus abondante, de fyncopes continuelles, de fueurs froides, de convulfions, du dé-

lire; & la malade meurt souvent au bout
de trois ou quatre heures.

Il est plus difficile de connoître les
renversemens de la matrice, qui sont
occasionnés par des polypes, un flux
menstruel, des fleurs blanches excessives, & par l'excès d'embonpoint; ils
sont presque toujours incomplets, &
beaucoup plus rares que les autres;
mais ils sont presque toujours accompagnés des mêmes symptomes, que le
renversement qui suit l'accouchement.
Soit donc que ces variétés soient complettes, ce qui est fort rare, & on les
connoît aisément; soit qu'elles soient
incomplettes, ce qui arrive plus fréquemment, on les devinera aisément,
si l'on connoît leur cause proégumene.
Quoique le renversement de la matrice ait beaucoup plus de ressemblance
avec le polype de ce viscere que sa
chute, la moindre attention suffit cependant pour le distinguer du renversement, malgré les erreurs sans nombre où l'on est tombé jusqu'ici à cet
égard. En effet, il y a cette différence
entre le polype & le renversement incomplet, que le premier ne peut se réduire, qu'il est d'abord indolent, &

qu'il devient douloureux par les efforts
réitérés qu'on fait pour le réduire. D'ailleurs, le col du polype n'eſt point
creux, mais ſolide ; il n'eſt point adhérent aux parties voiſines ; le vagin & la
veſſie urinaire reſtent dans leur place
ordinaire ; & ce ſont là les principaux
ſignes qui diſtinguent le polype du renverſement incomplet. *Voyez* là-deſſus
Levret, dans ſes *obſervations ſur le polype,* le 3ᵉ. tome des *Mémoires de l'Académie de Chirurgie,* & ce que Sabathier
dit à ce ſujet, dans le même tome.

La cure des renverſemens de la matrice eſt de deux eſpeces ; ſavoir, radicale ou palliative. La premiere n'a lieu
qu'à l'égard du renverſement qui ſuit
l'accouchement. Pour y remédier, il
faut commencer par réduire la matrice,
& la choſe eſt pour l'ordinaire facile,
lorſqu'on s'y prend de bonne heure ;
mais lorſque la réduction eſt difficile,
douloureuſe, & ſuivie de défaillances,
il vaut mieux faire rentrer la matrice dans le vagin, & l'y retenir avec
des peſſaires, que de paſſer plus avant,
d'autant qu'on ne réuſſiroit point.
Voyez Puzos, & la 11ᵉ. obſervation
de Sabathier.

A l'égard du renverſement occaſionné par un polype, le flux menſtruel,
ou les fleurs blanches, la cure conſiſte
à réduire la matrice, & à guérir la maladie primitive dont il dépend. Le renverſement cauſé par un excès d'embonpoint, n'eſt ſuſceptible que d'une
cure palliative; & en effet, à quoi bon
tenter cette réduction de l'uterus, puiſque le poids de la graiſſe ne manqueroit point de le renverſer de nouveau ?
Il faut donc ſe borner aux peſſaires,
afin d'arrêter les progrès du mal, &
les tenir propres par de fréquentes
injections. Il faut également employer
les peſſaires dans tous les cas où la réduction eſt impoſſible, ou inutile. Le
renverſement de la matrice, qui ne
peut ſe guérir radicalement, eſt beaucoup plus incommode aux jeunes femmes qui ſont réglées; qu'à celles qui
ſont vieilles & qui n'ont plus leurs
ordinaires. Indépendamment du flux
menſtruel auquel elles ſont ſujettes,
& qui eſt fort abondant, il leur vient
des fleurs blanches âcres, fétides, des
excoriations, des douleurs dans le vagin, qui les rendroient inſupportables
à elles-mêmes, ſi l'on n'avoit ſoin de

les foulager par des injections fréquentes & convenables. Les dernieres n'é-
prouvent d'autre incommodité que
celle de ne pouvoir marcher avec autant de facilité qu'auparavant.

3. *Hyſteroptoſis, vaginæ prolapſus;*
voyez les Auteurs cités ; *vaginæ rela-*
xatio, lapſus, inverſio ; vulgairement,
relaxation, deſcente, chute, renverſement
du vagin. D.

Cette eſpece varie ſelon la grandeur
de la deſcente : on l'appelle relaxation,
chute, renverſement, ſelon que la partie du vagin qui eſt tombée, eſt plus
ou moins grande. Elle varie auſſi par
ſes principes, & elle vient de pluſieurs
cauſes, entr'autres des efforts que l'on
fait pour porter des fardeaux peſans,
du trop d'exercice, des épreintes qui
accompagnent les ſelles, des attouchemens violens que l'on fait au vagin,
du trop grand uſage du thé & des autres boiſſons chaudes, des fleurs blanches, d'un accouchement laborieux,
de ce qu'on n'a point reſté au lit après
avoir accouché. Les anciens ont cru
mal à propos que les chutes du vagin
& du fondement étoient toujours compliquées avec celles des tuniques du

vagin & de l'inteſtin rectum. Il n'y a le plus ſouvent que la tunique intérieure, ou qu'une partie de cette tunique qui ſe relâche, qui ſe renverſe, qui ſe rompt, & qui ſe ſépare des autres, leſquelles conſervent preſque leur place naturelle.

Le vagin dans ces ſortes de deſcentes, ſe montre ſous la forme d'un gros anneau irrégulier, appellé en françois *bourlet*; & ſi l'on y paſſe le doigt, on ſent le col de la matrice qui ſe trouve alors plus bas. La tumeur augmente lorſqu'on reſte long-temps debout, & diminue lorſqu'on eſt couché. Elle eſt accompagnée de peſanteur dans l'hypogaſtre, d'un teneſme fréquent, de la difficulté d'uriner, laquelle eſt cauſée par le changement de direction du conduit de l'uretre. Dans la ſuite, lorſqu'on néglige d'y remédier, la tumeur, groſſit, s'allonge, s'endurcit, mais elle reſte percée au bas pour donner cours aux ordinaires. Ses ſymptomes ſont les mêmes que ceux de la deſcente de matrice, & ces deux eſpeces de deſcentes ſe reſſemblent en tant de choſes, qu'il eſt très-difficile de les diſtinguer; voici cependant en quoi elles different. Dans

la defcente de matrice , la tumeur a
quelque dureté dans fa partie fupérieure , & fon extrémité inférieure ,
qui eft pour l'ordinaire plus étroite ,
& percée d'une ouverture tranfverfale
oblongue, reffemble à un os de tanche.
Dans celle du vagin , lorfqu'elle fubfifte depuis long-temps , la tumeur eft
également dure par-tout , plus large ordinairement par le bas que par le haut ,
& fon ouverture eft fort irréguliere.

On guérit aifément les chutes de
vagin , lorfqu'elles font légeres , par la
fimple réduction , qui n'a rien de difficile , & en contenant la partie dans fa
place par le moyen des aftringens ou
d'un peffaire. La réduction eft plus difficile lorfque la defcente eft invétérée ;
on pourra cependant la faire en fe fervant des moyens que j'ai indiqués pour
réduire la partie qui eft confidérablement enflée. Le plus difficile eft de
contenir la partie en place. Les peffai-
res dont on fe fert font la plupart inutiles , & il vaut mieux fe fervir d'un
bandage élaftique garni d'une éponge.
Puzos , vante beaucoup pour les defcentes du vagin , celui que *Martin* a
propofé à l'Académie de Chirurgie.

Lorfque

Lorſque la deſcente du vagin eſt ir-réduſible , convient - il de l'extirper, quand même il n'y auroit point de gan-grene ? Ce moyen a réuſſi , & pourroit réuſſir encore , ſans le danger que l'on court d'extirper la matrice au lieu du vagin , ou l'un & l'autre enſemble.

4. *Hyſteroptoſis compoſita. Voyez* les Auteurs cités. Deſcente compliquée.

(*a*) Deſcente complette de la ma-trice & de la veſſie urinaire tout en-ſemble.

(*b*) Renverſement complet de la ma-trice , avec déplacement de la veſſie.

(*c*) Chute complette, renverſement complet de la matrice , ou du vagin , avec déplacement de la veſſie urinaire, Conr. Peyer , *Collect. Academ. tom.* 3. *pag. 300.*

J'ai déjà parlé de cette eſpece dans l'endroit où je traite de la chute & du renverſement complet de la matrice & du vagin ; & j'ai dit que ce viſcere en-traînoit avec lui une partie de la veſſie urinaire. On connoît cette eſpece à la chute & au renverſement qui l'accom-pagnent , à la difficulté , à la rétention d'urine , qui rejaillit vers les parties ſu-périeures lorſqu'on la rend , & enfin

Tome II. E

à la direction du conduit de l'uretre, qui
eft tourné dans ce fens. Sa cure eft fondée fur les mêmes principes que celle
de la premiere, feconde & troifieme
efpece.

I. ENTÉROCELE.

Hernie quelconque de l'inteftin, tant
fimple que compofée, tant enkiftée,
que non enkiftée : elle comprend l'hernie incomplette ou inguinale de l'inteftin (*bubonocele premier* des Auteurs, ou
enterobubonocele); l'hernie complette ou
fcrotale de l'inteftin, (c'eft la *ofchéocele* ou *entero-ofchéocele* des Auteurs) ou
des levres des parties naturelles; l'hernie crurale ou fémorale de l'inteftin
(que Platner appelle *merocele* ou *entero
merocele*;) l'hernie ovalaire de l'inteftin,
que Garengeot appelle *hernie du trou
ovale*; l'hernie inteftinale du vagin de
Garengeot & de Levret; l'hernie inteftinale du nombril (c'eft la premiere
omphalocele, ou le premier *exomphale*
des Auteurs); l'hernie ventrale de l'inteftin (c'eft la premiere *hypogaftrocele*
des Auteurs). On peut encore mettre
de ce nombre les hernies compliquées,
celles dont on a parlé, & qui font cau-

fées par la rupture du péritoine. *Voyez* Arnaud, *Traité des hernies, tom.* 1. *& 2.* Gunzius, *libell. de hern.* Platner, Gorter & Heister, *dans leurs Traités de Chirurgie.* Sharp, *Opérations de Chirurgie & recherches sur l'état présent de la Chirurgie.* Dionis, Garengeot, Ledran, *Opérations de Chirurgie, les Mémoires de l'Académie de Chirurgie, tom.* 1. *& 3.* Haller, *Disput. Chir. tom.* 1. *&c.* Hernies de l'aîne incomplette & complette, hernies crurales, hernies du trou ovalaire, hernies de l'échancrure sciatique, hernies intestinales du vagin, hernies du nombril, hernies ventrale, entéroceles, épiploentéroceles, ruptures.

C'est une descente des intestins à travers des anneaux inguinaux, les arcs cruraux, les trous ovalaires, les échancrures ischiatiques, l'anneau umbilical, les parois du vagin, ou les muscles épigastriques, accompagnée d'une tumeur dans les différens endroits du bas-ventre qu'on vient de nommer, laquelle est d'abord petite, mais qui grossit insensiblement, qui rentre lorsqu'on la presse, ou qu'on prend une posture commode, du moins au commencement, & qui revient lorsque l'on fait

quelque effort. Elle eſt tendue , flexible , élaſtique , liſſe , égale ; elle fait du
bruit lorſqu'on la preſſe , elle ſe contracte par le froid , & ſe dilate par la
chaleur ; elle augmente ſouvent conſidérablement , & devient dure lorſqu'on
retient ſon haleine , qu'on touſſe ou
qu'on s'efforce d'aller à la ſelle , indépendamment de différens ſymptomes
tant aigus que chroniques dont elle eſt
accompagnée , & qui naiſſent de ſa
compoſition & de ſa complication.

    L'entérocele eſt cauſée par tout
ce qui relâche les fonctions ou les
cloiſons , & qui détruit leur tiſſu intérieur ; par une trop grande abondance
de ſéroſité , par le trop grand uſage
des ſubſtances huileuſes, par des efforts
trop violens qui agiſſent en bas , par un
coup externe , quand même il n'y auroit aucune ſolution de continuité, par
les plaies , une cicatrice qui s'ouvre,
un apoſteme , &c.

    Les entéroceles ſont ſujettes aux
étranglemens , aux abcès , aux irrita-
tions , aux adhérences , elles peuvent
ne point ſe réduire , à cauſe de leur
trop gros volume , & être compliquées avec une hernie des autres viſ-

ceres , ou avec celles qu'on appelle vulgairement *fauſſes.*

Deux cauſes peuvent occaſionner l'étranglement de l'inteſtin qui eſt ſorti, ſavoir, l'ouverture qui lui a donné paſſage , le ſac herniaire dans lequel il eſt enfermé. Il faut diſtinguer avec ſoin ces deux eſpeces d'étranglemens. Dans la premiere , à laquelle toutes les entéroceles ſont ſujettes , la tumeur eſt accompagnée de douleurs aiguës, de chaleur, d'un peu de rougeur , d'enflure , de dureté , elle ne peut ni ſortir ni rentrer. La douleur ſe communique peu à peu juſqu'au nombril ; elle eſt ſuivie de tranchées , de nauſées , d'un vomiſſement dans lequel on rend d'abord les alimens qu'on a pris , enſuite du chyle , de la bile , qui reſſemble aux excrémens , & enfin des excrémens même. Le ventre eſt conſtipé, il ne rend pas même les flatuoſités , qui prennent leur route par le haut , ce qui incommode extrêmement le malade , & le met en danger d'être étouffé. (Dans l'étranglement de l'entérocele formé par l'appendice de l'inteſtin , ou que ſouffre l'inteſtin qui eſt pincé , les vents peuvent ſortir par le

bas, parce que le conduit inteſtinal eſt
ouvert; quelquefois cependant ils ne
ſortent point.) Le météoriſme & la
fievre ſurviennent, les ſymptomes dont
on a parlé augmentent, & ils ſont ſui-
vis du hoquet & de mouvemens convulſifs.

On guérit cette eſpece d'étranglement, en faiſant prendre d'abord au
malade une ſituation commode, par
des ſaignées promptes & réitérées, par
des fomentations & des cataplaſmes
répercuſſifs, employés dès le commencement de la maladie. Au cas que ces
moyens ne réuſſiſſent point, on aura
recours aux émolliens, ou ſeuls, ou
mêlés avec des réſolutifs; on tentera
de réduire l'inteſtin ſans violence &
à différentes repriſes, on donnera au
malade des lavemens avec de l'huile,
& ſi cela ne ſuffit point, on emploiera
la célotomie, au ſujet de laquelle on
peut conſulter les Auteurs qu'on a cité.
On obſervera de ne donner aucun ali-
ment au malade pendant tout le temps
que l'étranglement dure; on ſe bornera
à lui faire prendre quelques cuillerées
de bouillon, ou de telle autre potion
ſemblable pour calmer ſa ſoif.

L'étranglement caufé par le fac herniaire differe de celui dont on vient de
parler, en ce que, 1°. la réduction fe
fait tout à la fois, & non point fucceffivement, comme dans la précédente ; 2°. on réduit le fac avec les parties qu'il renferme, au lieu que dans
celui dont on vient de parler, on le
réduit le dernier, en cas qu'il refforte,
ce qu'il ne fait quelquefois point après
que les parties ont été réduites ; 3°. on
n'entend aucun murmure dans l'inteftin, comme dans le premier cas ; 4°.
les fymptomes continuent après que la
réduction eft faite, la douleur augmente
davantage que dans le précédent, à moins
que la réduction n'excite un volvulus ;
5°. la réduction faite, fi l'hernie eft à
côté de la veffie, elle eft fuivie d'envies fréquentes d'uriner, & de douleurs fourdes ; fi elle porte fur le mufcle pfoas & fur les vaiffeaux cruraux,
le membre qui eft deffous eft affecté
d'un engourdiffement, qui n'a pas lieu
dans le précédent ; 6°. lorfque l'hernie
fort & rentre aifément, elle conferve
la même rénitence qu'avant qu'on l'eût
réduite, ce qui n'a pas lieu non plus
dans l'étranglement dont on a parlé ;

7°. lorſqu'on met le doigt dans le trou par lequel l'hernie eſt rentrée, on y ſent la même rénitence que lorſqu'elle étoit dehors, & elle eſt plus forte que celle des inteſtins, quoiqu'ils ſoient pleins d'air; car lorſqu'il n'y a point d'étran-glement, ils cedent aiſément à l'im-preſſion du doigt, au lieu qu'ici on croiroit toucher un balon rempli d'air. Ce dernier ſigne eſt primitif dans cette eſpece d'étranglement, & il n'a pas lieu dans le précédent; il eſt particulier à l'étranglement cauſé par le ſac herniai-re, qui n'arrive que dans les entéro-celes enkiſtées, parce que dans la ré-duction que l'on fait ſans célotomie, on ne réduit point l'hernie dans la ca-vité du péritoine, mais deſſus, par l'ou-verture qui lui donne paſſage. Cette eſpece exige abſolument la célotomie, & ſans elle la réduction ne peut ſe faire. (*Voyez* là-deſſus Sharp, *dans ſes recher-ches critiques*, & Arnaud, *tom.* 2.) Quant aux ſymptomes qui accompagnent le pincement de l'inteſtin, de même que l'étranglement de l'hernie de *Littre*, j'en parlerai à l'endroit où je traite de l'ir-ritation.

Soit que l'étranglement ſoit cauſé par

l'ouverture qui a donné paſſage, ou par le ſac herniaire, ſi l'on n'a promptement recours à la réduction ou à la célotomie, l'inteſtin ſe corrompt, s'abcede & ſe gangrene. Les ſignes de l'apoſteme ſont les mêmes que ceux dont j'ai parlé à ſon article ; voici ceux de la gangrenée. Le pouls eſt petit, concentré & intermittent, le malade vomit ſans effort, il rend quelquefois des vents par l'anus, le basventre s'affaiſſe, le froid s'empare des extrémités, la colique, le vomiſſement & le hoquet ceſſent. La tumeur s'applatit & devient molle, elle conſerve l'empreinte du doigt, elle eſt livide, indolente. Conſultez, pour la cure, Arnaud, Sharp, Garengeot, Heiſter, (*Voyez* auſſi Haller, *Diſput. Chir. tom.* 3. *diſſert.* 70.) la Peyronie & Louis, *dans les Mémoires de l'Académie de Chirurgie, tom.* 1. & 3.

L'irritation peut avoir lieu dans toutes les eſpeces d'entérocele ; elle vient de pluſieurs cauſes, entr'autres des adhérences, & elle a beaucoup de rapport avec l'étranglement. Ses ſignes ſont, la douleur de la tumeur, la colique, qui revient par intervalles plus longs; la difficulté d'aller à la felle, quoique le ventre foit libre, le vomif-fement ftercoreux, le hoquet, qui font cependant moins fréquens que dans l'étranglement; enfin, la fievre, qui commence plus tard dans l'irritation que dans l'étranglement; & quoique ces fymptomes foient moins violens dans la premiere que dans le fecond, ils feroient d'un très-mauvais augure, fi le conduit inteftinal n'étoit ouvert, & ne laiffoit fortir les vents & les ex-crémens. Il eft vrai cependant qu'il eft également ouvert dans l'étranglement partiel, qu'on appelle en François, *pincement de l'inteftin*, de même que dans l'hernie de *Littre*, ou de l'appen-dix, quoiqu'il y ait un étranglement parfait; mais il y a cette différence en-tre le pincement de l'inteftin & l'irri-tation, que dans celle-ci la tumeur n'eft prefque point douloureufe, qu'on ne fent aucune tranchée, mais feulement des douleurs de coliques fourdes, paf-fageres, & qui font long-temps à re-venir. Lorfque l'hernie de *Littre* eft ac-compagnée d'étranglement, on a plus de peine à la diftinguer de l'irritation. Les fignes de cet étranglement, fuivant

Littre, font que le malade n'a ni vomiffement ni hoquet, ou qu'ils font moindres que dans les hernies ordinaires,
avec étranglement, & que le malade
ne rend aucune matiere fécale par la
bouche; il n'y a ni météorifme du bas-
ventre, ni tenfion, ni gonflement fla-
tueux; la tumeur eft plus petite & plus
long-temps à fe former, l'inflammation, la douleur, la fievre & les autres
fymptomes font moins violens, & fe
manifeftent plus tard, le ventre eft
libre pendant tout le temps que l'étranglement dure, les vents & les excrémens prennent leur cours par la voie ordinaire. Quand les fymptomes dont je
viens de parler ne diftingueroient point
affez cet étranglement de l'irritation,
on le reconnoîtroit dans le temps de
l'opération, à laquelle on eft obligé de
recourir lorfque les autres moyens font
inutiles, vu qu'elle expofe l'appendice
à nos yeux.

Les remedes contre l'irritation que
caufe l'étranglement, lorfqu'on n'y remédie point à temps, font la faignée,
les clyfteres émolliens avec de l'huile,
les fomentations, les cataplafmes compofés avec des herbes émollientes,

E vj

anodines & réfolutives, que l'on applique fur la tumeur & le bas-ventre,
l'huile d'amandes douces dont on prend
une cuillerée, les narcotiques, les antifpafmodiques, une diete légere, les
boiffons tempérantes, délayantes & laxatives, dont il faut continuer l'ufage,
& au cas que ces moyens ne produifent aucun effet, il faut en venir à l'o-
pération. *Voyez* Arnaud, *Traité des defcentes, tom. 2. part. 2.*

Toutes les efpeces d'entérocele font
fujettes aux adhérences. *Voyez* là-deffus
Arnaud, qui les divife en agglutinati-
ves, fibreufes, charnues & fongueufes.
Il y a des adhérences avec étranglement, & d'autres fans étranglement.
Dans le dernier cas, tantôt les parties
déplacées rentrent dans le bas-ventre,
quoiqu'elles foient adhérentes, tantôt
elles ne rentrent point, & elles reftent
dehors. Dans le premier cas, je veux
dire lorfque les parties rentrent, &
que l'inteftin eft adhérent, le malade
fent une légere colique, que l'on a
peine à diftinguer de la colique ordinaire, & qui ne cede point aux remedes qu'on emploie ordinairement pour
la guérir. Le malade en eft foulagé par

un régime fobre & régulier, au lieu
que les remedes ne font qu'irriter fon
mal, par où l'on voit la néceffité qu'il
y a de diftinguer cette colique, de la
colique ordinaire. Lorfque l'inteftin eft
adhérent à l'épiploon, le malade a la
colique après avoir mangé, il fent des
tiraillemens d'eftomac, qui augmentent à mefure que la digeftion fe fait,
& qui ceffent dès qu'elle eft faite.
Lorfque l'inteftin eft adhérent à la poche herniaire, non-feulement il reffent
une colique légere, mais encore une
démangeaifon dans l'endroit que l'hernie occupe ; & ces fymptomes l'affectent davantage après qu'il s'eft bien
repu, que lorfqu'il eft à jeun ou qu'il
a mangé fobrement. Dans le fecond
cas où les parties ne rentrent point,
outre les fymptomes dont je viens de
parler, elles reftent dehors fans qu'on
puiffe les réduire, en confervant toutefois leur molleffe & leur flexibilité,
& on peut les prendre à l'entrée de
l'ouverture, lorfque la poche où elles
font enfermées n'eft point adhérente.
Lorfque celle-ci eft adhérente aux parties voifines, on ne les raffemble pas
fi aifément, & lorfqu'on tenté de les

réduire, les parties auxquelles elles sont attachées ne tardent pas à les suivre. On peut voir dans Arnaud, *tom.* 2. *part.* 2. les remedes qu'il convient d'employer dans les diverses especes d'adhérences, & dans les divers cas qui se présentent.

Il peut arriver, quoiqu'il n'y ait ni étranglement ni adhérence, qu'on ne puisse réduire l'entérocele à cause de son trop gros volume. Dans ce cas, après avoir évacué les vents & les excrémens enfermés dans la partie hernieuse du conduit intestinal, il faut recourir au moyen que j'ai indiqué pour la réduction de la matrice, qu'on ne peut remettre en place pour la même cause, & en tenter la réduction à différentes reprises. *Voyez* Gunzius, *de Hern.*

L'entérocele peut être compliquée avec l'épiplocele, la cystocele, l'hydrocele, la sarcocele, le déplacement des testicules : (*Voyez* les Entéroceles composées). J'ai compris toutes les especes de ce genre, qui est fort étendu, sous trois familles : la premiere comprend les entéroceles simples enkistées ; la seconde, les entéroceles composées enkistées ; la troisieme, enfin les entéroceles qui ne sont point enfermées dans une poche hernieuse.

A. *Entéroceles simples enkistées.*

1. *Enterocele incompleta seu inguinalis ; Bubonocele intestinalis seu vulgaris,* des Auteurs cités ci-dessus ; *Hernie intestinale de l'aine, bubonocele vulgaire, ou intestinal, entérobubonocele.* A.

Cette espece est tantôt seule, tantôt double, annulaire, simple & enkistée. Elle forme une petite tumeur, qui rentre pour l'ordinaire, à moins qu'il n'y ait étranglement & adhérence ; demi-sphérique, qui ne s'étend pas plus loin que l'aine, qui est rarement sujette aux accidents chroniques, mais souvent aux aigus, tels que l'étranglement, à moins que l'art n'y apporte remede. Ne la confondez pas avec le bubon (sur quoi *voyez* les Institutions de Chirurgie de Platner) avec le testicule engagé dans l'anneau. (*Voyez* Dionis, *Opér. Chirurg.* & Quelmaize, *Disput. Anat.* Haller, *tom. 5.*) ni avec le gonflement du ligament rond, auquel les femmes qui ont la matrice oblique sont sujettes.

La cure des hernies fe réduit à deux points, à réduire les parties qui font tombées dans leur place naturelle, & à les y contenir. On emploie pour cet effet le taxis, la fituation horizontale, les bandages, les aftringens, les corroborans, les defficatifs appliqués extérieurement & pris intérieurement, ceux qui évacuent les urines, les fueurs, par les felles, les atténuans, les réfolutifs, les apéritifs, les alimens & les boiffons defficatives, incifives, aftringentes, qu'il faut varier fuivant les caufes, pour que la cure foit méthodique. *Voyez* Arnaud & Gunzius, *de Hern.*

La caftration, la cautérifation & la future royale, ne font plus d'ufage : on leur a fubftitué la ligature du fac herniaire, que *Senff* a pratiquée avec beaucoup de fuccès. (*Voyez* Sharp, *Recherches critiques*, & le Traité de Gunzius fur les hernies.) Vous obferverez qu'il y a des cas où il eft plus avantageux d'empêcher les progrès des hernies, que de les guérir entiérement.

2. *Enterocele completa; ofcheocele inteftinalis feu entero-ofcheocele Auctorum; enterocele labiorum vulvæ eorumdem; Enterocele ou hernie inteftinale complette,*

ofchéocele inteftinal, ou entéro-ofchéocele,
entérocele des grandes levres. D.

Elle eft feule ou double, fimple, enkyftée ; elle fort par les anneaux, &
elle defcend fort bas. Elle eft précédée
d'une entérocele incomplette, & elle
eft caufée par la négligence qu'on a
eue de porter un bandage. La tumeur
eft beaucoup plus groffe que dans la
précédente, & elle devient enfin monftrueufe. Elle eft prefque ronde d'abord,
mais elle s'allonge, elle remplit le fcrotum dans les hommes, elle fort hors des
grandes levres dans les femmes, &
occupe la partie de la cuiffe qui eft
deffous ; elle eft prefque toujours adhérente, & elle rentre rarement, fi
ce n'eft au commencement, & elle eft
rarement fujette aux étranglemens ;
mais lorfque cela arrive, elle eft très-
dangereufe, & accompagnée de fymptomes chroniques, de dyfpepfie, de
flatulences, de coliques, de tiraillemens douloureux dans les vifceres du
bas ventre, de naufées, de défaillances & de laffitude.

Sa cure eft la même que celle de
l'efpece précédente. Dans le cas où
l'on ne peut abfolument la réduire,

il faut fe borner au fufpenfaire. Si la réduction eft poffible, & la tumeur confidérable, fouvenez-vous de fuivre le confeil de *Gunzius*, & de ne la faire qu'à différentes reprifes. Peut-être feroiton mieux de comprendre la premiere & la feconde entérocele fous la même efpece, vu qu'il n'y a aucune différence effentielle entr'elles

3°. *Enterocele appendicularis; Hernia ab ilei diverticulo* Morgagni Adv. *Anat.* III. *p. 8. 9. Hernie particuliere, hernie formée par l'appendice de l'iléon.* Littre *Mémoires de l'Académie Royale des Sciences, année 1700. hernie formée par l'appendice de l'inteftin; entérocele appendiculaire.* L.

Cette efpece eft d'abord incomplette, mais elle peut avec le temps devenir complette ; elle eft fimple, enkyftée, & elle defcend par l'un & l'autre anneau dans le fcrotum : dans le cas rapporté par *Littre*, elle étoit formée par l'appendice factice de l'iléon, favoir par l'allongement de la partie de l'inteftin qui eft oppofée au méfentere, lequel formoit un canal fermé par le bas, qui fortant par l'anneau, étoit peu à peu tombé dans le fcrotum. L'Auteur dont on vient de parler a mieux conftaté l'exiftence de cette efpece qu'il ne l'a décrite ; & on ne la connoît pas mieux par la defcription que *Morgagni*, *Ruyfch* & *Palfin* en ont donnée, de forte qu'il eft difficile de la diftinguer des précédentes. On a lieu de foupçonner fon exiftence par la petiteffe, le peu de groffeur & l'accroiffement tardif de la tumeur, par la ténuité extrême de la partie enfermée dans le fac herniaire, par la conftriction & la force de l'anneau qui donne paffage, par la néceffité où l'on eft de comprimer l'appendice de bas en haut lorfqu'il eft rempli de matieres féculentes, pour qu'il fe vuide dans l'inteftin ; par la figure finguliere de l'appendice, fur-tout de fon extrémité, enfin par le peu de bruit qu'il fait lorfqu'on le réduit. Ce qu'on a dit de la cure des efpeces précédentes fuffit pour nous mettre au fait de celle qu'exige celle-ci. Lorfque cette hernie eft accompagnée d'étranglement, on la reconnoît à des fignes particuliers dont j'ai parlé ci-deffus, & qui la diftinguent des autres efpeces d'entérocele avec étranglement. *Litre* vous apprendra ce qu'il faut faire dans ces circonſtances, ſelon la diverſité des cas.

4. *Enterocele partialis ſive perſtrictoria; Hernia ab altero inteſtini pariete* Heiſter. *Chir. Tom. II. cap. 116. Pincement de l'inteſtin ,* Arnaud *des hern.* Garengeot *oper. de chir. des hern. Art. V. obſ. XXI. L.*

Il arrive quelquefois que l'inteſtin ſort par les ouvertures naturelles du bas-ventre, non point tout entier, mais ſeulement des côtés. L'obſervation nous apprend que l'inteſtin peut être pincé par l'anneau inguinal, de même que par l'umbilical; & il ñ'y a perſonne qui ne voie qu'il peut arriver la même choſe dans les autres ouvertures, & qui plus eſt dans les autres endroits du bas-ventre où il n'y a point d'ouvertures, ſoit que le péritoine reſte entier ou qu'il ſe déchire, & peut-être a-t-on des exemples de ce cas, qui ne me ſont point tombés ſous la main. Je ne ſache point qu'on ait un diagnoſtic ſuffiſant de cette eſpece. Elle a beaucoup de rapport avec l'entérocele appendiculaire, du moins dans certains temps de la maladie, & elle peut même aiſément devenir appendiculaire. J'ai rapporté d'après *Arnaud* les ſignes du pincement de l'inteftin avec étranglement. Il eft fouvent arrivé dans cette circonf-tance qu'on a pris cette efpece pour une épiplocele avec étranglement, & qu'on n'a reconnu l'erreur qu'après la célotomie. A l'égard de la cure, on peut voir les moyens que j'ai indiqués ci-deffus.

5. *Enterocele cruralis*; *Hernia intef-tini cruralis feu enteromerocele Auctorum, ut* Kochii *difput.* Hall. Chir. *Tom. III. differt. 71 &c. merocele inteftinalis* Platner *inft. chir.* §. 848. Hernie crurale de l'in-teftin, Arnaud &c. Mérocele inteftinal. *Entéromérocele.* D.

Cette efpece eft pour l'ordinaire feule & rarement double, fimple, en-kyftée & formée par la chute de l'intef-tin au deffous du ligament de *Poupart.* Les femmes y font plus fujetes que les hommes & les filles, & il eft aifé de la diftinguer du bubon, quoiqu'elle lui reffemble beaucoup. (*Voyez* Platner §. 123.) La tumeur eft petite (à peine excede-t-elle la groffeur d'un œuf de poule) & prefque femblable au bubo-nocele, excepté que celui-ci a fon fiege auprès des parties naturelles & dans la partie inférieure de l'aîne, & que le

mérocele a le fien dans la partie fupérieure & la plus éloignée des parties
naturelles, & que la tumeur fe forme
prefque au deffus du fémur, qu'on y
fent de la douleur lorfqu'on plie la jam-
be, & qu'elle eft très-fujette aux adhérences. Sa cure eft la même que celle
de la premiere entérocele.

6. *Enterocele ovalaris,* Lachauffe *differt.*
fur l'hernie ventrale ; Voyez Haller. *dif-*
put. chir. Tom. III. *Hernia inteftinalis fo-*
raminis ovalis Gunzii *; hernie inteftinale*
du trou ovalaire des os pubis, Garengeot
Mem. de l'Acad. de Chir. Tom. I. *Hernie*
du trou ovale, Sharp *recher. crit. Entéro-*
cele du trou ovale. D.

Comme cette efpece eft fort rare,
plufieurs perfonnes ont nié fon exiftence, mais *Garengeot* l'a conftatée par
fes obfervations & par celles d'autrui
dans les Mémoires de l'Académie de Chi-
rurgie. Elle eft fouvent feule & quelquefois double, plus fréquente dans
les femmes que dans les hommes, fimple, enkyftée, formée par la chute de
l'inteftin à travers le trou ovale, favoir dans l'endroit qui donne paffage
aux nerfs & aux vaiffeaux, lequel eft
fitué dans le bord fupérieur connu fous

le nom de finuofité de l'ifchione. La tumeur, qui, lorfqu'elle n'eft point confidérable, eft une efpece d'entéro-cele, ne fe forme jamais fous la peau ; elle eft tantôt ronde & tantôt oblongue, elle a fon fiege dans la partie fupérieure & interne de la cuiffe près du périnée dans les hommes, près d'une des gran-des levres dans les femmes, favoir dans l'endroit qui répond au trou ovale ou au mufcle obturateur externe ; en-tre le mufcle pectinée, & la premiere tête du triceps.

Voyez pour fa cure ce que j'ai dit de la premiere efpece.

7. *Enterocele ifchiatica*, Bertrand cité par Verdier *des hern. de la veffie urinaire. Mém. de l'Acad. de Chirurg. Tom. II. Hernie inteftinale de l'échancrure fciati-que.* D.

Bertrand a obfervé dans le côté droit une hernie formée par la chûte d'une partie de l'iléon par les fous-ligamens facro-ifchiatiques, & de l'autre par la fortie du même inteftin par les échan-crures fciatiques. Les remedes que j'ai indiqués pour la premiere efpece fuf-fifent pour la guérir.

8. *Enterocele vaginalis ; hernia in vagina feminarum eveniens,* Gunzii *lib. de hern.* Hernie inteſtinale dans le vagin, Garengeot *Mém. de l'Acad. de Chirurg. Tom. I. Entérocele vaginal,* Levret *obſerv. ſur les polypes ,* ſect. 2. L.

Cette eſpece eſt ſimple, enkyſtée & formée par le poids de l'inteſtin ſur les parois du vagin que de fréquens accouchemens ont affoiblies & relâchées. La tumeur eſt blanche, molle & a le même caractere générique que l'entérocele. Elle occupe d'abord le vagin, mais l'inteſtin étant tout-à-fait ſorti, elle déborde enfin les grandes levres. *Garengeot,* a guéri cette eſpece par la réduction , & au moyen d'un peſſaire auquel on donne le nom de bondon à cauſe de ſa figure. *Hænelius* ſe ſert d'une éponge trempée dans de l'eau d'alun qu'il introduit dans le vagin avec les doigts , dont il ſe ſert pour faire la réduction. Les peſſaires ordinaires ſont inutiles , & même nuiſibles.

9. *Enterocele umbilicalis; Enteromphalus* des Auteurs; *Omphalocele, ſive exomphalus inteſtinalis* des mêmes, comme Teichmeyer, *diſp. chir.* Haller *Tom. III. diſſert.*

dissert. 67, &c. *Vitium umbilici* Gunzius; *Hernie intestinale du nombril*, Arnaud *Tom. I. Entéromphale.* D.

Elle est simple, enkystée & formée par la chute de l'intestin à travers l'anneau du nombril, ou tout auprès ; elle est plus rare que l'épiplo-entéromphale, & il n'y a presque que les enfans nouveaux nés qui y soient sujets. La tumeur est de différente grosseur, & on la connoît aux signes que j'ai indiqués en parlant de son caractere générique. *Dionis* prétend qu'il ne peut y avoir d'hernie umbilicale à moins d'une rupture, mais il a tort ; car il conste par les observations qu'elle a lieu lorsque l'intestin, ou l'épiploon ou l'un & l'autre ensemble tombent dans le péritoine. L'entéromphale admet deux sortes de cures, l'une palliative, l'autre radicale. *Voyez* la premiere espece d'entérocele.

10. *Enterocele ventralis* ; *Hernia intestini* Auctorum ; *hypogastrocele intestinalis*, Lachausse *disput. chir.* Haller *T. III. dissert.* 68. *hernia ventris intestinalis*, Gunzii, Platneri. *Hernie ventrale de l'intestin*, Arnaud ; *Hypogastrocele intestinal.* D.

Le siege de cette espece varie ; &

Tome II. F

quoiqu'elle puiffe fe former dans tous
les endroits de la fuperficie du bas-ventre où il n'y a point d'ouverture, elle
vient pour l'ordinaire dans les endroits
aponévrotiques plutôt que dans ceux
qui font mufculeux. Son fiege ordinaire
eft dans la ligne blanche, ou fémilu-
naire, ou au deffus des anneaux & des
arcs cruraux. Cette entérocele eft fimple, enkyftée & formée par le poids de
l'inteftin fur les fibres aponévrotiques
qui font relâchées, & fur le péritoine
qu'il pouffe dans le finus, ou par l'in-
trufion du péritoine à travers les faif-
ceaux des mufcles. La groffeur de la
tumeur varie, & elle porte avec elle
les fignes caractériftiques du genre. Ne
confondez point l'emphalocele ni le
bubonocele avec les hernies de l'inteftin qui fe forment dans le nombril, ou
dans les environs, & qui font proprement des hernies ventrales. Il y a même une efpece d'hypogaftrocele formé
par la relaxation de l'aponévrofe oblique externe, qui non feulement fait
enfler l'aîne, mais qui defcend même
dans le fcrotum. (*Voyez* Gunzius &
Lachauffe.) Ne les confondez point non
plus avec cette hernie ventrale dont

parle *Ledran* (*oper. de chir. pag.* 145.) laquelle eft caufée par l'agglutination imparfaite des plaies qu'ont fouffert les fibres des mufcles droits, & qui n'eft accompagnée d'aucune tumeur vifible. L'entérocele ventrale eft plus fufceptible d'une cure palliative que d'une cure radicale, quoique celle-ci ne foit pas impoffible (*Voyez* la premiere entérocele.) *Gunzius* a vu plus d'une fois guérir des enfans d'un hypogaftrocele inteftinal, en leur frottant deux ou trois fois par jour la tumeur auprès du feu avec de la graiffe de taiffon, & dans le cas même où l'hernie revient, en leur oignant toute la région du bas-ventre qui a fouffert violence, & en l'entourant, fur-tout par le bas, d'une bande faite d'une matiere forte, mais fouple.

B. *Entéroceles enkiftées compofées.*

11. *Enterocele epiploico-incompleta ; Epiploenterocele inguinalis, feu incompleta* Auctorum, ut Gunzii, *difput.* Haller *chir. Tom. III.* &c. *Bubonocele epiploico-enterica,* eorumdem ; *Hernie inteftinale & épiploïque de l'aîne,* Arnaud ;

F ij

Bubonocele épiploico-intestinal, épiploenterocele incomplet. D.

C'eft la premiere efpece d'entérocele, laquelle eft compliquée avec l'épiplocele, & par conféquent on peut lui appliquer ce que j'ai dit des fignes & de la cure de la I^e. épiplocele (*Voyez* ci-deffous) & de la I^e. entérocele. On obfervera que dans toutes les épiploentéroceles l'inteftin rentre fouvent, mais que l'épiploon refte dehors en tout ou en partie.

12. *Enterocele epiploico - completa ; Epiploenterocele completa,* Auctorum, ut Gunzii, *loco modò citato,* &c. *Ofcheocele epiploico - enterica,* eorumdem, *Hernie inteftinale & épiploïque complete* d'Arnaud, &c. *ofchéocele epiploico-inteftinal, entérocele épiploïque des grandes levres ; épiploentérocele complet.* D.

C'eft la 2e. efpece d'entérocele compliquée avec la 2e. épiplocele que l'on connoît aux fignes de ces deux hernies, & que l'on guérit par la même méthode.

13. *Enterocele cyftocelica ; cyfto-interocele* Auctorum ; *hernia cyftico-enterica, feu enterocele cyftocelen inducens,* eorumdem ; *Hernie inteftinale compliquée de cyftocele,* Sharp *recherch, critiq.* Verdier

*de la hernie de la veſſie urin. Mém. de l'A-
cad. de Chir. Tom. II. Cyſto - entérocele.*

C'eſt une eſpece d'entérocele complette & enkyſtée, compliquée avec
la cyſtocele ou avec l'hernie cyſtique,
dans laquelle le ſac herniaire en deſ-
cendant entraîne peu à peu la partie
du péritoine qui couvre la veſſie par
derriere, de même que la veſſie, &
les pouſſe dans l'anneau, & dont les
ſignes dans certaines circonſtances ſont
les mêmes que ceux de l'entérocele
complette & de la cyſtocele; c'eſt pourquoi on doit la traiter de même. Elle
peut être accompagnée de la chûte de
l'épiploon, & alors la chûte de ces trois
viſceres forme l'hernie appellée *entérocele épiploico-cyſtique.*

14. *Enterocele parorchidialis; Paror-
chido-enterocele, ſive hernia parorchido-
enterica,* Auctorum; *Hernie inteſtinale
compliquée de déplacement de teſticule,*
Mery chez Garengeot, *T. I. obſ. XVIII.
Parochido-entérocele.*

C'eſt une eſpece d'hernie inguinale
compliquée de déplacement de teſticule. Dans le cas de *Meryan,* le ſac
herniaire ayant été ouvert, on trouva
le teſticule confondu avec les inteſtins

& engagé dans l'anneau, foit que cela vint de ce qu'il étoit defcendu plus lentement, ou de fa rétraction. On tire le diagnoftic & la cure de cette efpece, du caractere combiné de l'entérocele & du déplacement des tefticules.

15. *Enterocele hydrocelica ; Hydroenterocele* Auctorum, Heifter, &c. *Hernia hydrocelico-enterica* eorumdem ; *Hernie inteftinale compliquée d'hydrocele ; hydroentérocele.* Il y a ici combinaifon des fig_____ ui indiquent l'hernie inteftinale & l'hernie aqueufe. *Voyez* pour fa cure ce que j'ai dit ci-deffus de l'hydrocele & de l'entérocele.

16. *Enterocele epiploico-cruralis ; epiplo-enterocele cruralis* Auctorum, Mauchart *difp.* Haller *chir. T. III. differt. 66,* &c. *Hernia cruralis, feu merocele epiploico-enterica ; hernie- crurale de l'inteftin & de l'épiploon,* Arnaud, &c. *merocele épiploico-inteftinal ; épiplo-entérocele crurale.*

C'eft une entérocele crurale, ou un entéro-mérocele compliqué de l'épiplocele, que l'on connoît par les fignes combinés des hernies des inteftins, & des hernies fémorales de l'épiploon,

& que l'on guérit par les remedes conjoints des unes & des autres.

17. *Enterocele epiploico-ovalaris ; epiploenterocele ovalaris*, Auctorum ; *hernia epiploico - enterica foraminis ovalis eorumdem; Hernie épiploico - intestinale par le trou ovalaire*, Malaval chez Garengeot, *Mémoires de l'Acad. de Chirurg. Tom. I. pag. 714. Epiploentérocele du trou ovale.* D.

Cette espece est formée par la chute de l'intestin & de l'épiploon par l'un des trous ovalaires, ou par tous les deux ensemble, & par conséquent elle réunit les signes de l'entérocele & de l'épiplocele. Consultez pour la cure, que fournissent ces deux especes, *Garengeot* dans l'endroit cité.

18. *Enterocele epiploico - ischiatica ; Epiplo - enterocele ischiatica, seu hernia omenti & intestini ischiatica* Verdier, *Act. Acad. chir. Tom. II. Hernia dorsalis*, Papenii *disp.* Haller *chir. Tom. III. Hernie épiploico-intestinale par l'échancrure sciatique ; épiplo-entérocele dorsal.* D.

Papenius a observé cette espece dans une jeûne paysane, & elle étoit extraordinairement enflée, car la tumeur lui descendoit de l'anus jusques sur le mollet. Une partie de l'épiploon, le jejunum, lileon avec le méfentere contigu; le cœcum & une partie du rectum étoient fortis par l'échancrure fciatique; (*Voyez* l'endroit cité.) Je ne dirai rien ici de la cure, tant palliative que radicale de l'épiplo-entérocele dorfale, on l'entendra affez par ce qui précede & ce qui fuit.

19. *Enterocele epiploico - vaginalis ; epiplo-enterocele vaginalis* Auctorum *; hernia epiploico-enterica in vagina eveniens,* eorumdem; *Hernie épiploico-inteftinale par le vagin ; épiplo-entérocele vaginal,* Levret, *obf. fur les polyp.* C'eft une entérocele vaginale compliquée d'épiplocele; fes fignes & fa cure font les mêmes que ceux de ces deux efpeces d'hernies.

20. *Enterocele epiploico - umbilicalis ; epiplo-enteromphalus* Auctorum ; *hernia inteftini & omenti umbilicalis* Gunzii, Arnoldii, Teichmeyer ; *Hernie épiploico-inteftinale du nombril ; épiplo - entéromphale.* D.

Cette omphalocele compofée eft plus commune que la fimple. Si vous ajoutez à l'entéromphale enkyfté, l'épiploon, il en réfultera cette efpece,

que l'on connoît par les fignes combinés de l'entérocele & de l'épiplocele, & que l'on guérit par les remedes qui conviennent à l'une & à l'autre.
Les enfans, les femmes groffes & les
afcitiques y font fujets.

21. *Enterocele epiploico ventralis: hy-*
pogaftrocele epiploico - enterica d'Ignace
Lachauffe ; *hernia inteftini & omenti ,*
Auctorum, ut Platneri, Gunzii , &c.
Hernie ventrale de l'inteftin & de l'épi-
ploon Arnaud ; *hernie de l'inteftin & de*
l'épiploon furumbilicale, fous-umbilicale,
ventrale , Garengeot *Mém. de l'Acad.*
de Chirurg. Tom. I. Hypogaftrocele épi-
ploico-inteftinal. D.

Le fiege de cette efpece varie ; tantôt elle vient dans la ligne blanche , &
au deffous du nombril, tantôt à côté
du bas-ventre ; elle fuit l'afcite , la
groffeffe, un vomiffement violent ; &
elle eft formée d'un hypogaftrocele inteftinal compliqué d'un épiplocele. Ses
fignes font les mêmes que ceux de l'entérocele & de l'épiplocele enkyftées,
& c'eft d'elles qu'on doit tirer fa cure.
Cette efpece devient fouvent d'une
groffeur extraordinaire.

F v

C. *Enteroceles infaccatæ , feu facco herniofo deftitutæ ;* en françois, *Ruptures.*

Obfervation. On juge qu'il y a rupture du péritoine , 1º. par la caufe dont dépend l'hernie ; par exemple , fi elle vient de quelque violence , ou d'affections capables de la caufer. Le péritoine fouffre violence lorfqu'on faute fort haut, qu'on fait une chute , qu'on reçoit un coup, qu'on fait un effort violent, &c. Les affections qui caufent une rupture font les plaies, tant accidentales que chirurgicales qui pénetrent bien avant , les apoftemes , une cicatrice rouverte , &c. 2º. par l'apparition foudaine de l'hernie ; 3º. par la douleur vive qu'elle caufe en fe formant; (vous obferverez que l'apparence foudaine de l'hernie , la douleur aiguë , & la violence qui a précédé, indiquent pour l'ordinaire la rupture du péritoine , mais non point avec tant de certitude; que fa dilatation ne puiffe également avoir lieu dans les mêmes circonftances;) 4º. par l'abfence du fac herniaire , qui a lieu, lorfqu'en palpant les parties on les trouve moins couvertes qu'elles n'ont coutume de l'être, & si en réduisant l'hernie sur le champ, on n'apperçoit aucun vestige du sac, ni pendant la réduction, ni après, ou qu'il rentre le dernier, ou qu'il reste dehors après que les parties ont été réduites ; 5°. par la difficulté & l'impossibilité de la réduction ; 6°. par l'étranglement qui survient aussi-tôt ; 7°. par l'apostème, dont, suivaut *Garengeot*, la rupture du péritoine est toujours suivie ; 8°. enfin par la célotomie ; c'est elle seule qui constate infailliblement la rupture du péritoine & l'absence du sac herniaire ; les plaies pénétrantes, les incisions chirurgicales, l'ouverture des cicatrices, n'établissent qu'une simple vraisemblance, & le reste dont on a parlé, ne donne lieu qu'à des conjectures.

22. *Enterocele bubonorixis ; hernia inguinalis rupto peritonæo* Auctorum ; *rupture de l'aîne intestinale, ou épiploicointestinale.* D.

Elle est incomplette ou complette, & elle est causée par la rupture du péritoine & par la chute de l'intestin seul, ou accompagné de l'épiploon à travers les anneaux dans les aînes ou

F vj

le fcrotum. On connoît cette efpece par fon caractere générique, par les fignes qui accompagnent la rupture du péritoine, & par la connoiffance anatomique du fiege qu'elle occupe. La cure eft fondée fur la connoiffance de la premiere efpece d'entérocele, lorfque la réduction n'a point lieu; mais comme celle-ci eft très-difficile & même impoffible, à caufe de l'étranglement qui furvient auffi-tôt, il faut avoir recours à la célotomie pour le faire ceffer, détacher, s'il le faut les parties adhérentes, & les réduire à l'ordinaire. *Voyez* Garengeot *Opér. de chir. Tom. I. obf. 14 & 24.*

23. *Enterocele merorixis ; hernia cruralis rupto peritonæo* Auctorum; *Rupture crurale, inteftinale,* ou *epiploico-inteftinale.* D.

Elle eft caufée par la chute de l'inteftin, ou de celui-ci & de l'épiploon enfemble par la rupture du péritoine, au-deffus du ligament de Poupart.

Le diagnoftic eft fondé fur le caractere générique, fur les fignes de la rupture du péritoine, & fur la connoiffance anatomique du fiege. *Voyez* la cure de l'*efpece précedente.*

24. *Enterocele omphalorixis ; hernia umbilicalis, sive omphacele rupto peritonæo* Auctorum ; *Enteromphale & epiplo-enteromphale* de Dionis ; *rupture du nombril intestinale, ou epiploico-intestinale.*

On la divise en intestinale & épiploico-entérique, & toutes les fois que l'hernie se forme dans l'anneau même du nombril, le péritoine se rompt souvent, & se dilate rarement, comme il conste par les observations qu'on a faites de nos jours. *Dionis* & d'autres la rejettent sans aucun fondement, prétendant qu'elle est toujours causée par la dilatation du péritoine. (*Voyez* Heifter & Gunzius). Le diagnostic de cette espece, qui est intestinale, ou épiploico-entérique, est fondé sur le caractere générique, sur les signes de la rupture du péritoine, & sur le siege anatomique, qui est l'anneau du nombril, ou les environs. *Warner*, (*Obs.* 22.) a vu un homme ascitique dans qui la ponction de l'hydromphale fut suivie d'une omphalocele. La *cure* est fondée sur ce qu'on a dit ci-dessus.

25. *Enterocele hypogastrorixis ; hernia ventralis rupto peritonæo* Auctorum ; Rupture ventrale, intestinale, ou *épiploico-intestinale.* D.

Cette espece n'a pas toujours le même siege, & il n'y a aucune partie du bas-ventre imperforée qu'elle ne puisse occuper. Elle est due à la solution du péritoine, laquelle est causée par les plaies pénétrantes du bas-ventre, tant accidentelles, qu'artificielles, par les apostemes & les cicatrices qui s'ouvrent de nouveau. Une infinité d'observations nous apprennent que les plaies du péritoine ne se consolident jamais, & de là vient que l'intestin, ou l'intestin & l'épiploon ensemble, se frayent une route par la plaie qui est restée ouverte. Son caractere spécifique se tire des signes génériques, de ceux qui accompagnent la rupture du péritoine, & du siege anatomique. A l'égard de la cure, je n'ai rien à ajouter à ce que j'ai dit ci-dessus.

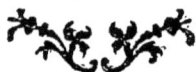

LI. *EPIPLOCELE*, *hernie épiploïque simple, composée, enkystée, non enkystée.* Elle comprend l'hernie épiploïque ou inguinale incomplette ; (la seconde *bubonocele*, ou *épiplobubonocele* des Auteurs) l'hernie complette du scrotum ; (la seconde *oschéocele*, ou *épiplooschéocele* des Auteurs) ou des levres des parties ; l'hernie crurale ou fémorale ; (le second *mérocele* ou *épiploméro- cele* des Auteurs ;) l'hernie vaginale (*hernie de l'épiploon par le vagin ;*) l'hernie umbilicale, (que les Auteurs appellent *épiplomphale, omphalocele,* ou seconde *exomphale ;*) l'hernie ventrale, (le second *hypogaf- trocele* des Auteurs ;) les hernies composées ; & enfin les hernies dont on a parlé, compliquées de la rupture du pé- ritoine ; (*voyez* les Auteurs

cités fous le genre de l'*Entérocele.*) Hernies inguinales,
incompletres & complettes,
crurales, umbilicales, ventrales,
vaginales de l'épiploon ; épiploceles, entéro-épiploceles,
ruptures.

Cette hernie eft caufée par la chute
de l'épiploon par les anneaux des aînes, les arcs cruraux, l'anneau du
nombril, les parois du vagin, ou les
mufcles épigaftriques, & on la connoît
à la tumeur qui fe forme dans les différens endroits du bas-ventre dont on
vient de parler. Elle fe forme lentement fans que le malade s'en apperçoive; elle eft long temps à croître,
elle ne rentre jamais d'elle-même entiérement, quelque pofture commode
que l'on prenne, ni même lorfqu'on
la preffe, dans le temps même qu'elle
ne fait que commencer, à moins qu'elle
ne foit petite; elle rentre plus difficilement, & même elle ne rentre qu'en
partie, lorfqu'elle eft devenue plus
groffe, elle revient pour peu que l'on
change de place, on a peine à la con-

tenir après l'avoir réduite. Elle eſt molle, inégale, pleine de rides; on ſent en la touchant des membranes épaiſſes qui roulent ſous les doigts; elle conſerve long-temps l'impreſſion du doigt, elle eſt platte, elle ne rend aucun bruit lorſqu'on la preſſe, qu'on la manie, qu'on la réduit; elle ne groſſit pas beaucoup lorſqu'on retient ſon haleine, & qu'on fait des efforts pour aller à ſelle; elle eſt moins douloureuſe, moins rénitente & moins incommode que l'entérocele; elle eſt cauſe qu'on ne peut s'étendre, ni ſe tenir debout, ni marcher qu'avec peine, & que pour éviter la colique, les tiraillemens, le hoquet, le vomiſſement, on eſt obligé de marcher courbé, ou de reſter couché, ſur-tout lorſqu'elle eſt complette. Enfin, elle eſt accompagnée de différens ſymptomes tant aigus que chroniques qui dépendent de la compoſition & de la complication de la maladie.

Ses cauſes ſont les mêmes que celles de l'entérocele, & l'on peut y ajouter la graiſſe dont l'épiploon eſt chargé, & ſa rupture dans les parties ſupérieures, dont on trouve un exemple dans *Fanton.*

Toutes les épiploceles peuvent fouffrir un étranglement, s'abcéder, fe fpha-
celer, former des adhérences, réfifter
à la réduction, & être compliquées
avec d'autres hernies. L'étranglement
peut venir, de même que dans l'entérocele, de l'ouverture qui lui donne
paffage, ou du fac herniaire. Les fignes
de ces deux efpeces d'étranglemens
font prefque les mêmes que ceux dont
j'ai parlé à l'article de l'étranglement
de l'inteftin. On obfervera feulement
que les fymptomes de l'étranglement
font moins violens dans les épiploceles
que dans les entéroceles. Les étranglemens de l'entérocele & de l'épiplocele different principalement en ceci,
(il faut en excepter l'hernie appendiculaire, & celle avec pincement de
l'inteftin dans lefquelles la même chofe
a lieu) que le ventre ne fait point fes
fonctions dans la premiere, quoiqu'on
le ramolliffe, au lieu que dans celle-ci
il les fait de lui-même, ou du moins
lorfqu'on l'y follicite. (On a vu des
épiploceles avec étranglement, dans
lefquelles le bas-ventre ne faifoit plus
fes fonctions, ce qui eft extrêmement
difficile à expliquer ; de forte que des

gens, d'ailleurs très-favans, les ont
données pour des especes d'entéroceles avec étranglement.) (*Voyez* Gunzius, *de omenti hernia.*) Dans ces derniers cas on a peine à connoître la partie hernieuse; mais on peut cependant
y parvenir si l'on connoît le genre de
l'hernie, & qu'on se souvienne d'en
avoir vu. On peut encore s'en instruire
par le rapport du malade, au cas qu'il
ait observé les progrès de son hernie, & qu'il sache en faire l'histoire;
& enfin par les signes de l'épiplocele,
qui subsistent quelques mois malgré l'é-
tranglement, & il est rare qu'ils disparoissent au point que l'on confonde
l'hernie de l'épiploon avec celle de
l'intestin. (*Voyez* Garengeot, Pipelet,
Mémoires de l'Académie de Chirurgie,
tom. 3. & Gunzius;) au cas que ces
moyens ne suffisent point, il n'en reste
point d'autre pour s'assurer de l'étranglement que la section chirurgicale. La
célotomie est le secours le plus efficace
qu'on puisse employer dans les deux
especes d'étranglemens de l'épiploon;
par son moyen, ayant détruit s'il le
faut les adhérences, on réduit d'autant
plus aisément l'épiploon, qu'il est petit

& fain. Dans le cas où il eſt ſorti par
violence, s'il eſt ſain & qu'on puiſſe
le réduire, il faut, comme les uns le
conſeillent, le remettre dans ſa place;
le laiſſer dehors, ou le couper, lors
même qu'il eſt ſain & qu'on ne peut le
réduire. Lorſqu'il eſt enflé, ſquirreux,
gangrené, on y fait une ligature, où,
ce qui vaut encore mieux, on n'en fait
point; on le coupe juſqu'au vif, & on
le remet en place. (*Voyez* Pipelet, *de
la ligature de l'épiploon dans les Mémoires de l'Académie de Chirurgie, tom. III.*)
Au reſte, on doit employer avant que
d'en venir à la célotomie, les remedes
externes & internes que j'ai indiqués
pour l'étranglement de l'inteſtin occaſionné par l'ouverture. Gunzius obſerve qu'il n'y a point d'exemple qu'on
ait réduit une épiplocele avec étranglement & avec douleur, après avoir
employé les remedes externes; & que
ſi la ſaignée n'appaiſe point la douleur
& ne facilite point la réduction, il faut
en venir ſans délai à la célotomie.

Lorſqu'on differe la célotomie ou la
réduction, l'épiploon de même que les
inteſtins s'abcede & ſe gangrene (le
premier accident eſt très-rare, & le

second est très-fréquent,) & ce dernier vice est bien moins causé par la construction de l'orifice ou de l'ouverture qui a donné passage à l'hernie, que par les tentatives réitérées que l'on fait pour le réduire, vu qu'il est rare qu'on y réussisse du premier coup. Il est rare que l'épiploon s'abcede, & encore plus rare qu'il s'enflamme. A l'égard de l'aposteme, on peut voir ce que j'ai dit ci dessus de son diagnostic & de sa cure ; & pour ce qui est de la gangrene à laquelle l'épiploon est sujet dans le cas où il y a étranglement, on n'a qu'à lire ce que j'ai dit de celle de l'intestin & du caractere du sphacele, pour se mettre au fait de ses signes & de la cure qu'elle exige.

L'épiploon est très-sujet aux adhérences, & l'on s'est assuré par l'ouverture des cadavres, qu'il peut faire corps non-seulement avec le sac, les visceres qui l'accompagnent, les parties par lesquelles il est sorti, dans le cas où il n'y a point de sac, mais encore avec la vessie, l'aîne, le péritoine, la matrice & les autres visceres, lors même qu'il n'y a point d'hernie. J'ai donné ci-dessus, dans l'endroit où je parle des

entéroceles avec adhérence , (*) les
fignes qui accompagnent l'hernie de
l'épiploon & de l'inteftin avec adhérence. En fuppofant toujours la réduction poffible, lorfqu'il n'y a que l'épiploon feul qui foit adhérent au fac herniaire , le malade ne fent aucune colique, mais feulement de légers tiraillemens dans la région de l'eftomac, qui
augmentent lorfqu'il mánge un peu
plus qu'à fon ordinaire. Dans le cas
où l'épiplocele fimple ou compofée eft
adhérente & irréductible, outre les
fymptomes dont j'ai parlé, & qui font
ordinaires dans l'un & dans l'autre,
favoir la courbure du corps, le hoquet,
le vomiffement auxquels le malade eft
fujet lorfqu'il s'étend, les parties reftent dehors & ne peuvent fe réduire;
mais elles font molles, flexibles, &
l'on peut arrêter leurs progrès par le
moyen d'un bandage, lorfqu'elles font
adhérentes au fac, & que celui-ci ne
forme aucune adhérence ; car lorfque
le fac fait corps avec les parties voifines, le bandage devient inutile, parce
qu'elles entraînent avec elles les par-

(*) Dans le cas où la réduction eft poffible,

ties auxquelles elles tiennent. *Voyez* Arnaud, *Differtation fur les hernies avec adhérence.*

On a déjà vu que l'épiploon ne rentroit jamais de lui-même, & que la réduction en étoit extrêmement difficile, & je crois qu'il eft inutile d'avertir le Lecteur, qu'on ne doit jamais tenter de le réduire lorfque l'hernie eft accompagnée d'étranglement & d'adhérence, foit que le premier vienne du fac ou de l'ouverture, & que l'épiploon eft forti avec violence, lors furtout qu'il eft enflé & fquirreux, quand même les accidens dont je viens de parler n'auroient pas lieu. Dans ces cas, il ne refte d'autre reffource que le bandage, le fufpenfoire, la célotomie, à moins qu'on ne trouve un moyen d'y remédier par une voie plus douce.

On verra ci-deffous, dans l'endroit où je traite des épiploceles compofées, quels font les vifceres qui peuvent fe déplacer & fortir avec l'épiploon, de même que les hernies fauffes avec lefquelles celle-ci peut être compliquée. J'ai diftribué les différentes efpeces d'épiploceles en trois familles, & je vais comprendre leur cure générale dans les préceptes qui suivent.

Lorsque l'épiploon ne sort qu'en partie, & qu'on peut le réduire, il faut, ainsi que le conseillent les Maîtres de l'Art, le remettre dans sa place, l'y contenir par le moyen d'un brayer garni d'une pelote convexe, & se servir des remedes que j'ai indiqués pour la premiere espece d'entérocele. Gunzius rejette entiérement ces moyens, & persuadé qu'il est, que la réduction de l'épiploon est toujours nuisible, il se contente de le contenir par le moyen d'un bandage, plutôt que de tenter une réduction, qui est souvent difficile. Il veut qu'on s'en tienne à la cure palliative, que l'on contienne l'hernie avec un brayer garni d'une pelote creuse, proportionnée à son volume, & qu'on ne la réduise point; & il n'y a personne qui ne voie qu'on doit tenir la même conduite, lorsqu'elle est petite, mais irréductible. Lorsque l'épiploon est entiérement sorti, comme sa réduction est extrêmement difficile & même impossible, dans ce cas, pour prévenir la gangrene dont elle peut être suivie, de même que les

accidens

accidens qu'on a à craindre de fon enflure, de fa fquirrofité & de fa preffion
fur les vifceres, après qu'on l'a réduit,
il vaut mieux fe fervir d'un fufpenfoire
que d'un brayer, quand même fa pelote feroit auffi creufe qu'il eft poffible. Il y a des gens qui, lorfque l'épiplocele eft confidérable & réductible,
fe contentent de la contenir avec une
pelote convexe, fans faire attention
aux fuites que cela peut avoir. Sharp
rapporte qu'un homme que l'on vouloit guérir radicalement, s'étant foumis
à la célotomie, & ayant fouffert qu'on
lui coupât l'épiploon, quoiqu'il n'y eût
ni étranglement, ni inflammation, ni
gangrene, paya de fa vie la confiance
qu'il avoit eue en fon Chirurgien, &
mourut peu de temps après l'opération.
Dans le cas où les entéro-épiploceles
font entiérement irréductibles, il faut fe
contenter de les contenir avec un bandage fait en forme de fufpenfoire. Lorfque l'inteftin rentre, & que l'épiploon
refte dehors, il y en a qui veulent que
l'on fe borne au fufpenfoire ; d'autres,
comme *Sharp*, qu'on fe ferve d'un
brayer garni d'un couffinet plus mou
& proportionné à la figure de l'hernie,

Tome II.   G

prétendant que la preffion de l'épiploon
ne peut avoir aucune mauvaife fuite.
Lorfque la réduction a lieu, tant à l'é-
gard de l'inteftin que de l'épiploon,
on comprend ce qu'il faut faire fans
que je le dife. A l'égard de la cure des
épiploceles compliquées, tant fimples
que compofées, elle découle naturellement de ce que j'ai dit ci-deffus.

A. *Epiploceles fimples enkyftées.*

Nota. On les connoît par leur fimplicité, par la préfence du fac herniaire,
par leur caractere générique, & par le
fiege qu'elles occupent. Leur cure eft
fondée fur la même méthode générale,
de forte qu'il fuffit de les nommer.

1. *Epiplocele incompleta feu inguinalis; bubonocele omentalis feu epiplo-bubo-
nocele* Auctorum; *Hernie épiploïque de
l'aîne,* ou *incomplette, bubonocele épiploïque, épiplo-bubonocele.* L.

2. *Epiplocele completa; ofcheocele omentalis feu epiplo-ofcheocele* Auctorum, *epiplocele labiorum vulvæ* eorumdem; *hernie
épiploïque complette, épiplocele complette,
ofchéocele épiploïque,* ou *epiplo-ofchéocele
& épiplocele des grandes levres.* L.

3. *Epiplocele cruralis ; merocele epiploï-*
ça, seu epiplo-merocele Auctorum ; *hernia*
omenti femoralis seu cruralis eorumdem ;
Hernie crurale de l'épiploon , mérocele épi-
ploïque , épiplo-mérocele. L.

4. *Epiplocele vaginalis ; hernia omenti*
intra vaginam eveniens Auctorum; *hernie*
épiploïque dans le vagin , épiplocele va-
ginal. L.

5. *Epiplocele umbilicalis ; epiplompha-*
lus Auctorum ; *omphalocele seu exompha-*
lus omentalis eorumdem ; *Hernie épiploï-*
que du nombril , omphalocele épiploïque ,
épiplomphale. L.

6. *Epiplocele ventralis ; hernia omenti*
ventralis , seu hernia ventris epiploica
Auctorum ; *hypogastrocele omentalis* eorumdem ; *Hernie ventrale de l'épiploon ;*
hypogastrocele épiploïque. L.

Nota. Je ne dis rien ici des épiploceles ovalaire & sciatique qui sont également possibles dans ces parties, parce
qu'il n'en est point fait mention dans
les Auteurs.

B. *Epiploceles enkystées composées.*

Nota. Cette famille comprend premiérement les épiploceles accompa-

gnées de la chute de l'inteſtin : on les connoît par la préſence de l'hernie, par leur complication avec l'entérocele, par les caracteres génériques de l'épiplocele , & enfin par le lieu qu'elles occupent. Leur cure ſe réduit à réunir les remedes généraux que j'ai indiqués pour l'épiplocele , avec ceux qui conviennent à l'entérocele. Je n'entrerai point dans le détail de ces ſortes d'hernies, vu qu'elles ſont les mêmes que les hernies épiploïco-inteſtinales dont il eſt parlé dans la ſeconde famille du genre précédent. La ſeule différence qu'il y ait entr'elles eſt, que dans celles qui appartiennent à ce genre, l'épiplocele tient la premiere place, & l'entérocele la ſeconde. Dans celles dont j'ai parlé ſous le genre précédent, l'inteſtin ſort le premier, & l'épiploon enſuite, d'où vient que je les appellerai épiplo - entérocele incomplette , complette , crurale , ovalaire , iſchiatique, vaginale , ombilicale , ventrale : celles-ci, en prenant les mêmes adjectifs, ſeront nommées entéro-épiploceles, quoique j'en traite ſéparément. J'avoue cependant qu'elles ne different pas beaucoup les unes des autres, & qu'on pourroit, & même qu'on devroit les joindre enfemble. Cette même famille comprend auffi les efpeces d'épiploce-les fuivantes, dont je vais donner une nomenclature particuliere, quoiqu'on puiffe aifément les connoître par la feconde tribu du genre précédent.

7. *Epiplocele cyftocelica, cyfto-epiplocele* Auctorum, *feu hernia cyfto-epiploica; epyplocele cyftocelen inducens* eorumdem; *Epiplocele ou hernie épiploïque compliquée de cyftocele,* Verdier, *de la hernie de la veffie urinaire; Mémoires de l'Académie de Chirurgie, tom. 2. Cyfto-épiplocele.* D.

Celle-ci eft caufée par la chute de l'épiploon à travers les anneaux, & la cyfto-entérocele par celle de l'inteftin. L'épiploon en defcendant entraîne avec lui la partie du péritoine qui couvre le derriere de la veffie, & la veffie même, de maniere que dans certaines circonftances elles fortent par les anneaux avec l'épiploon. Sharp ne connoît d'autre cyftocele que celle qui eft formée par la chute de l'inteftin ou de l'épiploon, ou de l'un & de l'autre enfemble, en quoi il fe trompe. Les fignes de cette efpece fe tirent de ceux de la cyftocele & de l'épiplocele complettes, & il en eft de même de fa cure. Lorfque l'épiplocele eft compliquée de la chute de l'inteftin & de la veffie, il en réfulte une triple hernie appellée *épiplocele enterico-cyftique.*

Obferv. On ne trouve dans les Auteurs aucun exemple d'une épiplocele compliquée du déplacement du tefticule; mais il n'y a perfonne qui ne fente qu'elle eft auffi poffible que l'entérocele compliquée du même déplacement, & il y a tout lieu de croire qu'elle a échappé aux Obfervateurs.

8. *Epiplocele hydrolica; hydro-epiplocele* Auctorum; *hernia hydrocelico-epiploica* eorumdem; *Epiplocele compliquée d'hydrocele, hydro-epiplocele.* C'eft une épiplocele compliquée d'hydrocele, qui réunit les fignes de l'hernie épiploïque & de l'hernie aqueufe; & que l'on doit par conféquent traiter fuivant la méthode qui convient à l'une & à l'autre. L'hydrocele qui accompagne l'épiplocele eft de deux efpeces. La premiere, qui eft la plus fréquente, eft caufée par un amas de férofité dans la veffie urinaire, laquelle eft hors de l'hernie, que celle-ci cache plus ou moins felon le volume de l'épiplocele.

(*Voyez* Ledran, *Opération de Chirurgie*, *pag. 186.*) La feconde eft caufée par un amas de férofité dans les hydatides qui couvrent la fuperficie de l'épiploon qui eft tombé, & qui font enfermées dans l'hernie. (*Voyez* Lamorier chez Pipelet, *Mémoires de l'Académie de Chirurgie, tom. 3. pag. 404.*)

C. *Epiploceles facco deftitutæ;* en françois, *Ruptures.*

Nota. Les épiploceles fimples & compofées non enkyftées, qu'on appelle en François, *ruptures*, ont cela de commun avec les entéroceles enkyftées, qu'elles font accompagnées de la rupture du péritoine; & les fignes qui l'indiquent font les mêmes dans les unes & dans les autres. (*Voyez* la troifieme famille du genre précédent.) Elles fe reffemblent auffi par les endroits où elles viennent; car il vient des ruptures dans les aînes, les arcs cruraux, le nombril, & dans toute la fuperficie du bas-ventre, où il n'y a point d'ouverture naturelle, de même que des entéroceles caufées par rupture, & elles ne different que par ce

qu'elles renferment. On peut les connoître par la troisieme famille des entéroceles, ce qui fait que je ne les dé-
taillerai point. Je ne m'arrêterai point
non plus à leur cure, vu qu'elle est fondée fur ce que j'ai dit ci-deffus. Au
refte, il n'y a aucune différence effentielle entre les entero-épiploceles &
les épiplo-entéroceles, caufées par fa
rupture du péritoine. *Voyez* l'obfervation qui précede la feconde famille de
ce genre. On peut & l'on doit, donc
n'en faire qu'une feule efpece.

Pour abréger je n'ai divifé ces hernies inteftinales & épiploïques, qu'en
trois familles; mais peut-être feroit-on
mieux d'y en joindre une quatrieme.

LII. *GASTROCELE* d'Ignace Lachauffe, *Difput.* Haller. *Chir.*
tom. 3. differt. 68. Hernia ven-
triculi ejufdem loc. citat. Gunzii, *libell. de hern. cap. 20.*
Kirfchbaumii, *differt. de hernia*
ventriculi, difput. Haller. *Chir.*
tome 3. Fabric. Hildani, *in*
refponf. ad Doring. pag. 915.
Hernie de l'eftomac, Garen-

geot , *Mémoires de l'Académie de Chirurgie , tome 1. pag. 703.* Arnaud , *Traité des hernies , préface , pag. 703.* Lafaye ſur Dionis , *pag. 121.* Sharp , *recherch. critiq. chap. 1.* Blegny , *Zodiaq. ann. 1. Févr. obſ. 2. pag. 44.*

C'eſt une hernie de l'eſtomac, cauſée par la chute de ce viſcere , à travers les parois de la région épigaſtrique, qui ſe ſont relâchées & écartées , & même par l'anneau ombical , à deux travers de doigt de diſtance du cartilage xiphoïde , ſuivant *Gunʒius* ; & plus près , ou ſous ce même cartilage ou à côté, ſuivant *Garengeot* & *Arnaud.* Elle conſiſte dans une tumeur molle , élaſtique , liſſe , égale , laquelle augmente après qu'on a mangé , & diminue lorſqu'on eſt à jeun (à moins que les parois de l'eſtomac ne ſoient entiérement relâchées , ou adhérentes au péritoine) dont la groſſeur varie ; (elle eſt d'abord groſſe comme une ceriſe ou une olive, mais elle augmente conſidérablement dans la ſuite) qui

G v

difparoît peu à peu , lorfqu'on eft dans
une fituation horizontale, laquelle foulage le malade, fur-tout dans le temps
que la digeftion fe fait , & qui revient
lorfqu'on eft debout ou qu'on fait
quelque effort. Elle eft accompagnée
de douleurs d'eftomac, de dégoût, de
bradypepfie, de vomiffemens habituels,
& d'autres fymptomes , indépendamment de ceux qui naiffent de fa compofition.

Obferv. La tumeur que forme la gaftrocele eft quelquefois fi petite , qu'il
eft difficile de la connoître, fur-tout
lorfque le fujet eft chargé d'embonpoint. Prenez donc garde , dans le cas
où vous ne favez à quoi attribuer les
affections opiniâtres de l'eftomac , de
les attribuer à toute autre caufe qu'à
la gaftrocele. Souvenez-vous auffi de
faire tenir le malade debout, & de le
faire touffer pendant que vous lui vifi-
tez la région épigaftrique ; car vous n'y
connoîtriez rien, fi vous le faifiez coucher horizontalement.

L'obfervation nous apprend que la
gaftrocele eft caufée par un vomiffement violent, foit fpontané ou excité
par l'émétique, par les efforts que l'on

fait en levant un fardeau, par la retraction violente des omoplates en arriere,
& par d'autres caufes femblables.

Je ne dirai rien des complications
que peuvent fouffrir les différentes
efpeces de gaftroceles, tant parce qu'on
peut les connoître par celles auxquelles
l'entérocele eft fujette, que parce que
les Auteurs n'en font aucune mention.
A l'égard de fes compofitions, elles
font manifeftes par la 2ᵉ. efpece.

1. *Gaftrocele fimplex*; *Hernia ftoma-
chi fimplex* de Gunzius, d'Arnaud, de
Garengeot, de Fabricius Hildanus, de
Blegny, *aux endroits cités*; *Hernie de
l'eftomac, Gaftrocele fimple*. C.

On connoît cette efpece, qui eft formée par l'eftomac feul, par la préfence
de l'hernie, par l'abfence des vifceres
contigus, & par le caractere générique.
Elle fe forme dans tout l'efpace compris entre le cartilage xiphoïde & le
nombril. *Gunzius* en excepte la partie
fupérieure. On la guérit par la réduction, & par l'application d'un bandage
garni d'une pelote molle & plate, fur
l'endroit où elle s'eft formée. La cure
fera encore plus fûre, fi le malade n'ufe
que d'alimens légers & corroborans,

G vj

& en petite quantité, & s'il a foin,
lorfqu'il eft couché, d'approcher fes
cuiffes de l'eftomac & de tenir la tête
penchée. (*Voyez* Gunzius.)

2. *Gaftrocele compofita* ; *Hernia fto-
machi compofita* ; *Gaftrocele compofée* ;
hernie de l'eftomac compofée de Gunzius,
Lachauffe, Amyand, *Tranfact. Philof.*
nº. 422. & *ibid. ann.* 1731. nº. 421. C.

Cette efpece eft compliquée de la
chute de différentes vifceres du bas-
ventre, comme des inteftins, *fuivant*
les Tranfact. Philofoph. de l'épiploon,
fuivant *Lachauffe*, des inteftins & du
foie, fuivant le même Auteur. Son
fiege varie. Il eft parlé de la gaftrocele
ventrale, épiploïque & inteftinale dans
Gunzius, *Lachauffe* ; & *Amyand* fait
mention dans les *Tranfact. Philofoph.*
d'une gaftrocele ombilicale compliquée
de la chute des inteftins, d'une partie
de la véficule du fiel & de l'eftomac.
On connoît cette efpece par la préfence de l'hernie, par les caracteres
génériques combinés de la gaftrocele,
de l'entérocele, de l'hépatocele, & par
le fiege qu'elle occupe, qui eft l'épigaftre ou le nombril. Sa cure eft fondée fur ce que j'ai dit de celle de la

gaftrocele précédente, & des genres avec lefquels elle eft affociée.

LIII. *HÉPATOCELE* Gunzii, *libell.* de hern. pag. 4. Hernia hepatis, E. N. C. Déc. 1. Ann. 2. & Déc. 2 Ann. 7. Bohnii, *Chir.* rational. pag. 230. Hernie du foie, Arnaud, *des hernies,* tome 1. Hépatocele.

Cette efpece d'hernie, qui eft conf-tatée par l'obfervation, & dont nous n'avons point encore de defcription exacte, eft fort rare. Elle eft caufée par la chute du foie, par le relâchement & la diduction des parois du bas-ventre voifines du nombril ; & voici fon ca-ractere, que je laiffe à perfectionner à ceux qui l'ont vue. On connoît l'hé-patocele, 1°. par la place que la tumeur occupe (on l'a obfervée jufqu'à préfent autour du nombril, & dans le nombril même ;) 2°. par l'exploration du foie, qui forme une tumeur dans la région hypocondriaque droite ; 3°. par la dureté parenchimateufe de la tumeur, qui eft livide & naturelle ; 4°. par l'ab-

fence des fignes de l'entérocele, de
l'épiplocele, de la gaftrocele. Je me
bornerai à deux efpeces.

1. *Hepatocele ventralis ; hernia hepatis*
prope umbilicum Bohnii *loc. citat.* Wolff.
Strigelii, E. N. C. *Dec. 1. Ann. 2.*
obf. 88. Hernie du foie ventrale, Hépa-
tocele ventral. D.

Il n'aquit à Vienne un enfant avec
une tumeur autour du nombril, de la
groffeur du poing, d'une couleur livide, que l'on prit pour une omphalocele gangrenée. On appliqua deffus des
médicamens chauds & antifphaceleux,
qui ne firent qu'augmenter l'inflammation, & l'enfant mourut. On l'ouvrit
dans l'endroit même où étoit la tumeur,
& la premiere chofe qui fe préfenta
fut la fubftance du foie, laquelle étoit
enflammée ; d'où l'on conclut que la
tumeur n'étoit point formée par le
nombril, mais par la chute du foie,
qui, peut-être, étoit naturellement
mal conformé, à caufe que la ligne
blanche, qui eft entre les mufcles droits,
s'étoit féparée. *Strigelius.*

2. *Hepatocele umbilicalis ; hernia hepatis*
in umbilico, Reifelii, E. N. C. *Dec. 2.*
An. 7. obf. 6. Schulzii *Act. Phyf. Med.*

*vol. 1. obf. 226. Hernie du foie , Hépa-
tocele ombilical.* D.

Reifelius dit avoir vu un enfant qui
naquit avec une tumeur au nombril de
la groffeur d'une pomme , livide , du-
riufcule , tendue , au fommet de laquelle les vaiffeaux ombilicaux étoient
adhérens. Ces vaiffeaux s'étant deffé-
chés ; la membrane qui couvroit la
tumeur , commença à fe corrompre ;
& l'enfant ne prenant aucune nourriture , mourut au bout de quelques jours.
Lorfqu'on eut levé la membrane formée
par la dilatation du nombril , on décou-
vrit une tumeur d'un rouge éclatant ,
que l'on jugea , après l'avoir dépouillée
de fa peau & de fes mufcles , à fa couleur & à fon tiffu , n'être autre chofe
que le foie , qu'une violence externe
avoit déplacé , ce qui formoit une épiplocele. On conjectura que la mere
avoit reçu quelque contufion , elle nia
le fait , & elle avoua feulement qu'elle
avoit fait une chute.

Obfervation. Doit-on rapporter à ce
genre cette efpece d'hernie formée
par la graiffe qui pend du ligament fufpenfoire du foie , ou de fa paroi interne
par le cartilage xiphoïde ? Gunzius affure

avoir trouvé un pareil peloton de graiſſe dans la cavité du péritoine dans des ſujets qui d'ailleurs n'avoient pas trop d'embonpoint, & *Daviſard*, un des plus grands Anatomiſtes de ſon ſiecle, dit avoir vu la même choſe dans un cadavre.

LIV. SPLENOCELE, Gunzii, *libell. de hern. pag. 4. Herniæ lienis* Ruiſchii, *Adverſ. Anat. Dec. 2. pag. 23.* Fabr. Hildani, *Epiſt. 55. pag. 999.* Spigelii, *de corp. fabric. lib. 8. cap. 14.* Hernie de la rate, Arnaud, *des hernies, tome 1. pag. 29.* Splénocele.

C'eſt une chute de la rate cauſée par le relâchement & l'écartement des parois du bas-ventre qui ſont du côté droit, ou par l'anneau inguinal du même côté, dont les hiſtoires des obſervateurs que nous avons cités établiſſent le diagnoſtic plutôt que la vérité. Voici ſon caractere; c'eſt à ceux qui l'ont vue à la perfectionner s'ils le jugent à propos. On connoît la ſplénocele, 1°. par l'endroit où la tumeur se forme (jusqu'ici elle s'est formée du côté gauche sous le nombril & dans l'anneau inguinal du même côté;) 2°. par l'exploration de la rate, qui forme une tumeur dans la région de l'hypocondre gauche; 3°. par la dureté parenchymateuse de la tumeur; 4°. par l'absence des signes de l'entérocele, de l'épiplocele, & sur-tout de l'hystérocele. Il suffit de rapporter les observations qui constatent les especes de ce genre.

1. *Splenocele ventralis ; hernia lienis ventralis* Fabr. Hildani *loc. citat. Hernie de la rate ventrale ; splenocele ventral.* C.

Une femme de trente ans avoit une tumeur grosse comme la tête d'un enfant au dessous du nombril dans le côté gauche; elle étoit ronde, & elle changeoit aisément de place. On l'ouvrit, & l'on trouva la rate si fort grossie, que sa partie inférieure, qui formoit une tumeur ronde & dure, descendoit, à ce que dit *Hildanus*, presque sur l'os pubis.

2. *Splenocele inguinalis ; Hernia lienis inguinalis, seu splenobubonocele* Ruischii *loc. cit. Hernie inguinale de la rate ; splenocele inguinal ; splenobubonocele.* C.

J'ai vu une fois une hernie, dans laquelle la rate étoit tombée dans l'aîne & rempliſſoit la cavité du péritoine qu'elle avoit dilaté. Il y avoit dans l'hôpital d'Amſterdam une vieille femme qui avoit dans l'aîne gauche une groſſe tumeur, que l'on croyoit être formée par le placenta qu'on lui avoit laiſſé, & qui avoit groſſi; d'autres la prenoient pour un apoſteme froid; mais lorſqu'on vint à l'ouvrir, on trouva une hernie cauſée par le déplacement de la rate. *Ruyſch.*

L V. HYSTÉROCELE ; *hernia uteri*, Sennerti, *lib. 4. Medic. pract. part. 2. ſect. 2. cap. 17.* Doringii, *Epiſtol. ad* Fabric. Hildanum, *de herniâ uterinâ, cent. 3.* Ruyſchii, *Adverſ. Dec. 2. pag. 23.* Graaf, *de mulier. organ. cap. 8.* Hernie de la matrice, Arnaud, *des hern. tome 1. pag. 29.* Sabathier, *Mémoires de l'Académie de Chirurgie, tome 3.* Hyſtérocele.

C'eſt une hernie cauſée par la deſ-

cente de la matrice, & par le relâchement & l'écartement des parois inférieures du milieu du bas-ventre. On la
connoît 1°. par le fiege qu'elle occupe
(jufqu'à préfent ç'a toujours été dans
les anneaux des aînes, au-deffous du
nombril, & auprès des aînes;) 2°. par
l'exploration du col de la matrice, dont
on trouve la direction changée; 3°. par
la tumeur, qui eft dure, rénitente &
qui groffit infenfiblement à un point
confidérable : Cette tumeur a fon fiege
dans le baffin derriere l'os pubis, &
elle renferme la matrice, foit que la
groffeffe foit vraie ou fauffe; on peut
la réduire en partie, ou entiérement,
du moins au commencement, & quelquefois même dans le dernier terme de
la groffeffe. On la connoît encore, à
ce que dit *Puzos*, en introduifant un
doigt dans le vagin, & en comprimant
la tumeur de l'autre; 5°. par les fignes
de la groffeffe vraie ou fauffe; & comme la femme eft fouvent enceinte, par
le fœtus que l'on fent remuer dans la
tumeur.

Les caufes de l'hyftérocele, comme
les obfervations nous l'apprennent, font
un coup violent dans le bas - ventre,

des efforts violens, la folution du péritoine pendant la groffeffe ou vers le
temps de la groffeffe, par une plaie,
un abcès, lors-même qu'il a été guéri.

1. *Hyfterocele inguinalis ; hernia uteri
inguinalis, feu hyftero - bubonocele* Sennerti, Doringii, Sabatier, *loc. cit. Hernie
inguinale de la matrice ; hyftérocele inguinal, hyftéro-bubonocele.* D.

Une femme reçut un coup de perche
dans l'aîne gauche, qui fut fuivi du
relâchement du péritoine. Peu de temps
après, il furvint dans cet endroit une
tumeur, laquelle groffit au point qu'il
fut impoffible de la réduire dans le bas-
ventre. Elle étoit pour lors enceinte,
& comme la matrice étoit renfermée
dans la tumeur, le fœtus étant venu à
groffir, elle fe dilata au point, qu'elle
avoit la forme d'un fac ou d'une groffe
citrouille longue, dans laquelle on fentoit & l'on voyoit remuer l'enfant. Il
arriva le même accident à une pauvre
femme qui étoit mere de neuf enfans.
Elle accoucha du premier fans le fecours
d'aucune fage-femme ; il eft vrai qu'elle
fentit quelque dérangement dans le bas-
ventre, mais cela n'empêcha pas qu'elle
n'accouchât heureufement dans la fuite

de huit autres enfans. Peu de temps après le huitieme accouchement, elle reſſentit de temps en temps dans l'aîne le mal que le premier lui avoit cauſé, elle apperçut même une petite tumeur dans ſon bas-ventre, laquelle groſſit au point, qu'elle reſſembloit à une veſſie de bœuf enflée, laquelle lui deſcendoit juſques aux genoux. L'enfant donna des ſignes de vie, quoiqu'il fût enfermé dedans; mais la mere reſſentoit des douleurs ſi violentes, qu'elle ne pouvoit ni reſter aſſiſe ni couchée. On eut recours dans ces deux hyſtéroceles inguinaux à l'opération céſarienne; on ſauva les enfans, mais les meres moururent. Il vaut mieux dans ce cas faire la réduction, lorſque cela ſe peut, & commettre l'expulſion du fœtus à la nature ou à l'art.

2. *Hyſterocele ventralis ; hernia uteri ventralis,* Graafii, Ruyſchii *loc. cit. Hernie ventrale de la matrice ; hyſtérocele ventral.* D.

On a obſervé que cette eſpece d'hyſtérocele vient aux deux côtés du bas-ventre. Celui de *Graaf* avoit ſon ſiege dans le côté gauche un peu au-deſſous du nombril; celui de *Ruyſch* étoit du

même côté, mais un peu plus bas &
près de l'aîne, mais non point dans l'anneau même, comme le précédent.
Graaf dit avoir vu une femme qui fe
plaignoit de douleurs violentes dans le
bas-ventre & dans les reins, & d'une
fenfation très-incommode dans les
hypocondres. Ces fymptomes augmentoient fi fort, lorfqu'elle baiffoit la tête,
qu'elle étoit obligée de refter toujours
affife dans fon lit, à caufe de la groffeur
extraordinaire de fon ventre, laquelle
avoit commencé il y avoit vingt-cinq
ans, fans qu'elle en fût la caufe. Le
bas-ventre étoit un peu plus élevé du
côté gauche au-deffous du nombril
qu'ailleurs, & il n'étoit pas également
rénitent par-tout. On l'ouvrit après
qu'elle fut morte, & on y trouva
quatre pintes d'une liqueur très-fétide,
indépendamment d'une tumeur ronde
& monftrueufe, qui pefoit quarante livres, & qui occupoit tout le refte de
la cavité du bas-ventre. Cette femme
avoit une defcente de matrice, & la
fubftance de ce vifcere avoit un pouce
d'épaiffeur par devant, & douze pou-
ces par derriere & par les côtés; elle
étoit partie fquirreufe & partie glan-

duleufe, & remplie de globules ronds
qui reffembloient à des jaunes d'œufs
durs; fa cavité étoit remplie d'une matiere extrêmement noire & fétide, de
la groffeur du poing, qui devoit vrai-
femblablement fa naiffance à un faux
germe, à une mole ou au placenta.
Avant que les vingt-cinq ans fuffent
révolus, elle avoit rendu vers le 2 ou
3e. mois de fa groffeffe une veffie pleine
d'eau qui n'avoit point de placenta, &
les fix ou fept mois fuivans, elle avoit
eu un flux de lochies très-abondant,
dont la fuppreffion avoit été fuivie de
la tumeur qu'on vient de décrire. *Ruyfch*
parle d'une autre femme qui avoit une
groffe tumeur dans la région inférieure
du bas-ventre tout près de l'aîne, laquelle vint à fuppuration, & dont elle
fut heureufement délivrée. Etant devenue groffe quelque temps après, &
le fœtus ayant groffi, fa matrice s'enfla & fe dilata en forme de fac dans
l'endroit du péritoine où la cicatrice
s'étoit formée; car quoique les abcès
& les plaies du péritoine & du bas-
ventre ayent été parfaitement guéris,
elles affoibliffent fi fort ces vifceres,
qu'ils cedent à la moindre preffion. La

matrice étoit defcendue fi avant dans le finus du péritoine, qu'elle tomboit avec le fœtus qu'elle renfermoit jufques fur les genoux de la malade. Lorfqu'elle fut en travail, la fage-femme la réduifit, & elle accoucha heureufement par les voies naturelles.

Obfervation. Peut-on rapporter à ce genre l'hernie des ovaires dont *Arnaud* fait mention, & que *Verdier* fit voir à *Veyret* dans l'anneau inguinal d'une fille dont il avoit ouvert le cadavre?

LVI. *Cystocele* d'Ignace La-chauffe, *de la hernie ventrale,* de Platner, *inftit. de Chir. Hernie de la veffie urinaire,* de Salz-mann, *difput.* d'Haller, *Chir. tome 3. differt. 72.* de Gun-zius, *libell. de hern. &c. Hernie cyftique de quelques-uns ; hernie de la veffie urinaire,* Verdier, *Mémoires de l'Acad. de Chir. tome 2. Sharp. Recherch. critiq.* Mery, *Académie Royale des Sciences 1713,* Garengeot, *Opérations de Chirurg.* Levret, *Obferv.*

Obſervations ſur les polypes, &c. Hernie cyſtique ; Cyſtocele.

Cette hernie eſt cauſée par la chute de la veſſie urinaire, au travers des anneaux des aines, au-deſſous des arcs cruraux, & par le relâchement & la diduction des parois du périnée, de l'hypogaſtre & du vagin. La tumeur a ſon ſiege dans les endroits dont on a parlé ci-deſſus. Elle eſt d'abord petite, mais elle groſſit peu à peu ; elle rentre lorſqu'on la preſſe, ou qu'on prend une ſituation commode ; mais elle revient lorſqu'on change de place ou qu'on fait quelque effort. Elle eſt molle & compoſée de membranes épaiſſes, flaſques, qui roulent ſous les doigts lorſqu'elle eſt vuide, & dans laquelle on ſent une fluctuation lorſqu'elle eſt pleine. Elle groſſit lorſqu'on retient ſon urine, elle diminue & diſparoît preſque entiérement lorſqu'on la rend. Pour peu qu'on la preſſe, il prend au malade une envie d'uriner ; & lorſqu'on la preſſe fortement, il rend ſon urine à plein jet, ou goutte à goutte. Cette maladie eſt accompagnée d'une rétention & d'une difficulté d'urine, ſuivie

Tome II.   H

de douleurs, indépendamment de plufieurs autres fymptomes qui naiffent
de fa compofition & de fa complication. Vous obferverez qu'il y a des
malades qui ne peuvent uriner, à moins
qu'ils ne foulevent la tumeur avec les
mains, & qu'ils ne la preffent.

Les caufes de la cyftocele font communes ou propres : les communes,
que l'on connoît par les hernies des
autres vifceres, fur-tout des vifceres
membraneux, fe réduifent à tout ce
qui relâche les fibres, qui détruit leur
ton tout à coup, ou par une diftraction lente, qui facilite la defcente des
vifceres contenus dans le bas-ventre.
Les propres font, 1°. la dilatation des
parois de la veffie, occafionnée par
une rétention ou une difficulté d'urine,
laquelle eft fuivie, après que l'urine
eft évacuée de leur flaccidité, de leur
atonie, & d'un défaut de contraction
fuffifante ; 2°. la figure irréguliere de
la veffie pendant la groffeffe, laquelle
étant preffée par la matrice contre les
os pubis, s'étend de côté & d'autre
en forme de bras, ou fe porte en avant;
3°. le tiraillement qu'elle fouffre de la
part des autres vifceres qui font def-

cendus, par exemple, des inteftins, de l'épiploon, de la matrice, du vagin, qui font déplacés; 4°. la diftenfion, l'affoibliffement des parois du vagin que caufent les accouchemens fréquens, ce qui les met hors d'état de foutenir la veffie; 5°. l'écartement des fibres mufculaires, tant de la veffie, que de celles qui l'entourent, occafionné par leur diftenfion, lequel affoiblit la cloifon qui contient l'urine. *Sharp* prétend que la cyftocele eft toujours caufée par une entérocele ou un épiplocele qui a précédé, & ne reconnoît que la troifieme des caufes que j'ai affignées, en quoi il fe trompe, car il confte par plufieurs obfervations qu'il s'eft fouvent formé des hernies cyftiques fimples, fans qu'aucune des précédentes y ait contribué. *Mery* ne fe trompe pas moins lorfqu'il l'attribue à un vice de conformation contracté dans la matrice, plutôt qu'à une caufe accidentelle. Je conviens que ce défaut de conformation peut quelquefois avoir lieu; mais les raifons que *Verdier* & *Salzmann* alleguent contre le fentiment de *Mery*, ne nous permettent point de douter qu'elle ne puiffe avoir une autre caufe. H ij

Toutes les efpeces de cyftoceles font fujettes au calcul, aux obftructions, à l'inflammation, à l'étranglement, à la gangrene, à l'irritation, aux adhérences, & enfin à la complication.

La cyftocele annulaire, de même que la vaginale, renferment fouvent des calculs. Les fignes qui les indiquent font la rénitence, le bruit que rend l'hernie, fur-tout quand elle eft vuide, lorfqu'on la manie ; enfin les douleurs que ces fortes de concrétions caufent pour l'ordinaire. Le cas rapporté par *Thomas Bartholin*, doit vous apprendre que quoique le bruit ni le taĉt ne vous indiquent point la préfence des calculs, on ne doit cependant point douter de leur exiftence, fur-tout lorfque le malade éprouve les douleurs qu'ils ont coutume d'occafionner. On a vu des calculs qui fe font frayés un paffage dans l'aine, parce que l'ouverture à force d'être humeĉtée par l'urine, avoit dégénéré en un ulcere fiftuleux. Le calcul obftrue auffi quelquefois l'orifice de la veffie, de maniere que l'urine ne peut couler de la partie hernieufe de la veffie dans l'autre ; &

lorfque cela arrive, on prétend qu'il eſt mieux d'appeller la cyſtocele avec étranglement du nom de *cyſtocele obſ-truée. Bertrand* a vu l'orifice de l'hernie cyſtique tellement obſtruée par une incruſtation calculeuſe, qu'on n'a pu y introduire la ſonde après que le ſu-jet a été mort, qu'après l'avoir rom-pue. La partie de la veſſie urinaire dé-placée, avoit la même figure & la mê-me capacité que celle du fiel, & ren-fermoit quelques drachmes d'une hu-meur fétide; de ſorte qu'on l'eût priſe aiſément pour le ſac hernieux qui ſe forme dans les hernies de l'épiploon & de l'inteſtin, ſi l'on n'eût décou-vert le contraire en découvrant les parties. Lorfque cela arrive, le plus court eſt de recourir à la lithotomie ſpéciale, ou à la célotomie, par la-quelle découvrant les parties dans la cyſtocele inguinale calculeuſe, (on peut même ſe diſpenſer de le faire dans la cyſtocele vaginale calculeuſe) on apperçoit aiſément la partie de la veſſie qui eſt déplacée, & l'on extrait le cal-cul, en obſervant de ne point réduire la partie inciſée dans le bas-ventre. On bande enſuite la plaie de même

H iij

que dans la lithotomie ordinaire ; & pour empêcher que l'urine ne la faſſe dégénérer en fiſtule, on y introduit une ſonde creuſe pour lui faire prendre une autre route.

Toutes les hernies cyſtiques font ſujettes à l'inflammation ; & dans ce cas, aux ſignes génériques de la cyſtocele ſe joignent les douleurs aiguës, la chaleur, la fievre, le vomiſſement & le hoquet. *Petit* a obſervé que ſi la cyſtocele affectée d'inflammation eſt ſimple, le hoquet ſuccede au vomiſſement, & qu'il le précede au contraire, lorſqu'elle eſt compliquée avec un épiplocele où avec une entérocele. Tantôt l'orifice de la partie hernieuſe ſe ferme entiérement à cauſe de l'inflammation, & l'urine ne pouvant s'écouler de cette partie de la veſſie dans l'autre, il ſurvient un étranglement ; quelquefois auſſi malgré l'inflammation, il reſte ouvert, malgré la conſtriction qu'il ſouffre, de maniere qu'en preſſant la partie déplacée, l'urine peut s'écouler dans l'autre partie de ce viſcere, & pour lors, quoique l'inflammation ſoit dans ſa force, il n'y a point d'étranglement. On appaiſe l'inflam-

mation de la cyſtocele par dés ſaignées
réitérées, par des topiques, & au cas
qu'il n'y ait point d'étranglement, en
comprimant légérement la tumeur &
l'hypogaſtre, pour procurer l'écoulement de l'urine enfermée dans la cyſtocele. En cas d'étranglement, il faut
percer l'hernie avec un trocart couvert, pour évacuer l'urine, & remédier enſuite à l'inflammation par des
ſaignées réitérées, & des cataplaſmes
émolliens & même réſolutifs ; & au
cas que ces moyens ne réuſſiſſent point,
il ne reſte d'autre reſſource que la célotomie. Les parties étant découvertes
& ſuffiſamment dilatées, on fait ceſſer la conſtriction de l'orifice, & l'on
réduit dans le bas-ventre la partie hernieuſe de la veſſie, à moins que ſon
état préſent, ou la difficulté de ſéparer
les adhérences, ne s'y oppoſent. On
bande la plaie de même que dans l'opération du bubonocele ; & après que
la cicatrice eſt fermée, on raſſure cet
endroit par le moyen d'une compreſſe
& d'un bandage. Au cas qu'une inflammation opiniâtre oblige le Chirurgien de recourir à la célotomie dans
la cyſtocele, compliquée d'épiplocele

ou d'entérocele, qu'il se souvienne de
ne couper aucune partie du sac hernieux, de peur de couper tout à la
fois & le sac & une partie de la vessie,
ce qui causeroit la mort au malade.

Comme l'entérocèle, accompagnée
d'inflammation, se sphacele quelquefois, de même l'inflammation de la
cystocele dégénere par fois en gangrene.
Ses signes sont aisés à connoître, lorsqu'on sait les accidens dont l'entérocele gangrénée est accompagnée. Dans
ce cas désespéré, il ne reste d'autre res-
source que celle que *Louis* propose dans
les *Mémoires de l'Académie de Chirurgie*,
pour les hernies intestinales gangrenées.

L'urine en séjournant trop long-
temps dans la partie hernieuse de la
vessie, peut picoter & irriter ses parois, au point que, quoiqu'il n'y ait
point d'inflammation, il survienne les
mêmes symptomes que dans la cystocele accompagnée d'inflammation, savoir, des douleurs aiguës dans la tumeur, des nausées, des vomissemens,
des hoquets. *Suæus* le cadet, au rapport de *Verdier*, a vu un exemple de
cette irritation, dans une hernie cystique, compliquée d'une hernie intes-

tinale. On diffipe ces fortes d'accidens
en évacuant l'urine avec la fonde, en
foulevant le fcrotum, & en comprimant la tumeur; & le malade peut les
prévenir, en foulevant & comprimant
avec fes mains la veffie hernieufe, dès
qu'il s'apperçoit qu'elle eft trop pleine.

Les hernies cyftiques ne font pas
moins fujettes aux adhérences que les
inteftinales & les épiploïques; cela paroît par les exemples que *Verdier* rapporte. Que l'on life la belle Differtation d'*Arnaud*, fur les adhérences de
l'entérocele & de l'épiplocele, & l'on
en tirera la théorie & la cure des adhérences cyftiques; on a lieu de foupçonner une adhérence toutes les fois
que la cyftocele ne peut fe réduire;
& l'on s'en affure par la célotomie.

La cyftocele peut être compliquée
avec l'entérocele, l'épiplocele, la defcente, & le renverfement de la matrice & du vagin. *Voyez* les *Cyftoceles
compofées.*

A. *Cyftoceles fimples.*

1. *Cyftocele inguinal; hernie inguinale
de la veffie urinaire,* des Auteurs tels
que Verdier, Mery, Petit, Platner,

H v

&c. *Cyſto-bubonocele*, des mêmes ; *cyſtocele inguinalis ; hernia inguinalis veſicæ urinariæ, cyſio-bubonocele.* D.

On diviſe cette eſpece en incomplette & complette, en ſimple & double. Elle eſt précédée de la rétention d'u-
rine ou de la dyſurie, laquelle continue
même lorſque l'hernie eſt formée. Dans
le cyſtocele incomplet, la veſſie ſort
par les anneaux & fait enfler l'aine, au
lieu que lorſqu'il eſt complet, l'aine &
le ſcrotum ſont affectés d'une tumeur
dont les ſignes ſont les mêmes que
ceux que j'ai énoncés dans le caractere
générique. Il n'eſt accompagné de l'hernie d'aucun autre viſcere ; mais prenez
garde de le confondre avec l'hydrocele. Vous obſerverez que le ſac hernieux, qui exiſte dans l'entérocele,
l'épiplocele & les autres hernies, &
qui renferme les parties déplacées, ne
paroît point lorſque le cyſtocele inguinal ne fait que commencer, & ne
ſe manifeſte qu'après qu'il a pris un
certain accroiſſement ; & qu'étant alors
placé devant la veſſie, il ne l'enferme
jamais.

Voici la maniere de le guérir. On
interdira au malade toutes les ſubſtan-

ces graſſes & huileuſes , & même les
remedes diurétiques ; on lui donnera à
boire le moins que l'on pourra ; on lui
conſeillera d'uriner ſouvent , & de ſe
coucher ſur le côté oppoſé à l'hernie. Si
cette ſituation l'empêche de vuider l'u-
rine qui remplit l'hernie , il aura ſoin de
la relever & de la comprimer , & de ſe
coucher ſur le dos , les feſſes plus hau-
tes que la tête , cette poſture ſuffiſant
par fois pour en procurer l'écoulement
ſans recourir à la compreſſion , ce qui
n'arrive point dans toute autre poſture. 2°. L'urine enfermée dans le cyſtocele ayant été évacuée , ou naturellement ou par art , on dégagera l'inteſtin rectum par le moyen d'un clyſtere ;
on fera coucher le malade dans une poſture commode , & l'on tentera la réduction de la partie de la veſſie hernieuſe de la même maniere que celle
de l'inteſtin ou de l'épiploon ; la réduction faite , on contiendra l'anneau
avec un brayer garni d'une pelote convexe. 3°. Si le cyſtocele eſt complet ,
ſans adhérence , & qu'on ne puiſſe
point le réduire , on ſe ſervira d'un ſuſ-
penſoire fait d'une toile bien ſerrée ,
& qui ne prête point , dont la poche

H vj

doit être plus petite que la tumeur; on la diminuera tous les jours proportionnellement au volume de l'hernie, & on l'humectera avec quelque liqueur aftringente & fortifiante. Si le cyftocele s'eft formé dans l'anneau de l'aine, on fubftituera au fufpenfoire un brayer garni d'une pelote un peu large & concave, plate & enfin convexe, & on ne le quittera que lorfque la cure fera parfaitement achevée. 4°. Lorfque la veffie eft adhérente aux parties voifines, il n'y a pas d'autre remede à employer que le fufpenfoire ordinaire, à moins que le malade ne veuille fe foumettre à la célotomie, laquelle donne le moyen de détruire les adhérences, lorfqu'elles font légeres.

2. *Cyftocele crural ; cyftomérocele ; hernie crurale de la veffie urinaire de* Levret chez Vernier, *Obf.* 11. *Cyftocele cruralis; cyftomerocele ; hernia cruralis veficæ urinariæ.* D.

Cette hernie eft caufée dans les femmes enceintes, dans les accouchées, dans les hydropiques, par la chute de la veffie urinaire au-deffous du ligament de Poupart. On la connoît par les fignes génériques, par le fiege anatomique & par ſa ſimplicité. Elle diffère de la précédente par les mêmes ſignes qui diſtinguent l'entéro-bubonocele du mérocele, ſavoir, par ſon plus grand éloignement des parties génitales, & par ſon ſiege, qui eſt dans l'aine ſupérieure, & preſque ſur la partie antérieure de la cuiſſe. Elle eſt accompagnée de l'obliquité de l'uretre, dont on s'aſſure par le moyen de la ſonde, & ſa cure eſt fondée ſur celle de l'eſpece précédente.

3. *Cyſtocele du périnée ; hernie cyſtique du périnée* des Auteurs, tels que Mery, Curad le pere chez Verdier, *Obſ. 13. Cyſtocele perinæalis ; hernia perinæalis veſicæ urinariæ ; hernia perinæi cyſtica.*

Les femmes enceintes ſont ſujettes à cette eſpece d'hernie. Elle eſt cauſée par la chute de la veſſie urinaire par le périnée près du thaphé & des parties latérales du vagin & de l'inteſtin rectum, laquelle étant preſſée par la matrice, qui eſt alors diſtendue par le fœtus, écarte les faiſceaux des fibres des muſcles releveurs de l'anus, les ſépare, ſouleve la peau, & s'inſinue dans l'eſpace dépouillé de ſon ſoutien naturel. Cette efpece, indépendamment de fon caractere générique, eft fpécifiquement déterminée par fa fimplicité & par le fiege qu'elle occupe. Elle fe diffipe fouvent d'elle-même après l'accouchement, & lorfque cela n'arrive point, elle demande la même méthode curative que la premiere efpece de cyftocele.

4. *Cyftocele hypogaftrique*, *hernie de la veffie par-deffus les os pubis* de Levret chez Verdier, *Obf. 14. Cyftocele hypogaftrica ; hernia veficæ urinariæ fupra pubem.* D.

Ledran fut appellé chez un homme de quarante ans, qui étoit dangereufement malade d'une rétention d'urine, dont il avoit eu déjà plufieurs atteintes. Outre la tumeur que la veffie forme au-deffus du pubis lorfqu'elle eft pleine d'urine, il y en avoit une feconde plus petite, plus faillante & peu rénitente à côté du mufcle droit. Il le fonda, & lui ayant fait rendre trois livres d'urine, la tumeur qui étoit au-deffus du pubis difparut, & l'urine ceffa de couler. Ayant preffé légérement l'autre tumeur, l'urine coula de nouveau, après quoi la tumeur difparut

comme la premiere. Nonobſtant le ſou-
lagement que *Ledran* lui procura en
laiſſant la ſonde dans la veſſie, le malade mourut peu de temps après, &
on ne lui permit point de l'ouvrir.
Ledran croit que la petite tumeur n'é-
toit autre choſe qu'une poche remplie
d'urine, formée par la tunique nerveuſe
de la veſſie urinaire qui s'étoit inſinuée
entre les fibres de la tunique charnue,
& dont l'urine avoit de la peine à ſe
vuider dans la grande veſſie, à cauſe
que ſon orifice étoit reſſerré par les
fibres charnues.

5. *Cystocele vaginal ; hernie de la veſſie
urinaire dans le vagin* de Robert chez
Verdier, *Obſ. 18. Cystocele vaginalis ;
hernia veſicæ urinariæ intra vaginam eveniens.* D.

La veſſie urinaire ſe fraie un paſſage
entre les fibres des tuniques qui forment les parois du vagin, ſouleve ſes
membranes & forme une tumeur qui
a les mêmes ſignes génériques du cyſtocele, qui ſort par la partie du vagin
qui répond aux os pubis, & bouche
ſon orifice. *Robert*, cité par *Verdier*,
l'a obſervée dans une femme enceinte
âgée de quarante ans, laquelle étant

fur le point d'accoucher, avoit des envies fréquentes d'uriner, accompagnées
de douleurs. On déduit le diagnoftic
de cette efpece, du caractere générique,
du fiege anatomique & de la fimplicité
de l'hernie. Ne la confondez point avec
l'entérocele vaginal, avec l'hyftero-
cyftocele, ni encore moins avec l'hydrocele que *Bertrand* a obfervé dans la
cavité factice du tiffù cellulaire qui joint
le vagin au rectum dans une femme
enceinte, dont la matrice étoit inclinée fur le devant. (*Voyez* Bertrand,
*Differtation fur l'hydrocele dans les Mé-
moires de l'Académie de Chirurgie, t. 3.*)
On fe fert pour guérir cette efpece de
cyftocéle, de la méthode dont *Garengeot* & *Arnaud* fe font fervis avec fuccès pour l'entérocele vaginal ; je veux
dire, en réduifant d'abord le vagin,
& en y introduifant un peffaire en
forme de bondon, percé en long dans
le milieu, & garni de deux cordons
pour pouvoir le retirer lorfqu'on veut;
à moins qu'on n'aime mieux fe fervir
d'une éponge imprégnée d'eau d'alun,
ainfi qu'*Hæhelius* l'a pratiqué dans un
cas femblable.

B. *Cyfloceles compofés.*

6. *Cyflocele enterocelica*; *entero-cyflo-cele*, *hernia enterico-cyftica*; *hernia cyftica enterocelem inducens* Auctorum; *Cyftocele* ou *hernie de la veffie compliquée d'entérocele* Verdier; *entero-cyflocele.* D.

Dans cette efpece, qui eft moins fréquente que l'entérocele compliquée de cyftocele, l'hernie cyftique eft primitive, & l'inteftinale acceffoire. Elle eft formée par la chute de l'inteftin dans la poche du péritoine que la veffie a entraîné avec elle dans fa chute, & elle a les mêmes fignes que l'entérocele compliquée de cyftocele, je veux dire qu'elle réunit ceux de l'hernie cyftique & de l'hernie inteftinale, d'où vient qu'on ne doit en faire qu'une feule efpece, quoique le cyftocele tienne ici la premiere place, & que dans l'autre elle tienne la feconde. La cure de cette efpece eft fondée fur celle des deux autres.

Le cyftocele peut être compliqué de l'hernie de l'épiploon & de l'inteftin, & alors de ces trois hernies il en réfulte une quatrieme, qu'on appelle *cyftocele epiploïco-entérique.*

7. *Cystocele epiplocelica; epiplo-cysto-cele; hernia epiploico-cystica; hernia cystica epiplocelem inducens; Cystocele* ou *herni⟨e⟩ la veffie compliquée d'épiplocele* Verdier; *épiplo-cystocele.*

Comme dans l'efpece précédente le cyftocele tient la premiere place, & l'entérocele la feconde, de même celle-ci eft compliquée de la chute de l'é-piploon que la veffie en defcendant a entraîné dans la cavité du péritoine. Cette hernie compofée de la veffie a les mêmes fignes fpécifiques que l'épi-plocele compliqué de cyftocele; d'où vient qu'on ne doit en faire qu'une même efpece, quoique la derniere foit ici acceffoire, & là primitive. Sa cure eft la même que celle de l'une & de l'autre. Si dans cette efpece la chute de l'épiploon eft compliquée de celle de l'inteftin, il en réfulte un cyftocele entérico-épiploïque.

8. *Cystocele ab hysteroptosi; hystero-cystocele; hernia cystica uteri vaginæ pro-lapsui, inversioni accedens* Auctorum; *Hernie cystique fe mélant à l'hystéroptofe* Verdier; *Hystero-cystocele.* D.

Cette efpece de cyftocele eft entié-rement la même que l'hyftéroptofe compofée dont on a parlé ci-deffus.

9. *Cyftocele lumbaris* Clar. Doctor. Brun, *Lugdunenfis, Regiæ Scient. Societ. Monfpelienf. Journ. de Méd. tom.* 21. L. *Cyftocele lombaire.*

Une femme fe plaignoit depuis long-temps de plufieurs fymptomes, entr'au-tres d'une tumeur molle, dont la fluc-tuation étoit peu fenfible, fituée fous le foie, dans la région lombaire droite; cette tumeur avoit réfifté à tous les re-medes. L'illuftre *Brun* Doct. Méd. fut confulté; il s'apperçut que la tumeur difparoiffant lorfqu'on la touchoit avec la main, il furvenoit une abondante évacuation d'urine; d'où il conclut que c'étoit une nouvelle efpece de cyfto-cele produite par une hernie de la vef-fie, ou plutôt du baffin des reins, qui fe trouvoit confidérablement dilaté. Il guérit cette femme par le moyen des fecours chirurgicaux.

LVII. *Encephalocele* de Corvin, *differt. fur l'hernie du cerveau;* Haller. *Difput. Chir. tome* 2. *Hernie du cerveau, du même, dans l'endroit cité;* Le-

dran , *obf. Chir.* 1. Reifelius ,
Ephem. nat. curiof. Dec. 2.
ann. 2. *obf.* 115. Trew , *com-
merc. Litter.* 1738. *hebd.* 52.
n. 3. Tacconi , *differt. fur un
monftre humain né à Boulogne;*
Lechelius , *eph. nat. cur. Dec.*
2. *ann.* 2. *obf.* 158. Hernie du
cerveau , du cervelet ; Encéphalocele.

C'eft une hernie caufée par la chute
du cerveau , du cervelet , en un mot
de toute la fubftance du cerveau par
l'ouverture des os du crâne qui ne font
point encore parfaitement offifiés , que
l'on connoît à une tumeur dont la groffeur , la figure & le fiege varient , &
dont les tégumens communs confer-
vent leur couleur naturelle , à moins
qu'ils ne foient affeétés de la gangrene.
Les enfans font les feuls qui y foient
fujets , & ils l'apportent en naiffant.
Elle eft molle , indolente , à moins qu'il
n'y ait inflammation ; car alors elle eft
rénitente & douloureufe ; elle eft ordinairement fluétuante , & entourée à

fa bafe d'un cercle offeux que l'on fent au toucher, & qui borde l'endroit où les os manquent ; elle n'eft accompagnée d'aucun fymptome fâcheux, du moins au commencement, lorfqu'elle eft petite, & qu'elle occupe la partie fupérieure latérale du crâne ; mais elle caufe des fymptomes très-graves, tels que la paralyfie, les convulfions, l'affoupiffement, l'infenfibilité, &c. lorfqu'elle occupe l'occiput, ou tel autre endroit, lors fur-tout qu'elle eft groffe. Ne la confondez point avec l'anévrifme faux auquel les enfans font fujets, lorfqu'on leur donne un coup fur la tête ou qu'on leur tire les cheveux. (*Voyez* l'Obfervation de Ledran que j'ai citée.)

Les caufes de l'encéphalocele font, 1°. l'amas de cette lymphe fubtile & vifible qui arrofe le cerveau, & qui l'empêche de fe deffécher, dans quelque partie intérieure du crâne. Cette lymphe ainfi amaffée, comprime les vaiffeaux de la partie offeufe qui lui répond, la prive de fa nourriture & l'empêche de s'offifier, ce qui n'arrive point aux autres os du crâne. La partie la plus foible & qui a le moins de

réfiftance céde, le cerveau s'infinuë
peu à peu dans le vuide que laiffent
les os, fouleve les tégumens, &
forme une tumeur. 2°. Une preffion
plus forte dans une partie du crâne
que dans les autres, laquelle empêche
pareillement l'offification. 3°. L'écartement des os dans quelque endroit du
crâne, occafionné par les caufes fuf-
dites, & dans ce cas, quand même
la tumeur ne feroit pas encore formée,
elle peut l'être par un accouchement
difficile & laborieux, lequel fuffit,
pendant que les os du crâne du fœtus
font encore ouverts, pour pouffer le
cerveau dans le vuide qu'ils laiffent,
& pour occafionner un encéphalocele.

Tous les encéphaloceles font fujets
aux inflammations, à la fuppuration
au fphacele, que l'on connoît aux fignes qui leur font propres. La cure eft
fondée fur la thérapeutique que l'on a
affignée à ces genres de maladies.

1. *Encephalocele fimplex ; hernia cerebri fimplex* Trewii, *comm. litter. loc. citat.*
Hernie fimple du cerveau; *Encephalocele
fimple.* C.

Cette efpece eft caufée par la chute
du cerveau ou du cervelet, ou de tous

les deux enſemble, & forme une tumeur diſtinguée par des ſignes génériques, laquelle groſſit peu à peu, qui eſt indolente, & dans laquelle on n'apperçoit aucune fluctuation, parce qu'il n'y a aucun amas de lymphe. Elle varie par le ſiege qu'elle occupe, & par ce qu'elle contient, renfermant tantôt le cerveau, tantôt le cervelet, & tantôt l'un & l'autre enſemble. Trew ne rapporte qu'un ſeul exemple de cette eſpece, & en effet elle eſt extrêmement rare. Il dit avoir vu un enfant qui avoit ſur le ſommet & ſur le côté gauche de la tête une tumeur groſſe environ comme un florin, & haute d'un pouce, & une autre plus petite de l'autre côté, laquelle ſe diſſipa inſenſiblement d'elle-même. On ſentoit autour de la tumeur le vuide que les os laiſſoient. On guérit l'enfant par la méthode de Ledran. (*Voyez* l'eſpece ſuivante.)

2. *Encephalocele hydro-cyſtica ; hydro-encephalocele, ſeu hernia cerebri compoſita* Corvini, Tacconii, Warneri, *Obſ. Chir.* 11. *pag.* 59. *Hernia cerebri fluctuans* Ledran ; *Hernia cerebri purulento-ſeroſa* Reiſelii. *Encéphalocele,* ou *hernie du cerveau avec épanchement de ſéroſité ; hydro-encéphalocele.* C.

Cette espece est plus fréquente que la précédente, & elle est causée par la chute du cerveau ou du cervelet, ou de tous les deux ensemble ; indépendamment d'un amas copieux de lymphe simple ou mêlé de pus. On la connoît à la tumeur, qui porte avec soi les signes génériques, & à la fluctuation dont elle est accompagnée. Elle varie, 1°. par le siege qu'elle occupe, & elle se forme tantôt dans l'os pariétal droit, comme dans le cas de *Ledran*, tantôt dans l'endroit où les os pariétaux se joignent avec l'os occipital, comme dans celui de *Tacconi*, & tantôt dans l'os occipital, comme dans les cas rapportés par *Corvin*, *Reiselius*, *Warner*. 2°. Par ce qu'elle renferme ; elle renfermoit le cerveau, dans les cas de *Tacconi* & de *Corvin* ; le cervelet, dans celui de *Reiselius*. 3°. Par le mélange des fluides qu'elle renferme. Elle ne contenoit que de la sérosité dans les cas de *Ledran*, de *Tacconi*, de *Corvin* ; de la sérosité & du pus formé par une inflammation antérieure, dans celui de *Reiselius*. De là vient que, suivant l'observation de ce dernier, elle étoit d'abord dure, rénitente, & qu'après qu'on

J'eut

l'eut ouverte, elle rendit une férofité limpide, & enfuite une matiere puru-lente, dont l'écoulement fe termina au bout de fept femaines par la mort du malade.

On guérit cette efpece ; 1°. en ap-pliquant pendant plufieurs jours, & même pendant plufieurs mois, fur la tumeur des compreffes épaiffes trem-pées dans de l'efprit de vin ou de l'eau de vie, que l'on contient en place avec le beguin ordinaire, & que l'on ne renouvelle qu'au bout de vingt-qua-tre heures, afin que venant à fe fécher & à fe durcir, elles compriment légé-rement la tumeur. *Trew* a guéri par cette méthode une hydrocéphale fim-ple, & *Ledran* une hydrocéphale com-pofée ; la tumeur s'évanouit, la féro-fité fe diffipa, & l'offification fe fit avec tant de fuccès, que le vuide que laif-foient les os, & qui étoit prefque de la grandeur du pariétal, fe rétrécit au bout d'un mois, & fut entiérement fermé au bout de dix. Cette méthode réuffit également pour les petites en-céphaloceles verticales ou latérales qui contiennent peu de férofité, mais elle ne vaut rien pour celles qui fe forment

Tome II.   I

dans l'occiput , ni dans tout autre endroit de la tête , lorfqu'elles font confidérables. La cure palliative eft prefque la feule qui ait lieu dans ces fortes
de cas , & elle fe réduit à garantir la
tumeur des injures externes : il eft rare
qu'on la guériffe radicalement , cependant il y a des cas où l'on peut la tenter ; car , comme dit Hippocrate , lorfque les maladies font extrêmes , il faut
avoir recours à des remedes extrêmes.
Les indications fe réduifent , 1°. à fortifier le cerveau , & à évacuer la férofité fuperflue ; 2°. à diffiper la lymphe
qui s'eft amaffée dans la tumeur ; 3°. à
rapprocher les parties écartées , & à
les garantir des injures du dehors ; 4°.
à procurer l'offification ; 5°. à diminuer le volume de la tumeur , ou à la
diffiper ; 6°. à prévenir la paralyfie ,
les convulfions , l'excoriation , l'inflammation , la gangrene. *Voyez* Trew, *dans*
l'endroit cité ci-deffus , & Salzman , *Dif-*
fert. de tumor. quibufd. fer. Vous obferverez par rapport à la feconde indication , qu'au cas que vous ne puiffiez
procurer l'écoulement de la lymphe
par l'ufage des remedes externes & internes , il faut avoir foin de garantir le

cerveau de même que fes productions
des atteintes de l'air & de tout ce qui
peut lui nuire, & évacuer peu à peu
la lymphe en perçant la tumeur, à
moins que la gangrene dont le fujet eft
menacé, ne vous oblige d'en procurer
l'écoulement tout à la fois ; quoique
des gens fort habiles condamnent cette
opération comme mortelle, & que
d'autres aiment mieux recourir à la
ligature. Vous obferverez par rapport
à la troifieme, qu'il eft plus aifé de garantir les parties des injures de l'air, lorfque l'ouverture eft petite, & qu'on
évacue la lymphe peu à peu ; & qu'au
cas que les circonftances vous obligent
à la faire plus grande, il faut avoir fous
la main les compreffes & les bandages
dont on peut avoir befoin. L'évacuation de la lymphie, lors fur-tout qu'elle
eft lente, peut favorifer le recul des
parties ; & au cas que ce moyen ne
réuffiffe point, il faut tenter la méthode de *Ledran*. Eft-il à propos, quand
même il réuffiroit, d'incifer & d'enle-
ver la partie du cerveau qui eft déplacée, & qui ne peut fe réduire ?

3. *Encephalocele* Lechelii, *Eph. nat.*
Cur. Dec. 2. An. 2. Obferv. 158. Hydro-

encephalocele spinæ bifidæ mixta ; *Hydro-encephalocele*, ou *hernie du cerveau avec épanchement , compliquée de spina bifida.* C.

Lechelius a vu un enfant qui naquit avec deux tumeurs , l'une dans le milieu de l'occiput , laquelle étoit de la grosseur d'un gland , molle & couverte de poil ; l'autre dans l'épine du dos, & de la grosseur d'un œuf ; il fut enfin attaqué d'un hydrocéphale complet qui le mit au tombeau.

On ouvrit le cadavre , & l'on trouva , indépendamment de la lymphe qui remplissoit les tumeurs , un spina bifida dans les lombes , & un trou étranger dans l'os occipital. La cure de cette espece est fondée sur celle de la précédente.

Observation premiere. Si quelqu'un veut avec *Corvin* , comprendre sous le genre de l'encéphalocele les différentes especes de spina bifida , je ne m'y oppose point. S'il se forme un trou étranger dans les os du crâne , & que la lymphe venant à s'y amasser , pousse en dehors les membranes du cerveau, & que celui-ci reste en place , doit-on mettre cette maladie au rang des encéphaloceles? L'écartement des sutures

du crâne peut-il occafionner un encéphalocele hydrocyftique ?

Obſervation deuxieme. Doit-on admettre un genre de pneumonocele ? Il paroît conftaté par l'obſervation de *Fou-
bert*, que l'on peut voir dans le premier
tome des Mémoires de l'Académie de
Chirurgie, de même que par ce que
Gunzius en dit dans ſes ouvrages.

LVIII. *HYSTEROLOXIA ; Obliquitas uteri*, Roederer. *Elem.
art. obftetric.* §. *449, 507;*
Levret, *obſerv. ſur les accouch.
Inclinatio, reclinatio, obliquitas
uteri*, Deventer, *cap. 46, 47,
48;* Ruyſch, *obſerv. 98. Inclinaiſon, obliquité de la matrice*, Sabathier, *Mém. de l'Académie de Chirurg. tome 3, &c.*

Cette maladie affecte ſouvent la matrice dans le temps de la groſſeſſe, &
elle confifte dans l'obliquité de ce vifcere, qui refte renfermé dans l'abdomen ; ce qui n'a pas lieu dans l'hyftérocele. On la connoît, en ce que l'axe

du baffin étant dans fa fituation naturelle, la direction de fon orifice change de place, fe portant tantôt fur le
devant, tantôt fur le derriere, & tantôt fur les côtés, indépendamment de
divers autres fymptomes qui varient
fuivant les efpeces. Le diagnoftic générique fe confirme par celui de l'efpece.

1. *Hyfteroloxia anterior ; uterus antror-*
fum inclinatus ; uterus in partem anterio-
rem obliquus ; inclinatio uteri Auctorum;
Venter propendulus Latinorum; *Matrice*
tombée en avant, Deventer ; *inclinaifon*
de la matrice en avant, ventre en be-
face. L.

Cette efpece vient de la foibleffe
des mufcles du bas-ventre, & de ce
que le placenta au lieu de s'inférer dans
le fond de la matrice, prend fon infertion dans la partie antérieure de ce vifcere. Voici les fignes auxquels on la
connoît. Le bas-ventre pend fur l'os
pubis, & porte fur les cuiffes des femmes enceintes lorfqu'elles font affifes;
les hypocondres font moins tendus &
moins pleins, l'orifice de la matrice eft
plus haut qu'à l'ordinaire, on ne peut
y atteindre que difficilement & en partie, & quelquefois même qu'en intro-

duifant la main entiere dans le vagin; il
eft prefque tourné directement vers l'os
facrum, on ne peut y introduire le
doigt que lorfqu'il eft plié; la veffie
étant comprimée, la malade eft fujette
à une rétention ou à une incontinence
d'urine, & à un tenefme incommode;
elle fent des tiraillemens dans le baffin,
elle a peine à marcher & à changer de
place; l'accouchement eft difficile,
lent, & accompagné de douleurs fauffes, plus fréquentes & plus fortes; le
fœtus a le fommet de la tête tourné
vers l'os facrum, & l'occiput vers l'o-
rifice, lorfqu'il eft bien fitué; la veffie
qui contient la liqueur de l'amnios eft
oblongue, grêle, faite comme un boudin; elle perce plutôt, & fa rupture
eft fuivie d'un écoulement continuel
d'urine. Cette efpece exige que pendant le temps de fa groffeffe, on fou-
tienne le bas-ventre avec un fufpenfoire, que l'on faffe refter la femme
au lit, & qu'on l'accouche étendue fur
le dos, le baffin plus haut que la poitrine, & qu'on lui faffe foutenir le
bas-ventre avec une nappe pliée en
plufieurs doubles, que deux aides robuftes & intelligens foutiennent par

les deux bouts. *Levret* prétend qu'il est mieux de l'accoucher en la faifant mettre à genoux, appuyée fur fes coudes. Confultez là - deffus *Deventer*, *Levret*, *Roéderer*, &c.

2. *Hyfteroloxia pofterior* ; *uterus retrorsum inclinatus* ; *uteri reclinatio* Auctorum ; *uterus in partem pofteriorem obliquus* Roederer ; *Matrice renverfée contre les vertebres*, Deventer ; *Inclinaifon de la matrice en arriere.* L.

Sabathier nie cette efpece, mais *Deventer*, *Levret*, *Roéderer*, & quelques autres l'admettent. Elle eft caufée par l'infertion du placenta dans la partie poftérieure de la matrice, par la trop grande proximité de la tubérofité de l'os facrum de la fymphyfe des os pubis, jointe à la courbure des vertebres des lombes en arriere, & fouvent encore au peu de capacité du baffin. On la connoît à ce que la tumeur du bas-ventre monte plus haut, qu'elle eft moins faillante, plus platte ; au vomiffement qui furvient vers le terme de la groffeffe, & qui eft plus fréquent & plus confidérable ; à la dypfnée, à la petiteffe & à la fréquence de l'infpiration ; la tête étant engagée dans les os pubis , comprime l'uretre , & cause une suppression d'urine ; la région du pubis est tendue , élevée , douloureuse lorsqu'on la presse ; l'orifice de la matrice étant tourné en bas , on y atteint aisément, (*Deventer* prétend qu'il est tourné vers les parties antérieures , & qu'on ne peut toucher que son bord inférieur) ; enfin la fontanelle se présente à l'orifice de la matrice , & l'on sent son battement. *Voyez* dans *Roéderer* l'accouchement qu'il convient de pratiquer dans l'espece dont nous parlons.

3. *Hysteroloxia lateralis ; uterus in latera obliquus* Roederer ; *uterus lateraliter inclinatus ; obliquitas uteri propriè dicta* Auctorum ; *Matrice inclinée sur les côtés*, Deventer ; *inclinaison latérale de la matrice ; obliquité de la matrice.* L.

Cette obliquité varie , tantôt vers le côté droit , tantôt vers le gauche , & elle est compliquée tantôt avec l'intorsion de la matrice , & tantôt non. Cette espece est souvent causée par l'insertion du placenta dans les côtés de la matrice , & par la foiblesse des ligamens qui l'attachent des deux côtés. Voici les signes qui la font connoître.

I v

Le bas-ventre n'eſt point élevé dans le milieu, mais applati; on y remarque un enfoncement longitudinal qui ne le partage point par le milieu, & qui forme une tumeur des deux côtés. La femme ſent dès les premiers mois de ſa groſſeſſe une dureté des deux côtés du bas-ventre, qui va toujours en augmentant, qui eſt fixe eſt plus douloureuſe que le reſte du bas-ventre; les mouvemens du fœtus dans le côté oppoſé à l'obliquité ſont plus ſenſibles & plus fréquens; elle ſent un engourdiſſement dans les extrémités qui ſont du côté ſur lequel la matrice porte, qui la font boiter; il y vient des varices, les glandes des aines s'enflent, elle ſent en accouchant des douleurs dans la cuiſſe, &c. L'orifice de la matrice eſt plus haut qu'à l'ordinaire, on a de la peine à y atteindre, on ne peut toucher que le bord inférieur, & il eſt tourné vers le côté oppoſé à l'obliquité; la difficulté d'urine eſt plus ou moins grande, l'accouchement eſt difficile, lent, & accompagné de douleurs fauſſes plus fortes & plus fréquentes; la tête du fœtus eſt pouſſée par la matrice dans le vagin dans une direction tranſ-

verfale ; elle croife le baffin , & fi elle
vient à tomber dans fa cavité , fon fommet eft tourné vers les os pubis , vers
ceux des îles , & même vers l'ifchion ;
la veffie qui renferme la liqueur de l'amnios eft oblongue , grêle , en forme de
boudin ; elle perce plutôt , & fa rupture eft fuivie d'un écoulement continuel d'urine. Le cordon defcend quelquefois , de même que le bras , & empêche la tête de defcendre ; le cou eft
enfin pouffé dans le vagin , il s'allonge , & le fœtus meurt en peu de temps.
L'expérience nous apprend qu'on ne
remédie point à ce mal en fe tenant
couché fur le côté oppofé à celui où eft
l'obliquité. Confultez , pour le traitement qu'exige cette efpece d'obliquité,
Deventer , Levret , Roederer , &c.

4. *Hyfteroloxia citra graviditatem ; lateralis uteri non gravidi inclinatio* Ruyfch ,
*Obf. 98. Inclinaifon latérale de la ma-
trice ,* ou *obliquité de la matrice fans
groffeffe.*

Ruyfch a trouvé des femmes dont
la matrice avoit changé de fituation ,
quoiqu'elles ne fuffent point enceintes , & étoit inclinée vers l'un ou l'autre côté , ce qui leur caufoit des dou-

leurs dans l'hypogaſtre, un déſir continuel d'uriner, & un téneſme fréquent.
Il a trouvé plus d'une fois en ouvrant
les cadavres, que la matrice étoit inclinée vers le côté gauche, & je crois
avec lui que ce changement de ſituation peut venir d'un défaut de conformation, auſſi-bien que de la groſſeſſe.

LIX. *PARORCHIDIUM ; Teſticu-
lorum ſerior deſcenſus , vel retractio ,* Gueltmazii ; *diſſert. 1.
tom. 5.* Haller, *diſput. anatom.*
Verdier, *de la hernie de la
veſſie urinaire , Mém. de l'Académie de Chir. tome 2.* Dionis,
Opérat. de Chirurg. démonſtr.
3. Thomas Bartholin, *hiſt.
anat.* Felix Plater, *Mantiſſ.
obſerv.* Morgagni, *Adverſ.* 4.
Ambr. Paré, *de tumoribus contr.
natur. particular.* Déplacement
des teſticules ; teſticules dans
le ventre, dans l'aine, près
de l'aine, rétraction des teſticules, intruſion des teſticules,

Cette maladie confiste dans le déplacement d'un testicule ou de tous les deux ensemble, dont le fiege est le fcrotum, après que l'homme est né. On la connoît en visitant le fcrotum, aussi-bien que par la place que les deux testicules ou l'un des deux occupe; car il arrive quelquefois que tardant à defcendre, ils restent cachés dans le bas-ventre, & qu'on ne les apperçoit point, qu'ils restent dans les anneaux, ou un peu plus bas, ou, qu'après être defcendus dans les bourfes, ils remontent, ils se retirent vers les anneaux, ou y entrent.

1. *Parorchidium à fero defcenfu; ferior testiculorum defcenfus* Quelmaltzii, Thom. Bartholin, Félix Plater, Morgagni, Paré, Dionis, Verdier, *loc. cit. Testicules dans le ventre, dans l'aine, près de l'aine; defcente tardive des testicules.* L.

Cette efpece varie en trois manieres; car, ou les testicules restent cachés dans la cavité du bas-ventre, de forte qu'on ne les apperçoit point; ou bien, ils restent dans les aines, où ils forment deux petits monticules; ou bien ils s'arrêtent auprès, de maniere qu'ils faillent davantage. Les fignes de cette efpece font l'abfence d'un tefticule ou de tous les deux enfemble dans le fcrotum, parce qu'ils n'y font point encore defcendus, de même que leur préfence dans l'un des endroits dont on vient de parler. Vous remarquerez que la feconde variété de cette efpece eft fouvent accompagnée de douleur, ce qui la diftingue du défaut de tefticule. Les tefticules reftent quelquefois dans l'endroit où ils fe trouvent; mais pour l'ordinaire, & fouvent même auffi-tôt après la naiffance, ils quittent la place où ils étoient, & defcendent dans le fcrotum. Lorfqu'ils tardent long-temps à defcendre après la naiffance, il ne faut fouvent pour les faire tomber dans les bourfes que l'âge de puberté, un faut violent, l'ufage des femmes, &c. On doit commettre la premiere variété à la nature; employer dans la feconde les topiques émolliens, & remettre au temps la troifieme.

Prenez garde que la trop grande dilatation des anneaux qu'occafionne la defcente des tefticules, ne donne lieu à une hernie. Prenez garde auffi de ne point confondre les tumeurs de la fe-

conde & de la troisieme variété avec
l'hernie, & d'y appliquer des bandages, ni des emplâtres corroborans; &
au cas qu'un Chirurgien ignorant l'ait
fait, & que vous soyez appellé trop
tard, ayez recours aux remedes externes & internes que vous jugerez propres à faire cesser l'inflammation, ou
à la prévenir, & à calmer la douleur.

2. *Parorchidium à retractione ; testicu-*
lorum retractio Quelmaltzii, *loc. cit.* Su-
berini, apud Solenandrum, *sect. 4. consf.*
18. &c. Rétraction des testicules. L.

La rétraction d'un ou de deux testicules du scrotum dans l'aine est souvent causée par le calcul des reins ou
de la vessie, par le trop de précipitation avec laquelle on marche en voyageant, lorsqu'on n'y est point fait, par
les efforts que l'on fait pour retenir
son urine, &c. *Quelmaltzius* a connu
un petit enfant, qui pour avoir trop
long-temps retenu son urine, s'attira
une rétraction des testicules accompagnée de douleurs violentes, & d'une
si grande contraction du scrotum, que
l'on eût dit qu'il n'en avoit point. Les
testicules formoient dans l'aine une tumeur dure & douloureuse, qui l'em-

pêchoient de marcher, & qu'il vint à bout de guérir avec des topiques émolliens, & des antifpafmodiques. Le repos remédie à la rétraction des tefticules, que l'on s'eft attirée en marchant trop vîte, & on la prévient en marchant d'un pas plus modéré. *Voyez* pour la premiere variété, ce que je dis de la cure du *calcul.*

3. *Parorchidium ab intropreſſione ; tefticulorum in inguen intruſio* Solenandri *Conſ. ſect. 4. conf. 18.* Intruſion des tefticules dans l'aine ; intropreſſion des tefticules. L.

Les enfans à force de fe manier les tefticules, de les faire monter & de les preffer, les engagent fi fort dans l'aine, qu'ils y reftent quelquefois, ce qui nuit à leur fanté, à moins qu'ils ne redefcendent promptement. Je ne dis rien ici du relâchement du péritoine que caufe cette intruſion, & qui eft aifément fuivie d'une hernie. Un homme qui voyageoit fur un cheval qui avoit le pas rude, s'étant froiffé le tefticule contre la felle, l'autre remonta dans l'aine, & s'y engagea fi fortement, qu'il fut impoffible de le faire redefcendre. Il s'y forma une tumeur dure & dou-

loureufe, qui le retint au lit pendant
plufieurs jours. La fievre étant furve-
nue dans ces entrefaites, il mourut
avant qu'on pût recourir à la célotomie, fur le fuccès de laquelle un des
Chirurgiens comptoit beaucoup. Le
cadavre ayant été ouvert, on trouva
le tefticule fous le péritoine, & tellement engagé dans les mufcles du bas-
ventre, qu'il paroiffoit ne faire qu'un
corps avec eux ; ce qui fit croire que
quand même on en feroit venu à l'o-
pération, elle n'auroit point réuffi.
Voyez *Solenandre*, dans l'endroit cité.
L'Auteur dont je viens de parler rapporte qu'un homme après avoir été
guéri de plufieurs efpeces de fievres,
eut enfin une rétraction d'un tefticule.
Pour le faire defcendre, il le frotta
pendant plufieurs jours avec les mains,
ce qui lui caufa des douleurs violentes
dans la partie. Le tefticule ayant repris
fa place environ douze jours après,
quelqu'un lui confeilla de le frotter
pendant deux jours avec de l'huile de
térébenthine, ce qui lui caufa tant de
chaleur & de douleur dans la partie,
qu'il fut obligé d'en interrompre l'u-
fage. Il s'apperçut depuis que fon tefti-

cule s'étoit allongé, étoit devenu plus foible & plus flasque, & que le crémaster étoit affecté d'une paralysie qui l'empêchoit de remonter. Peut-on regarder ce vice du testicule comme une quatrieme espece de parorchidium?

Observation. Toutes les différentes especes de déplacement, ne font point comprises fous ceux de la matrice & des testicules. Par exemple, l'estomac peut se déplacer & tomber dans la poitrine, fans former une hernie du bas-ventre; (*Kirschbaum* appelle ce dernier déplacement hernie interne de l'estomac: *Voyez* Haller, *disput. chir. tom.* 3.) La rate, le foie, les intestins, font fujets au même accident, & le fœtus se déplace de même dans les conceptions qui se font hors de la matrice. On doit regarder ce que j'ai dit des aberrations de ces visceres & des autres, s'il y en a, comme une énumération, plutôt que comme une description exacte de ces maladies. C'est à ceux qui les observeront à les rapporter à leurs genres, & à leur donner un caractere générique.

LX. *EXARTHREMA* Græcor.
Exarthrosis, *Pararthrema* eo-
rumd. *Luxatio*, *subluxatio*, *dif-*
torsio, Heister. *Instit. chir. tom.*
1. Boerhaave, *Aph. comment.*
tom. 1. Gorter. *Chir. repurg.*
cap. 6. Platner. *Instit. chir.*
§. *1090. 1213. Luxation*, en-
torse, Duverney, *Malad. des*
os, tome 2. Petit, *Malad. des*
os, tom. 2. Col de Vilars, *Chir.*
tome 5. de la Faye, *Princ. de*
Chirurg.

La luxation est une séparation de
contiguité dans les articulations des
os qui sont joints par diarthrose, &
non par synarthrose. On la connoît
1°. au défaut de mouvement partiel
ou total de la partie luxée, lorsqu'on
ne peut l'attribuer à la crainte qu'a le
sujet de se causer de la douleur en la
remuant, ni à une autre maladie; 2°.
à l'altération de la figure & de la situation naturelle de la partie, lorsqu'elle
ne vient ni d'un vice de conformation, ni d'une autre maladie; 3°. à la

douleur qui la fuit, & qu'on ne peut attribuer à d'autre caufe; 4º. à la tumeur qui fe forme dans la partie luxée; 5º. au vuide que laiffe l'os en fe déplaçant; 6º. à la tenfion des mufcles, laquelle eft plus forte dans la partie oppofée à celle qui eft luxée; 7º. à la révolution de l'autre os de l'extrémité, fur la partie oppofée à la luxation; 8º. au raccourciffement ou à l'allongement de la partie luxée, (ce dernier eft prefque infenfible dans les luxations incomplettes;) 9º. à la réduction, laquelle eft tantôt difficile, très-difficile & impoffible, & tantôt facile.

Les principes de la luxation font une violence externe, comme un coup, une chute, un faut, un effort, &c. La contraction trop violente des mufcles, foit qu'elle foit volontaire ou convulfive; la paralyfie des mêmes mufcles; la relaxation des ligamens, des cavités des articles, leur débilité, leur trop grand allongement, leur relâchement, leur enflure; l'amas d'une fynovie épaiffe qui s'endurcit dans les cavités des articulations; le gonflement des cavités dans lefquelles les os s'emboîtent; la protubérance qui forment un calus, une excroiffance interne, une tumeur fquirreufe des glandes mucilagineufes, le gonflement de la tête de l'os, un apofteme qui fe forme dans les articles.

On divife la luxation en fimple, compofée & compliquée, en incomplette & complette. On l'appelle auffi oblique ou directe, felon que l'os luxé prend une fituation oblique, refpectivement à celle qu'il a naturellement, ou qu'il defcend fuivant la direction naturelle de l'article. Il y a des luxations qui viennent de caufes externes, & il y en a d'autres qui font occafionnées par des caufes internes; & c'eft làdeffus qu'eft fondée la divifion que j'ai faite de leurs efpeces.

La cure de la luxation confifte, 1°. à réduire la partie luxée; 2°. à la contenir en place; 3°. à diffiper les fymptomes qu'elle caufe. On fe fert pour réduire la partie de l'extenfion, de la contre-extenfion, de l'impulfion, qui fe font avec les mains, les ferviettes, les lacs, ou autres inftrumens femblables. On connoît que la partie eft réduite, au bruit fourd qu'elle fait pendant qu'on la réduit, au rétabliffement de sa figure, de sa position, & de sa situation naturelle, à la rémission de la douleur, au mouvement libre de la partie. Les obstacles qui s'opposent à la prompte réduction de la partie, sont l'enflure, l'inflammation, à moins qu'elles ne soient causées par l'os qui est luxé, les convulsions, une fracture dans le voisinage de l'article. On la contient en place après l'avoir réduite par le repos, des bandages convenables, & en tenant la partie dans sa situation naturelle. La crainte que j'ai d'être trop prolixe, m'empêche d'entrer dans un plus grand détail. Ceux qui voudront en savoir davantage, peuvent consulter les Auteurs que j'ai cités. On prévient les symptomes par différens moyens convenables à leur nature.

(A) *Luxations par cause externe.*
Exarthremata à causâ externâ.

1. *Exarthrema; luxatio simplex; Exarthrema completum simplex à vi externa* Auctorum citatorum, ut Petiti *cap.* 1. Vilarsii *art.* 10. Duverney *cap.* 1. &c. *Luxation complette & simple par cause externe.* D.

Cette espece varie, 1°. eu égard à
la partie luxée, qui peut être l'humerus,
le carpe, les doigts, le fémur, la mâchoire inférieure, &c. 2°. eu égard
au siege de la luxation, qui est tantôt au haut, tantôt au bas de la partie,
tantôt en dedans, tantôt en dehors.
Elle est toujours causée par une violence externe, & elle se fait presque
toujours dans les anarthroses, ou les
arthrodies, & rarement dans les ginglymes. Joignez-y les signes génériques 1,
2. 4, 5, 6, 7, 8; la douleur vive que
l'on ressent dans l'instant que la luxation se fait, & qui dure long-temps
après, le mouvement qui est plus aisé
vers une partie que vers l'autre, &
la difficulté de la réduction. Consultez
pour les signes particuliers qui varient
suivant la partie, & selon que la luxation est complette, les Auteurs que j'ai
cités. On guérit cette espece par la réduction, en appliquant sur la partie
une compresse simple trempée dans
quelque drogue résolutive ; par le
repos, en tenant la partie dans une
situation naturelle, & par un bandage
plus ou moins fort, selon que la partie
est plus ou moins sujette à se luxer.

On prévient l'enflure & la douleur de la partie, de même que la fievre par le moyen de la faignée, des narcotiques, &c.

2. *Exarthrema fubluxatio fimplex; Exarthrema incompletum fimplex*, conftans à vi externâ Auctorum, ut Petiti, Duverneyi, Vilarfii, *loc. citat. Luxation incomplette & fimple par caufe externe.* B.

Cette efpece varie de même que la précédente ; 1°. eu égard à la partie luxée ; 2°. à fon fiege ; elle eft auffi caufée par une violence externe ; elle fe fait fur le champ ; à peine en arrive-t-il d'autre dans les ginglymes ; elle furvient auffi, mais plus rarement, dans les enarthrofes & les arthrodies. Joignez à ce que je viens de dire les fignes génériques 4, 5, 6, 7. de même que le défaut de mouvement vers telle autre partie de même nature, une douleur plus vive, une tumeur plus groffe dans l'article, la réduction, laquelle toutes chofes d'ailleurs égales, eft moins difficile que dans la précédente. La cure eft fondée fur ce que j'ai dit de la premiere efpece.

3. *Exarthrema diftorfio ; Exarthrema incompletum*

incompletum instantaneum à vi externâ Auctorum, ut Petiti *Tom. II. cap.* 14. Duverneyi *Tom. II. cap. 5. &c. Entorse.* B.

L'entorse est subite, & occasionnée par une violence externe. Elle survient dans les énarthroses, les arthrodies & les ginglymes. On la connoît à la douleur aiguë, à l'enflure & à la chaleur de l'article, à la difficulté de remuer la partie, qui est d'abord petite, & qui augmente en peu de temps; la tête de l'os ne quitte point sa place, & le membre ne perd ni sa figure, ni sa situation. On doit commencer la cure par des répercussifs, dont l'application doit suivre l'entorse. S'ils ne suffisent point, ou que le mal soit trop invétéré pour en faire usage, il faut recourir au repos, à la diete, à la saignée, aux clysteres, aux différentes especes de topiques, pris dans la famille des émolliens, des laxatifs, des anodins, au cas que la douleur & l'inflammation soient dans leur force; commençant par les résolutifs les plus doux, d'où l'on passera à ceux qui sont plus forts, si les symptomes dont je viens de parler sont modérés; & l'on achevera la cure par

Tome II. K

des toniques spiritueux & résolutifs, par les eaux thermales & leur limon.

4. *Exarthrema complicatum ; luxatio complicata à vi externâ*, des Auteurs cités ci dessus; *Luxation compliquée par cause externe.* D.

Cette espece varie, eu égard à la partie luxée & au siege de la luxation. Les accidens avec lesquels elle peut être compliquée sont les plaies, les fractures, l'échymose, les convulsions, la paralysie, l'inflammation, la gangrene, les apostemes, le craquement, &c. Elle est causée par une violence externe; elle se fait tout-à-coup, & elle a les signes de la 1e. & 2e. especes, selon qu'elle est complette ou incomplette. On peut y joindre les signes propres aux affections compliquées, qu'on peut voir ailleurs. Sa cure est fondée sur celle de la 1e. & de la 2e. espece, de même que sur celle des accidens dont j'ai parlé. Cette espece me meneroit trop loin, si j'entrois dans le détail de la cure spéciale qui convient à chacun des vices dont la luxation peut être compliquée; c'est pourquoi je renvoie aux Auteurs cités sous le genre.

(B) *Luxations par cause interne.*
Exarthremata à causâ internâ.

5. *Exarthrema à convulsione ; Luxatio à musculorum contractione convulsivâ, vel spasmodicâ,* de la Faye, Vilars, Duverney, Petit, &c. *Luxation causée par la convulsion.* D.

Cette espece varie eu égard à la partie luxée, & au siege de la luxation. Elle n'est causée par aucune cause procatartique, mais bien par les convulsions violentes, les spasmes, les crampes, qui font sortir la tête de l'os de la cavité où elle est enfermée. Elle cause de la douleur au commencement, au milieu & à la fin. Elle est difficile à réduire, & les douleurs dont elle est accompagnée, augmentent par les extensions qu'elle exige. On peut y joindre les signes génériques, & l'obliquité de l'os. Les indications curatives consistent à réduire la tête de l'os , à le contenir en place , & à calmer la convulsion par des moyens qui varient selon les causes qui l'occasionnent. *Voyez* les Maladies convulsives.

La connoissance de cette espece nous

conduit à celle de la luxation qui eſt cauſée par la contraction volontaire, mais trop forte des muſcles. Par exemple, un bâillement trop fort peut faire luxer la mâchoire inférieure. Sa cure eſt fondée ſur celle de la 1e. eſpece.

6. *Exarthrema à paralyſi ; Luxatio à muſculorum paralyſi*, des Auteurs, comme Duverney , &c. *Luxation cauſée par la paralyſie.* L.

Cette eſpece varie eu égard à la partie luxée & à ſa ſimplicité, comme lorſque la paralyſie qui cauſe la luxation eſt ſeule ; & par ſa complication, lorſque la paralyſie eſt compliquée avec la laxité des ligamens. Ajoutez aux ſignes génériques 1º. & 2º. l'amaigriſſement de la partie, la douleur , qui pour l'ordinaire eſt légere , la facilité de la réduction , la difficulté de contenir la partie réduite, même avec les bandages , à moins qu'elle ne reſte en place d'elle-même , la deſcente directe du membre , ſon allongement , qui eſt conſidérable, la tête de l'os qui vacille dans ſa cavité, qui en ſort, & le vuide qu'elle laiſſe entre elle & la cavité , la tenſion égale des muſcles dans une partie comme dans l'autre ; à quoi l'on peut ajouter que l'os qui est à l'extrémité ne se tourne vers aucune partie déterminée. La luxation simple & la compliquée ne different entr'elles que par le degré de leur intensité. La partie étant réduite, & contenue avec un bandage, il faut employer pour la guérison de la paralysie les remedes indiqués pour celle des maladies de cette classe. *Voyez* ce que dit Duverney de la luxation compliquée : ajoutez-y la cure de l'espece suivante.

7. *Exarthrema à desmochaunosi; luxatio à serosâ ligamentorum laxitate*, des Auteurs, comme Duverney, &c. *Luxation par le relâchement des ligamens*. L.

Cette espece affecte différentes parties : elle est causée par une sérosité surabondante, qui relâche les ligamens, sans que les muscles soient paralysés. Elle vient par degrés ; la partie ne s'amaigrit point. Aux signes mentionnés n°. 1, 2. 4, 5, 6, 7, se joignent la douleur, l'enflure de l'article, le raccourcissement du membre : sa réduction exige autant de force que celle de l'espece qui vient d'une cause externe, & il faut un bandage très-fort pour la contenir. Lorsque la partie est une fois réduite, elle refte d'elle-même en place fans le fecours d'aucun bandage, tant qu'on ne la remue point; mais elle fe luxe de nouveau, quelque léger mouvement que l'on faffe. On la guérit par la réduction, les bandages, les hydragogues, les fudorifiques, les étuves, les diurétiques, les topiques fpiritueux, aromatiques, irritans, par les eaux thermales & le limon qu'elles dépofent, la vapeur de l'alcohol allumé, les fumigations aromatiques, les toniques, les véficatoires, par une diete deſſicative, diaphorétique, diurétique.

On voit par ce qui précede, que la luxation caufée par la foibleſſe des muſcles enfuite d'une maladie chronique, exige, indépendamment de la réduction & des bandages, l'ufage des ftimulans, des analeptiques, des fpiritueux & des frictions mercurielles. On voit encore que celle qui réfulte de l'érofion des ligamens par une matiere purulente, eſt prefque incurable, & que la luxation peut auſſi venir de l'allongement qui accompagne la foibleſſe des ligamens.

8. *Exarthrema à defmophlogiâ; luxatio à phlogodeâ ligamentorum intumefcentiâ,* Duverney *loc. cit. pag.* 21. 60, & 63. *Luxation par le gonflement des ligamens.* L.

Cette espece, au rapport de *Duverney*, affecte les ligamens des cuisses & des genoux, lesquels venant à s'enfler ensuite d'une fluxion ou d'un dépôt, remplissent la cavité des articles, & en font sortir la tête de l'os avec une douleur violente, laquelle augmente à tous les mouvemens de l'article. La prominence de l'article est beaucoup plus considérable, & la partie se meut en tous sens ; elle est accompagnée d'inflammation & de divers autres symptômes. On la guérit par des remedes antiphlogistiques employés à temps, sur-tout par la saignée, par des topiques émolliens & anodins, auxquels on doit faire succéder les résolutifs après que la douleur est calmée. On doit y joindre les épipastiques & les cauteres, pour faire une plus grande révulsion.

9. *Exarthrema pastaceum ; Luxatio à synoviæ lentescentis copiâ*, des Auteurs cités ; *Luxation par l'abondance de la synovie.* L.

La partie varie dans cette espece, & elle se luxe à l'occasion d'une synovie épaisse & rédondante ou plus ténue & plus séreuse qu'à l'ordinaire, sans être plus abondante ; car dans ce cas elle

produiroit la septieme espece. L'os
sort de sa cavité, & quoiqu'en tentant
de le réduire, on l'approche aisément
des bords de la cavité, & qu'on le
pousse même au-delà, on ne peut jamais le faire rentrer dans sa cavité; on
sent une résistance insurmontable, &
l'on entend un bruit pareil à celui que
fait l'argile mouillée lorsqu'on la pétrit.
On ne sent aucune douleur; l'article
fait saillie, & se meut dans tous les
sens qui lui sont naturels. La descente
& l'allongement sont directs dans les
ginglymes, & accompagnés des signes
génériques, 1, 2. 4, 5, mais non point
de ceux qui sont énoncés aux n°. 6
& 7. l'os s'éleve dans les arthrodies &
les énarthroses, & le membre se raccourcit avec les signes génériques, 1,
2, 4, 5, 6, 7. On guérit cette espece
1°. en réduisant l'os dans sa cavité
autant que faire se peut; 2°. en l'as-
sujettissant avec un fort bandage qui
le presse vers le fond, afin que la synovie s'amassant tout autour & se répandant au dehors, puisse se sentir de
l'action des topiques résolutifs & discussifs qu'on applique sur la partie; 3°.
en agitant long-temps la tête de l'os

dans sa cavité, toutes les fois qu'on renouvelle l'appareil, afin de piler & d'atténuer la synovie, & la mettre en état de s'évacuer par la perspiration & d'être réabsorbée.

Ce que je viens de dire suffit pour vous faire connoître la nature de cette espece de luxation qui résulte d'un coup ou d'une chute violente sur un article, & qui est occasionnée par un amas de synovie épaissie. Quoiqu'il ne survienne aucune luxation lors du coup ou de la chute, il arrive cependant que la tête de l'os étant rudement poussée dans sa cavité, elle froisse les parties qu'elle renferme, y cause une obstruction, une inflammation & un apostême, & sur-tout un amas de synovie, lequel relâchant les ligamens & distendant la cavité, oblige dans la suite l'os à en sortir. On ne sauroit peser trop mûrement ce cas; car lorsque la luxation est une fois formée, il n'y a plus moyen de la réduire. *Voyez* les Auteurs cités, & sur-tout ce que dit *Petit*, de la *Luxation du fémur en suite d'une chute sur le grand trochanter.*

10. *Exarthrema tophaceum; Luxatio à synovia concretione*, Col de Vilars,

K v

Duverney, &c. *Luxation par la concrétion de la synovie.* L.

Cette espece varie par la partie
qu'elle affecte, & elle a lieu dans le
rhumatisme des articles de même que
dans la goutte. On la connoît au peu
de progrès qu'elle fait, à l'absence de
la douleur, à l'impossibilité où l'on est
de réduire, malgré la facilité que l'on
trouve à amener l'os jusqu'au tophus
au bruit qu'il fait pendant qu'on le
réduit, & qui est le même que celui que
rend un corps solide que l'on frappe,
à la prominence de l'article, à la facilité qu'il a de se mouvoir dans tous les
sens qui lui sont naturels. Cette espece
est presque incurable; cependant pour
faciliter la réduction, on peut tenter
les remedes qui sont propres à ramollir
la matiere, & à fortifier les ligamens &
les tendons. *Voyez* Duverney, *à l'article de l'Ankylose, tom. 2. pag. 350.*

Ceci nous conduit au diagnostic
& à la cure, si tant est qu'il y en
ait, de la luxation occasionnée par un
cal ou une excroissance formée dans
la cavité, & par le gonflement squir-
reux de ses glandes mucilagineuses; de
même qu'à celle de la luxation causée

par l'endurciſſement des ligamens, laquelle admet les remedes dont j'ai parlé. *Voyez* Duverney, *tom. 1. cap. 1.*

11. *Exarthrema exoſtoſicum ; Luxatio à capitum oſſis & acetabulorum intumeſcentiâ,* Petit, Duverney, Vilars, Lafaye, &c. *Luxation par le gonflement des têtes & des cavités des os.* L.

Cette eſpece varie par l'os luxé & par la partie gonflée, qui tantôt eſt la tête de l'os, tantôt la cavité, tantôt l'une & l'autre enſemble, auſſi bien que par la cauſe du gonflement & de la luxation qui en réſulte, laquelle eſt tantôt virulente, ſavoir rachitique, ſcrophuleuſe, vérolique, tantôt ſimple, comme d'habiter dans des lieux humides & marécageux, de travailler aux mines de plomb & de mercure. On connoît cette luxation à la vue & au tact, je veux dire, que les têtes des os ſe gonflent, leurs cavités s'élargiſſent, s'applâtiſſent, s'effacent, & perdent leur proportion ; d'où il arrive que l'article groſſit inſenſiblement & devient à la fin d'une groſſeur extraordinaire, ſans cependant que la figure du membre s'altere, parce que cette luxation eſt rarement complette. Dans le cas où elle eſt incom-

K vj

plete, il faut varier la cure selon la nature des causes, & elle réussit quelquefois. Par exemple, le gonflement rachitique demande des remedes propres à cette maladie; le scrophuleux, des remedes propres aux écrouelles; le vérolique, les frictions mercurielles; celui qui vient du séjour qu'on a fait dans des lieux humides & marécageux, un air & un régime chauds & secs, des hydragogues, & sur-tout l'usage des eaux minérales. *Petit* prétend que les frictions mercurielles peuvent être très - salutaires à ceux qui travaillent aux mines, & elles lui ont réussi à l'égard d'un Doreur à qui le mercure avoit causé un gonflement d'os & une luxation presque complette.

Nota. Je ne dis rien ici des luxations héréditaires, ni de celles qui viennent d'un vice de conformation & qu'on apporte en naissant; le détail où je suis entré au sujet des especes précédentes suffit pour les faire connoître. *Voyez* Col de *Vilars*, & l'Orthopédie *d'Andry.*

LXI. *Diastasis* Græcorum ;
oſſium receſſus, Latinorum ;
Diaſtaſe, *écartement des os* ;
Duverney, *tome 2. chap. 1. &*
5. Petit, *tome 2 ch. 8. & 13.* Lafaye, *princ. de Chir. pag. 474.*

Le diaſtaſe eſt une ſéparation , ou
un écartement partiel ou total des os
& des cartilages qui n'ont aucun mouvement , ou qui ſont unis entre eux
par raphé , harmonie , ſynoſteochon-
drie, ſynchondroſe, ou par ſyndeſmoſe,
& on le connoît , 1°. au vuide qui reſte
entre les parties unies par ſymphyſe
ſans moyen , ou par une ſymphyſe
cartilagineuſe ou ligamenteuſe , au cas
qu'il y ait fracture ou rupture , ou à
l'eſpace que laiſſent entre elles les parties unies par ſynchondroſe ou ſyndeſmoſe lorſqu'il n'y a ni fracture ni
rupture , lequel n'eſt point vuide à la
vérité, mais plus grand que dans l'état
naturel; 2°. au changement de ſituation , qui fait que les parties ſont obliques les unes à l'égard des autres , ou
ſituées autrement qu'elles ne doivent

l'être ; 3°. à la douleur que l'on reffent, lorfque l'écart fe fait tout-à-coup,
ou du moins promptement , & qui
n'a pas lieu, lorfqu'il fe fait peu à peu
& infenfiblement.

Le diaftafe eft tantôt fimple , & tantôt compliqué de fracture, d'inflammation , &c.

Les principes du diaftafe font une
violence externe , par exemple , un
coup, une chute, &c. l'hydrocephale,
un polype dans le nez, la groffeffe, les
protubérances internes, qui pouffent
les os en dehors, l'accouchement, une
vérole invétérée, le fcorbut, l'accroiffement inégal des cartilages qui lient
les os , la pefanteur des parties qui
tirent la fymphyfe, la preffion, la fituation, qui font que le corps porte davantage fur un côté de l'os que fur
l'autre , le ton exceffif & conftant de
quelques mufcles. On voit qu'il y a des
diaftafes , par caufe externe , & d'autres par caufe interne , & c'eft là-deffus qu'eft fondée la divifion de leurs
efpeces.

(A) *Diaſtaſes par cauſe externe.*

1. *Diaſtaſis violenta; Luxatio diaſtaſis ſymphyſium cum vel ſine medio à cauſâ externâ,* des Auteurs, tels que *Petit, Duverney, Vilars,* T. 5. pag. 227. *Diaſtaſe ou écartement des os par cauſe externe.* B.

Cette diaſtaſe ou écartement de la ſymphyſe varie par ſon eſpece, qui eſt tantôt raphique, tantôt harmonique, ſynoſteochondrique, ſynchoudroſiaque, ſyndeſmoſique, immobile. Toute violence externe, comme un coup, une chute, &c. ſuffiſent pour la cauſer, témoins les ſutures du crâne, les os quarrés du nez, ſéparés par une violence externe, le coccix, l'appendice xiphoïde, qui ſe luxe en dedans par un coup, une chute, le péroné qui ſe ſépare du tibia en marchant, &c. Le diagnoſtic ſe tire des ſignes génériques & de la cauſe alléguée. La variété raphique de cette eſpece peut avoir lieu dans les enfans ſans aucune fracture ; elle eſt toujours compliquée de fracture dans les adultes. Ce qui diſtingue cette diaſtaſe de la ſeconde, ſont la douleur &

la cause procatartique ; il n'y a point
d'autre différence entre la variété harmonique & la troisieme diastase, non
plus qu'entre la variété synostéochon-
driaque & la quatrieme diastase. La variété synostéochondrique est tantôt
compliquée de fracture cartilagineuse,
& tantôt elle a lieu sans cette espece de
fracture ; dans ce dernier cas, si le res-
sort du cartilage & du ligament s'affoiblit, l'écartement de la symphyse est
constant ; mais lorsqu'ils conservent
leur élasticité, l'écartement est instan-
tané, & on peut l'appeller une vraie
distorsion des parties dures unies par
synchondrose *Voyez* la 6e. *Diastase.* La
variété syndesmosique a lieu par rapport au péroné ; on peut y appliquer
tout ce que j'ai dit de la synchondro-
siaque, à l'exception de la fracture du
cartilage. La cure consiste à rapprocher
les parties écartées, à les réduire, à
les contenir avec un bandage, & à
faire cesser les symptomes, ce qui est
aisé à comprendre par ce que j'ai dit
des déplacemens par cause externe.
Voyez les Auteurs cités.

(B) *Diaſtaſes par cauſe interne.*

2. *Diaſtaſis raphica ; diaſtaſis , ſeu receſſus futurarum cranii* des Auteurs , tel que *Duverney* , &c. *Ecartement des ſutures.* L.

Les enfans qui ont un hydrocephale interne ſont très-ſujets à cette eſpece ; elle eſt cauſée par un amas de ſéroſité, qui ramollit les os du crâne , & les ſépare les uns des autres ; on la connoît au caractere générique, à l'eſpece de la ſymphyſe des os ſéparés , aux ſignes de l'hydrocephale, dont elle ſuit le prognoſtic, & dont elle admet la cure. Si l'on pouvoit ſe flatter de guérir l'hydrocephale , on pourroit rapprocher les os écartés, & les contenir avec un bandage que l'on reſſerreroit peu à peu.

3. *Diaſtaſis harmonica ; diaſtaſis oſſium naſi,* Levret *obſ. ſur les polypes. Ecartement des harmonies.* L.

Levret fait mention de cette eſpece cauſée par un polype dans le nez dans ſes obſervations ſur les polypes. Celui dont il parle étant venu à groſſir, avoit pouſſé les os quarrés du nez en dehors,

& les avoit enfin féparés. On tire le diagnoftic de cette efpece du caractere générique , de l'efpece de fymphyfe des os féparés , & de la préfence du polype. Les indications curatives fe réduifent à extirper le polype, (*Voyez* Levret *dans l'endroit cité*) à rapprocher les os écartés , à les réduire & à les contenir en place , ce qui vous conduit au diagnoftic & à la cure des autres écartemens des harmonies.

4. *Diaftafis fynofteochondrica ; diaftafis cartilaginis narium ; Diaftafe fynofteochondrique , écartement du cartilage des narines ,* Levret *obf. fur les polypes,* pag. 246. *Ecartement des fynofteochondres.* L.

Levret rapporte un exemple de cette efpece d'écartement occafionné par un polype dans le nez lequel avoit déplacé le cartilage de cette partie. Vous obferverez que nous appellons fynofteochondre la fymphyfe qui unit un os & un cartilage , & non point les os entre eux par le moyen d'un cartilage intermédiaire , ce qui compofe la 4e. fymphyfe fans moyen. Le caractere générique , l'efpece de fymphyfe de la partie affectée , & le polype, confſtituent l'écartement dont parle *Levret*. Sa cure eſt fondée ſur ce qu'on a dit de l'eſpece précédente. L'écartement du cartilage xyphoïde par une cauſe interne, forme la 4ᵉ. variété de cette eſpece.

5. *Diaſtaſis epiphyſica ; diaſtaſis epiphyſium*, Duverney , tom. 2. c. 1 p. 9. *Séparation des épiphyſes*. L.

Quoique les épiphyſes dans les enfans tiennent aux os par un cartilage intermédiaire , elles peuvent cependant s'en ſéparer ſans aucune fracture. Cette ſéparation a lieu dans le ſcorbut & dans la vérole invétérée. Les ſignes diagnoſtics ſe tirent du caractere générique , de la vacillation de l'épiphyſe , qui imite la fracture , & de la préſence des affections dont on a parlé. La cure conſiſte à rapprocher l'épiphyſe , à la contenir avec un bandage , & à employer les remedes qui conviennent au ſcorbut & à la vérole.

6. *Diaſtaſis ſynchondroſica ; diaſtaſis ſynchondroſicon*, Duverney *loc. modò citat.* Fab. Hildan. *centur.* 6. *obſ.* 39. Puzos , *des Accouchemens*, p. 7. *Diaſtaſe , ou écartement des ſynchondroſes.*

Cette eſpece a lieu dans les os pubis, dans ceux des îles, dans l'os facrum & le coccix. Elle eft caufée par une violence interne diftendante qui fépare les os unis par fynchondrofe. Elle a lieu pareillement dans le corps des vertebres, lors, par exemple, que le cartilage intermédiaire croiffant plus d'un côté que de l'autre , s'infinue comme un coin dans les corps des vertebres, & les fépare les unes des autres. On la guérit en détruifant la caufe diftendante interne , en rapprochant les os écartés , & en les contenant avec un bandage. Vous trouverez dans l'article fuivant les moyens qu'on doit employer pour empêcher l'accroiffement inégal du cartilage.

LXII. *LOXARTHRUS ; Pérverfio capitis offium ac mufculorum appenforum ,* Duverney , *tome* 2. *chap.* 2. *Artus vari ,* Duverney, *tom.* 2. *cap.* 3. *Gibbofitas fcapularis ,* Auctorum. *Perverfion de la tête des os & des mufcles ; membres bots , boffe fcapulaire , ou poitrine ailée.*

C'eft un changement conftant de la fituation relative des os qui ont un mouvement fenfible, en une autre toute contraire, ou une obliquité refpective & conftante fans luxation & fans fpafme. La tête de l'os refte dans fa cavité naturelle, & n'en fort point ; la direction naturelle que les os mobiles ont les uns à l'égard des autres s'altere, fans qu'on puiffe attribuer cet accident à une contraction fpafmodique, de forte que la luxation ni le fpafme n'ont aucune part à cette perverfion, laquelle confifte dans le changement permanent de la pofition refpective des os, & de leur coincidence naturelle en une autre toute contraire.

Les principes de ce vice font la perverfion de la fituation naturelle des os, & de la pofition naturelle des mufcles qui y font attachés, en fuite de différens mouvemens violens, l'accroiffement inégal de la cavité qui renferme le cartilage ou la tête de l'os, l'exoftofe partielle de la cavité ou de la tête de l'os, une efpece de tuf qui remplit inégalement la cavité de l'article, ou feulement fa partie latérale fans ankyfole, la tenfion des mufcles & des ligamens, plus forte d'un côté que de l'autre, laquelle peut venir d'un vice héréditaire, de la mauvaise situation de l'enfant dans la matrice, de la violence que les os souffrent de la part de la sage-femme, de la façon dont on l'emmaillotte, de ce qu'on le presse entre les bras en le portant, de la mauvaise situation qu'on lui fait prendre, & d'une infinité d'autres causes semblables.

1. *Loxarthrus perversivus ; perversio capitum offis & musculorum appensorum,* Duverney, *tome 2. chap. 2.* Perversion de la tête des os & des muscles. L.

Il arrive quelquefois qu'après avoir remué, par exemple, le bras avec violence en différens sens, on ne peut plus le remuer dans la suite, à cause que l'os & les muscles changent de situation, par la révolution que la tête de l'os fait dans sa cavité, & parce que les muscles prennent une conformation qui les rend incapables de mouvement; & à moins qu'on ne remette promptement l'os & les muscles du bras dans leur situation naturelle, on court risque de ne pouvoir plus s'en servir. La cure se réduit, 1°. à remettre l'os déplacé dans ſa cavité, en faiſant divers mouvemens contraires à celui qui a cauſé ſa perverſion; 2°. à le contenir avec un bandage, qu'on doit appliquer avec autant de promptitude, que ſi le bras étoit affecté d'une luxation incomplette.

2. *Loxarthrus aniſotonicus; artuum, maxillæ inferioris deflexio ab inæquali muſculorum ac ligamentorum tenſione,* Duverney, T. II. cap. 3. *Vari, valgi, compernes, brachia vara, maxillæ inferioris tortura* Latinorum; *Pieds bots, bras tournés, mâchoire de travers.* L.

Cette eſpece varie, eu égard à la partie qu'elle affecte; tantôt les pieds ſont tournés en dehors, & tantôt en dedans; tantôt ce ſont les genoux, tantôt les coudes, & tantôt la mâchoire inférieure. Le diagnoſtic eſt fondé ſur le caractere générique, ſur les parties tournées en dehors ou en dedans, & ſur la cauſe qu'on allegue. Le mal augmente dans les enfans, lorſque pour les ſoulager on retourne la partie dans un ſens contraire, parce qu'on augmente la tenſion des ligamens & des muſcles. La cure eſt entiérement fondée ſur l'uſage des machines.

telles que les bottines, &c. dont on se sert pour réduire sans violence les os dans leur situation naturelle, pour les contenir & les affermir en place. Prenez garde de confondre cette espèce avec la lordose. On peut mettre de ce nombre la détorsion, l'inclinaison, le renversement constant de la tête d'un côté ou d'autre, par l'action trop forte des muscles, à moins qu'on n'aime mieux en faire un genre de torticolis.

3. *Loxarthrus gibbosus ; gibbositas scapularis, seu alata* Auctorum ; *Bosse scapulaire, poitrine ailée.* L.

Cette espèce est aisée à connoître, par ce qu'on a dit de la précédente; elle a la même cause, & elle ne diffère que par la partie qu'elle affecte. *Voyez* Bosse scapulaire ou ailée.

4. *Loxarthrus intrarticularis ; artuum deflexio à mutatâ partialiter superficierum articulatarum libellâ ; valgi, vari, compernes, brachia vara, maxillæ inferioris tortura* Latinorum ; *Pieds bots, bras tournés, mâchoire de travers.* L.

Cette espèce de perversion a beaucoup de rapport avec la seconde espèce, & elle comprend celle de la mâchoire inférieure; elle en diffère quant

à

à la caufe, qui dans cette efpece, exifte dans la cavité même de l'article; au lieu que dans la feconde elle a fon fiege au dehors. Le niveau naturel des articles ou de la tête des os s'altere en partie, 1°. lorfque le cartilage dont elles font environnées croît plus d'un côté que de l'autre; 2°. lorfqu'il fe forme une exoftofe dans la cavité ou fur la tête de l'os; 3°. fi dans les os qui s'emboîtent dans deux cavités, comme la mâchoire inférieure, ou dans ceux qui ne s'emboîtent que dans une (il faut en excepter celles qui ont une double cavité) il fe forme un tuf dans l'une des cavités, dans le premier cas, ou dans une feule cavité dans le dernier; ou lorfque dans les os qui ne font reçus que dans une feule, l'intérieur de la cavité eft entiérement couvert d'un tuf plus épais d'un côté que de l'autre, ou feulement d'un côté, fans qu'il foit befoin d'ankylofe. Cette efpece de perverfion à laquelle on donne le nom de lordofe, varie par la partie affec-fectée & par le principe proégumene. On tire fon diagnoftic du caractere gé-nérique, des parties affectées & de la caufe dont elle dépend. Lorfqu'on

Tome II.   L

connoît la caufe qui produit cette premiere efpece de perverfion, on comprend fans peine les additions qu'il
convient de faire à la cure de la feconde, laquelle convient à celle dont
on vient de parler. Les variétés de
cette efpece compliquée d'exoftofe &
de tuf, admettent la cure des luxations
qui ont la même complication, en em-
ployant dans fon temps, en cas que
les fuperficies articulées reprennent
leur niveau, les infrumens propres à
réduire les parties allongées, à les foutenir, & à contenir l'article.

Nota. On peut rapporter à cet ordre
la lordofe & la boffe, que l'illuftre Auteur de ces Claffes a jugé à propos de
renvoyer à un autre. Tels font les divers genres de defcentes, d'hernies,
de luxations, de déplacemens; j'aurois
pu en traiter plus à fond que je n'ai
fait, fi le plan que notre Profeffeur s'eft
propofé en commençant cet Ouvrage
ne m'en eût empêché. C'eft affez d'a-
voir indiqué tous les différens genres
de déplacemens, de les avoir diftin-
gués par les caracteres qui leur font
propres, d'avoir expofé leurs caufes
& leurs fymptomes d'après l'expérien-

ce, d'avoir raſſemblé les eſpeces com-
priſes ſous chaque genre, de les avoir
nommées & diſtinguées, enfin d'avoir
donné les indications curatives, tant
générales que particulieres, autant qu'il
m'a été poſſible de le faire, ſans ou-
blier le pronoſtic & l'ætiologie. Pour
me mettre à couvert du reproche qu'on
eût pu me faire d'avoir traité ces matieres trop à la hâte & d'une maniere
trop conciſe, j'ai eu ſoin de citer, ſous
les genres & ſous chaque eſpece les Auteurs dont je me ſuis ſervi, afin qu'on
puiſſe y recourir & profiter de leur
travail au cas qu'on le juge meilleur
que le mien.

ORDRE SEPTIEME.

PLAIES; Plagæ.

LES plaies ſont des ſolutions de continuité, qui affectent ou les parties charnues, comme la bleſſure, l'ulcere; ou
les parties oſſeuſes, comme la fracture,
la carie : il y a des plaies qui ſont produites par des cauſes mécaniques, telles
que les inſtrumens tranchans, piquans,

contendans, foit que ces inftrumens
foient lancés contre le corps humain,
foit que celui-ci foit porté contre eux,
avec une force capable de triompher
de la ténacité de fes parties, comme
il arrive dans les bleffures & dans les
fractures; il y a auffi des plaies, telles
que l'ulcere, la carie, qui font produites
par des caufes phyfiques qui agiffent
en rongeant & en diffolvant le tiffu
des parties : de là la divifion des plaies
en quatre genres différens.

LXIII. BLESSURE; *Vulnus.*

La bleffure eft une folution mécanique de continuité dans les parties charnues, laquelle eft béante, & fanglante
d'abord, & qui tend enfuite à l'inflammation & à la fuppuration.

La bleffure differe de la piqûre par
l'écartement de fes levres ; elle differe
de l'ulcere, en ce qu'elle eft produite
par une caufe mécanique telle que la
force d'un inftrument tranchant.

Les poids immenfes, que des cour-
roies de la peau foutiennent fans fe
rompre, prouvent combien eft grande
la ténacité des fibres & des membra-

nes du corps, & ſur-tout de la peau.
Voyez *Hæmaſtatique*, *expérience* 22. Il
n'y a qu'une force ſupérieure à cette
ténacité, qui puiſſe produire une bleſſure; cette force appliquée, à l'aide
d'un inſtrument tranchant, ſur la longueur d'une ligne, produit très-facile-
ment ſon effet. Les fibres diviſées,
celles de la peau ſur-tout, qui ſont
très-élaſtiques, ſe retirent de côté &
d'autre; de là l'écartement des levres
de la bleſſure; les vaiſſeaux ſanguins,
qui ont été ouverts répandent le ſang,
dont le réſidu, en ſe coagulant dans
les vaiſſeaux de la bleſſure, donne lieu
à l'inflammation, à moins que la plaie
n'ait été bien ſucée; de là la ſuppuration qui ſe termine par la cicatrice.
Les ſymptomes qui accompagnent les
bleſſures, ſont la *douleur* de la peau,
des nerfs, des tendons, & ſur-tout
du périoſte; *l'effuſion du ſang* d'autant
plus abondante, que les arteres & les
veines ouvertes ſont plus groſſes ou
en plus grand nombre; *l'écartement des
levres*, qui eſt plus conſidérable dans
les bleſſures amples & tranſverſales,
que dans celles qui ſont longitudinales
& peu étendues; *l'inflammation* accom-

pagnée de tumeur, de chaleur, de rougeur, de douleur, de tenſion, de pulſation ; enfin la *ſuppuration*, qui ſurvenant quelques jours après appaiſe les ſymptomes de la partie enflammée, d'où coule un pus blanc, inodore, doux, qui facilite la régénération des chairs & la cicatrice.

Nous n'expoſons ici que les bleſſures ſimples ; quant à celles qui pénetrent dans quelque cavité du corps, nous les regardons comme les principes des autres maladies, dont nous donnons l'hiſtoire dans les autres claſſes ; telles ſont, par exemple, l'æmoptyſie, l'orthopnée, l'aſphyxie, la péripneumonie, &c. qui ſont produites par les bleſſures du poumon; telles ſont le vomiſſement de ſang, la cardialgie, l'hydropiſie aſcite ſanguine, qui ſont produites par les bleſſures des viſceres du bas-véntre.

Il ſuit de là, que le diagnoſtic & le pronoſtic des bleſſures varient beaucoup; nous ne nous propoſons point d'en faire ici le détail ni d'expoſer la cure de chaque eſpece de bleſſure, nous nous contentons d'indiquer les principales variétés des bleſſures ſimples.

1. Bleſſure ſimple ; *Vulnus ſimplex* ; *Plaie ſimple.* La bleſſure ſimple eſt produite par un inſtrument pur & tranchant, qui n'attaque que les parties charnues, ſans endommager ni les viſceres, ni les os ; cette eſpece n'eſt accompagnée ni de coupure, ni de contuſion, & n'eſt jamais l'effet du coup d'un inſtrument brûlant.

La bleſſure ſimple ſe guérit d'elle-même, lorſque le ſang n'eſt infecté d'aucun virus, pourvu qu'on ait ſoin d'éloigner l'approche de l'air à l'aide d'un bandage convenable ; s'il y a des corps étrangers dans le fond de la bleſſure, il faut les en tirer ; s'il s'y trouve du ſang caillé, il faut le délayer pour l'en faire ſortir ; ſi les levres de la bleſſure ſont trop pendantes, il faut les maintenir dans une ſituation convenable à l'aide d'une ſuture, ou des compreſſes, des bandes, des emplâtres. On diſſipera l'inflammation par la ſaignée, par une diete légere, par l'application des cataplaſmes émolliens. Qu'on conſulte ſur tous ces objets les Livres de Chirurgie.

2. Coup d'arme à feu ; *Vulnus ſclopetorum.* A.

Cette efpece eft produite par un corps dur lancé par les mortiers, les canons, les fufils, à l'aide de la poudre à canon. Ces fortes de plaies excitent un violent tremblement & un ébranlement général de tout le genre nerveux ; d'où réfultent, quelques jours après, les fymptomes les plus graves, dont l'intenfité eft d'autant plus grande, qu'il y a un plus grand nombre de parties nobles profondément bleffées, & que les os fracturés ou contus ont fouffert un plus grand ravage. Les bords de ces fortes de plaies paroiffent brûlés, noirs, fecs, contus. La gangrene, la ftupeur, l'abattement de l'ame furviennent fouvent. Tous ces fymptomes font moins l'effet de la brûlure que de la violence du coup.

3. Bleffure virulente, plaie virulente ; *Vulnus virulentum.* C.

Elle eft l'effet de la morfure d'un chien enragé, foit qu'il foit réellement hydrophope, foit qu'il ne foit que tranf-porté d'une colere violente. *Voyez* à l'article de l'*hydrophobie* quelles font les fuites de cette morfure. On appelle auffi plaies virulentes celles qui furviennent à des fujets infectés de quelque virus, tel que le syphilitique, le scorbutique, celui de la lepre, &c. ces sortes de plaies dégénerent le plus souvent en ulceres, & celles des hydropiques se changent le plus ordinairement en ulceres gangreneux ; les blessures qui donnent lieu à l'hydrophobie, paroissent pendant un temps assez long, simples & exemptes de virulence.

LXIV. *PIQURE ; Punctura.*

Elle differe de la blessure, en ce que l'instrument ne porte que sur un point du corps, & que la solution de continuité n'est pas accompagnée d'écartement de levres.

Il sort peu ou point de sang de la piqûre, mais il en résulte souvent des symptomes très-graves, qu'on doit attribuer & à la partie interne, qui a été piquée, & à l'arrêt du sang qui se putréfie dans le fond de la piqûre.

1. Piqûre simple; *Punctura simplex.* B.

Le principal symptome est la douleur qui est très-aiguë dans la peau, dans les nerfs, dans les tendons ; quoique les nerfs soient les seules parties du corps qui soient douées de senti-

L v

ment, la peau eſt cependant ſuſceptible de douleur aiguë , parce qu'il entre
beaucoup de nerfs dans ſon tiſſu; de
même les tendons , les membranes
étant parſemées de fibres nerveuſes ,
ſont auſſi très-ſenſibles. J'ai été témoin
des douleurs les plus aiguës, qui étoient
occaſionnées par un ſtilet enfoncé dans
les nerfs; ceux-ci deviennent cependant, dans quelques vieux ſujets, auſſi
inſenſibles que les os. Si les nerfs &
les tendons ſont entiérement coupés,
la douleur ceſſe bientôt ; mais s'ils ne
ſont que piqués ou à demi-déchirés,
il en réſulte de cruelles douleurs, capables d'exciter le tic & le tetanos.
Cela a lieu dans les tendons, parce
que les fibres qui reſtent entieres ,
éprouvent une diſtenſion continuelle
de la part de celles qui ſont diviſées &
qui ſe retirent. On ſait en effet que les
tendons & les muſcles ſont continuellement tendus , & ſont par conſéquent
un effort continuel pour ſe raccourcir:
or ſi cet effort du muſcle entier n'eſt
ſoutenu que par un petit nombre de
fibres, celles-ci étant violemment diſ-
tendues , doivent néceſſairement produire les douleurs les plus aiguës. Le

feul remede eſt donc la ſection tranſverſale & du nerf & du tendon, pourvu qu'on ait préalablement appaiſé la
douleur par des balſamiques purs, par
des onguens qui ne ſoient point ran-
ces; on emploie dans ce cas l'huile de
térébenthine, qu'on répand dans la
piqûre, & on applique des cataplaſmes
émolliens ſur la tumeur, qui ne tarde
pas à ſe former. On éloigne l'inflammation par des ſaignées réitérées. *Voyez*
la convulſion occaſionnée par la piqûre d'un nerf.

2. *Echarde, punctura à cuſpide fractâ,*
D. *Tiſſot*, Avis au Peuple. A.

Si la pointe d'un ſtylet, d'une épingle,
d'une épine, d'un aiguillon, d'une eſ-
quille de bois, eſt reſtée dans le fond
de la piqûre, ſur-tout dans les parties
nerveuſes, comme ſous l'ongle, il en
réſulte des douleurs très-aiguës, qui
ſe renouvellent par l'inflammation qui
s'excite dans ces parties. Il faut d'abord
retirer la pointe qui eſt reſtée; ſi cela
n'eſt pas poſſible, il faut appaiſer la
douleur par des cataplaſmes émolliens
& par des narcotiques, & faire avancer
la ſuppuration, que la nature excite
pour donner iſſue au corps étranger;

l'art feconde la nature en ouvrant l'abcès à propos.

3. Piqûre venimeufe; *Punctura venenata.* D.

Les piqûres venimeufes font produites ou par des végétaux ou par des animaux. Nous ne connoiffons parmi les végétaux de ce pays, que l'ortie, dont les piqûres ne foient pas purement mécaniques ; les épines de cette plante contiennent un fuc acide & corrofif, qui s'infinue dans la piqûre par un petit tuyau ouvert à leur pointe. L'antidote de ce venin nous eft inconnu; la partie piquée fouffre beaucoup, elle fe tuméfie, elle s'enflamme.

La vipere tient le premier rang parmi les animaux dont les piqûres font venimeufes; elle porte dans fa bouche deux aiguillons offeux, pliables, creux, dont la bafe comprime deux follicules remplies d'un fuc venimeux, qui s'infinue dans la plaie produite par cet animal en colere. Le principal remede eft l'alkali volatil fous forme concrete ou fluide, tel que l'eau de luce ; on en fait tomber quelques gouttes dans la piqûre, & on en prend intérieurement fix ou fept gouttes toutes les heures

pour exciter la fueur, laquelle conti-
nuée pendant 24 heures fait fortir le
venin du corps. Au défaut de ce remede, on peut employer intérieurement, & à l'extérieur le fuc de raifort,
de vélar, de creffon, de moutarde, de
roquette; on peut auffi prendre intérieurement la chair ou la poudre de
vipere.

La vipere eft le feul ferpent qui foit
venimeux, les léfards ne le font point;
mais il y a des infectes qui infinuent
avec leur aiguillon une humeur venimeufe dans leurs piqûres; de ce nombre font la guêpe, l'abeille, le coufin,
le frêlon, & fuivant quelques Auteurs,
l'araignée & le fcorpion.

L'illuftre Réaumur n'a point trouvé
de meilleur remede contre la piqûre
des abeilles, que de tremper la partie
piquée dans de l'eau froide qu'on renouvelle continuellement; peut-on
auffi employer dans ce cas l'alkali volatil. Quoi qu'on dife du venin de ces
infectes, il n'excite qu'une douleur
paffagere, une légere tumeur, fans
aucun danger pour la vie; le venin de
la vipere au contraire eft très-dange-
reux, fi on n'y apporte un prompt

remède. Voyez *notre Dissertation sur*
les animaux venimeux de la France, qui
a été couronnée au jugement de l'Académie des Sciences de Rouen.

Si on a été piqué par une guêpe ou
par une abeille, il faut retirer l'aiguillon avec une épingle , appliquer sur
la partie des feuilles de persil bien
broyées, la fomenter avec une décoction tiede de fleurs de sureau ; d'autres
conseillent d'appliquer sur la piqûre
un peu de thériaque , mais le remède
de *Réaumur* me paroît préférable.

Quant aux piqûres du porc-épic, de
la raye glorieuse, &c. voyez *notre Dis-*
sertation sur les animaux venimeux de la
France. Au sujet de la piqûre de la furie
infernale , *voyez* l'article *Clavelée* & le
Système de la nature de M. Linnæus.

LXV. *ÉCORCHURE ; Excoriatio.*

L'écorchure est une séparation de
l'épiderme ou de la peau d'avec les
chairs. Elle n'a point de profondeur,
ne s'étendant qu'en longueur & en largeur ; la piqûre au contraire n'est que
profonde , & la blessure est longue &
profonde à la fois.

1. Écorchure vive ; *Excoriatio viva.* B.
C'eſt une ſéparation violente de la
peau d'avec les chairs vives qu'elle
couvre ; elle eſt occaſionnée par des
coups portés obliquement , ſur-tout
ſur les parties ſoutenues immédiatement par des os , telles que le crâne , la
partie antérieure des jambes, les doigts,
&c. Elle eſt fort douloureuſe & ſouvent
accompagnée de contuſion. Le meilleur remede pour appaiſer la premiere
douleur, eſt le cérat de Galien pur , ou
ſaturé d'eau de Saturne.

2. Excoriation avec phlyctaine. *Ex-*
coriatio phlyctænodes. D.
Elle a lieu ſur les parties éryſipéla-
teuſes , brûlées, gangrenées , affectées
de charbon , ou ſur leſquelles on a
appliqué des véſicatoires ; il s'éleve ſur
toutes ces parties des phlyctaines amples , formées par la ſéparation de l'é-
piderme ſeule d'avec la peau. Cette
eſpece exige des réſolutifs anodins ,
comme la décoction de fleurs de ſureau ; on emploie , dans le cas des véſicatoires , le beurre , le cérat ; & la décoction de kinkina dans le cas de gangrene , &c.

LXVI. MEURTRISSURE;
Contufio.

La meurtriffure a lieu, lorfque le tiffu des chairs & des vaiffeaux eft brifé dans fes plus petites fibrilles, fans folution de continuité à la peau; elle eft fouvent accompagnée d'échymofe; elle eft produite par des corps obtus qui frappent les parties molles, avec une force, infuffifante à la vérité pour divifer la peau qui eft douée d'une très-grande ténacité, mais capable de déchirer & de détruire le tiffu des chairs, qui font beaucoup plus molles que la peau qui les couvre; de là l'effufion du fang dans le tiffu cellulaire, de là les douleurs obtufes, l'inflammation fyf-trophique, la fuppuration ou la gangrene.

1. Meurtriffure univerfelle; *Contufio univerfalis.* A.

Les caufes qui la produifent, font la chute d'une maifon, d'une mine, ou d'un poids confidérable mais mou, fur le corps humain, ou la chute de celui-ci d'un lieu élevé. Cette efpece exige le repos, une boiffon délayante, des ſaignées répétées ſuivant les forces du ſujet, une diete légere ; il faut auſſi envelopper tout le corps dans une peau de mouton ou de bœuf, récemment écorché.

2. Meurtriſſure partielle. *Contuſio partialis.* D.

La plus dangereuſe eſt celle qui attaque l'épigaſtre, l'abdomen, la poitrine, quoiqu'elle ne ſoit pas accompagnée de fracture ; elle donne quelquefois lieu en effet à la rupture des vaiſſeaux qui répandent le ſang dans l'intérieur ; les remedes ſont la ſaignée, les fomentations avec l'oxycrat chaud, la décoction de fleurs de ſureau, de camomille, ou le petit-lait miellé pour boiſſon, une diete légere ; on emploie enſuite des réſolutifs plus forts, tel qu'un cataſplame préparé avec le pariétaire qu'on broye dans l'eau-de-vie ou dans l'eau vulnéraire, &c ; on fait prendre intérieurement une infuſion de plantes vulnéraires.

LXVII. *FRACTURE ; Fractura.*

C'eſt une diviſion violente & mécanique, d'un os en fragmens ſéparables.

Si les os ne font que fendus longitudinalement, fans être totalement divifés, il n'y a point de fracture proprement dite, mais une fimple fêlure.

Il faut une force prodigieufe pour fracturer un os comprimé fuivant la direction de fon axe; mais la fracture eft beaucoup plus aifée, fi on fe fert de cet os, comme d'un levier commode portant fur un point d'appui, ou qu'il reçoive un coup contondant, fur-tout fi le corps eft porté avec violence fur l'extrémité d'un os long, qui lui ferve de levier, comme le tibia, le fémur.

1. Fracture tranchante; *Fractura fcindens.* D.

Les fragmens dans cette efpece ne font point brifés, & ils font en petit nombre; elle eft ou tranfverfale, ou oblique, celle-ci eft plus dangereufe; elle eft l'effet du choc d'un corps tranchant ou contondant, ou d'un coup d'arme à feu, qui caffe l'os nettement; cette derniere fracture étant compliquée avec une plaie d'arme à feu, préfente le même pronoftic que cette plaie.

2. Fracture avec fracas; *Fractura atterens.* D.

Les os dans cette espece font comme moulus & divisés en fragmens très-petits , comme il arrive , lorsque les fibres font brisées par le poids d'un chariot chargé.

Les os des extrémités étant fracturés , si les fragmens font fortis de leurs places , les muscles fe retirent par leur force élastique , attirent à eux la partie fracturée , & raccourcissent le membre. Cette violente distension des os déchire le périoste , les vaisseaux, & les membranes voisines; delà la douleur la plus aiguë, l'inflammation, la fievre , la convulsion , l'insomnie ; & dans les fractures du crâne, les maladies convulsives , soporeuses ; dans celles de la poitrine, l'orthopnée , la pleurésie , & d'autres maladies très-graves , qui exigent des opérations douloureuses; qu'on consulte à ce sujet *les Auteurs de Chirurgie.*

LXVIII. *Félure ; Fissura.*

La fêlure est la division d'un os en deux parties qui ne font séparées que par une fente, & qui restent adhérentes au moins par une de leurs extrémités.

La fêlure a lieu principalement dans les os plats, tel que le crâne; l'os fendu eft quelquefois déprimé, d'autres fois il ne l'eft pas; la fente eft plus ou moins large & la commotion du cerveau plus ou moins violente, ce qui donne lieu aux maladies les plus cruelles de la tête. Confultez à ce fujet les *écrits de Chirurgie.* Le danger de la fêlure dépend principalement de la commotion du cerveau ou de l'extravafation du fang. Voyez l'*opération du trépan.*

LXIX. *RUPTURE; Ruptura.*

C'eft une folution de continuité ou une violente diftraction des tendons, des ligamens ou des cartilages, avec ou fans luxation.

La rupture des tendons d'achille eft fouvent l'effet d'un fang violent; les luxations, les fractures donnent lieu à la rupture des ligamens des articles, de ceux des vertebres, ainfi qu'à la rupture des cartilages qui tapiffent les cavités articulaires, & des membranes aponévrotiques qui enveloppent l'articulation: les maux qui en réfultent, font fenfibles; mais la rupture des ligamens qui attachent & retiennent dans leurs places les viſceres, tels que la matrice, la rate, le foie, occaſionnent des maladies internes difficiles à connoître.

LXX. *Coupure* ; *Amputatura*, Ill. Linnæi, *gen.* 241.

C'eſt une ſolution de continuité dans les parties molles & oſſeuſes, accompagnée de la ſéparation totale d'un membre ou d'une partie d'avec le reſte du corps. On l'appelle *extirpation* à l'égard des mamelles, des teſticules & des cancers : L'opération qui produit les plaies ou les fractures auxquelles nous donnons le nom de *coupure*, s'appelle *amputation*.

C'eſt en vain qu'on eſpere de réunir les parties coupées, ſi on en excepte les dents arrachées, quoique l'inſertion de pluſieurs parties réuſſiſe dans les plantes, ainſi que celle des doigts dans les oiſeaux. Les indications à remplir ſont 1°. d'arrêter l'écoulement du ſang à l'aide des compreſſes, de l'agaric, de la charpie, des ligatures ; 2°. d'éloigner l'inflammation & la douleur par une diete légere, une ſituation commode,

par les faignées & une boiffon anti-
phlogiftique ; 3°. enfin de procurer la
cicatrice.

LXXI. *ULCERE ; Ulcus.*

C'eft une érofion purulente des parties molles, plus enfoncée que la peau,
répandant un pus ichoreux ou de mauvaife qualité.

L'ulcere differe de la plaie fuppurante, en ce que le pus de celle-ci fe
forme peut-être fans érofion & fans
diffolution des parties folides ; il ne
préfente aucune mauvaife qualité ; il
eft blanc, épais, doux, propre à accélérer la cicatrice en facilitant l'accroiffement de la chair grenue, qu'il met
à l'abri de l'air ; le pus de l'ulcere au
contraire eft icoreux, âcre, fétide, rongeant, & le plus fouvent entretenu par
un fang cacochyme. L'ulcere eft l'effet
ou d'une plaie négligée, maltraitée, ou
de l'ouverture d'un abcès, ou d'un
fang cacochyme ; les chairs rongées
font remplacées par des excroiffances
fongueufes, ou au moins le fond eft
ample & fe termine par une ouverture plus étendue ; en quoi il differe
du finus, de la fiftule, &c.

Les différentes efpeces d'ulceres font, fuivant *Heyfter*, l'ulcere cacoëthe, l'ulcere calleux, le chancreux, l'éryfipélateux, le fiftuleux, le putride, le fcorbutique, le dartreux, le vérolique, le vermineux, &c. Il y ajoute l'ulcere cutané & fuperficiel, qui n'eft à proprement parler qu'une exulcération; il parle auffi d'une efpece d'ulcere qu'il nomme magique, dont l'exiftence peut être révoquée en doute.

LXXII. *Exulcération; Exulceratio.*

L'exulcération eft à l'égard de l'ulcere ce que l'excoriation eft à l'égard de la bleffure; on peut la définir une excoriation ulcérée & fuppurante; elle préfente les mêmes différences que l'excoriation, & les mêmes efpeces que l'ulcere.

LXXIII. *Sinus, Clapier; Sinus.*

C'eft une cavité ulcérée, dont le fond qui eft ample & fouvent multiplié, fe termine par un orifice étroit.

Le finus eft fouvent produit par le pus, qui fortant difficilement, & étant preſſé par le mouvement des parties s'inſinue dans le tiſſu cellulaire & pénetre dans les interſtices des parties voiſines. Pour guérir le ſinus, il faut le réduire d'abord à l'état d'ulcere étendu.

LXXIV. *FISTULE ; Fiſtula.*

C'eſt une cavité ulcérée, ſinueuſe, dont les parois ſont le plus ſouvent calleuſes, ou dont le fond ſe termine à un os carié, ou affecté d'épine venteuſe. Elle eſt peu différente du ſinus, & il faut pour la guérir, la réduire, ainſi que le ſinus, à l'état d'ulcere, comme il faut réduire l'ulcere à la condition de plaie ſimple.

LXXV. *GERÇURE ; Rhagas.*

C'eſt une ſolution de continuité, ſeche ſur les bords des parties, par exemple, ſur les levres, les mamelons, ſur les bords du fondement, de la vulve ; elle differe de l'ulcere, en ce qu'elle ne répand ni pus ni matiere ichoreuſe ; il y a des gerçures qu'on apporte en naiſſant, telle que celle qu'on nomme vulgairement *bec de lievre* ; il y en a qui ſont ulcérées, ſeches, comme

me la gerçure vénérienne ; il y en a
de simples, comme celle que le froid
excite en hiver aux levres, aux mains
& aux pieds, comme celle qui est produite par des matieres âcres, comme
il arrive aux servantes qui portent im-
prudemment leurs mains dans la lessi-
ve chaude ; enfin il y a des gerçures
malignes & étendues dans la lepre que
les Espagnols appellent *mal de la rosa*,
ainsi que dans le pian d'Amérique, &c.

LXXVI. *Escarre ; Eschara.*

C'est une croûte seche, morte, formée par les parties fluides & solides
du corps humain. Si on applique sur
une partie un cautere, soit actuel, soit
potentiel, cette partie devient dure,
seche, inégale, privée de sentiment &
de vie ; on lui donne proprement le
nom d'*escarre*, dont la couleur varie ;
la pierre infernale excite une escarre
de couleur grise ; celle qui est produite
par le beurre d'antimoine, est d'une
couleur argentée, & celle qui provient de la plombagine ou du feu, est
noire. La chute de l'escarre est l'ouvrage de la nature, qui excite à cette
fin la suppuration des parties qui en

Tome II. M

font couvertes, l'art en facilite la chute
par l'application du cérat de Galien,
du beurre, &c. On donne aussi le nom
d'*escarre* aux fibres, aux filamens, aux
autres parties qui font mortes dans les
ulceres, ainsi qu'aux croûtes seches &
noires de la petite vérole, des dartres, de
la lepre, & d'autres maladies cutanées.

LXXVII. *CARIE ; Caries.*

On dit qu'un os est carié, lorsqu'é-
tant dépouillé de son périoste, il perd
sa couleur naturelle, devient inégal,
exfolié, & ensuite fragile, & comme
rongé. Cette définition comprend les
différens degrés de la carie ; en effet,
la carie s'annonce dans son commencement par la séparation du périoste,
par la couleur de l'os, d'abord blanc
& demi-transparent, ensuite noirâtre,
& par une odeur très-fétide ; & quand
la carie est à son plus haut degré, il
en fort une matiere ichoreuse fétide,
l'os est fragile, comme s'il étoit ver-
moulu, & il s'y forme des cavités ulcérées. On distingue la carie en seche
qui dure très-long-temps sans douleur
& sans fétidité, & en carie humide,
qui fait des progrès plus rapides, qui

creufe l'os , & répand une matiere ichoreufe fétide avec plus ou moins de douleur. On peut regarder la carie commençante comme une gangrene feche de l'os , & celle qui a déjà fait quelques progrès , comme un ulcere de cette partie ; la féparation qui fe fait par écailles , des lames offeufes qui font mortes , s'appelle *exfoliation* ; la chute de ces écailles privées de vie , eft l'ouvrage de la nature & de l'art , elle termine la cure de la carie ; l'art emploie pour cet effet les cauftiques & les inftrumens. Le remede le plus prompt eft l'extraction ou l'amputation de l'os carié , lorfqu'on peut le féparer facilement d'avec les parties vives. On divife la carie en fimple , en fyphiliti- que , fcorbutique , fcrophuleufe , &c.

LXXVIII. *Epine venteuse ; Arthrocace.*

C'eft un ulcere de la moelle des os , qui a le plus fouvent fon fiege dans les épiphyfes , & qui eft accompagnée de carie , d'exoftofe & de douleur. On lui donne le nom de *pædarthrocace* , par- ce qu'elle eft familiere aux enfans ra-

M ij

chitiques & fcrophuleux ; on l'appelle
auffi en Latin *fpina ventofa*, parce qu'elle
excite de la douleur , & qu'elle forme
une tumeur creufe en dedans ; on la
divife en autant d'efpeces que l'exoftofe & la carie ; il y a en effet des
épines venteufes fimples , il y en a qui
font vénériennes , carcinomateufes ,
varioliques , fcorbutiques , rachitiques.
Voyez l'illuftre Petit , *maladies des os.*
La douleur qui accompagne l'épine
venteufe , dépend tantôt de la pointe
de l'exoftofe , tantôt de l'érofion du
périofte interne.

Nous ne nous fommes point propofé d'expofer en détail le diagnofti-
que , les efpeces, le pronoftic , & la
cure des plaies , ainfi que des autres
vices , ce qui exigeroit un ouvrage très-
étendu ; nous nous contentons d'en
avoir expofé le précis ; car nous ne regardons ici les vices que comme les
principes, les élémens & les fymptomes des différentes maladies dont nous
nous occupons dans les claffes fuivantes ; ceux qui voudront en favoir davantage là-deffus , peuvent confulter
les excellens ouvrages de Chirurgie de
Petit , de *Platner* , de *Garengeot* , d'*Heif-*
fer , &c.

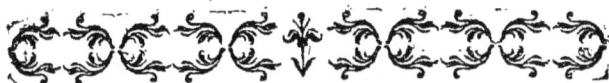

SOMMAIRE

DE LA SECONDE CLASSE.

FIEVRES.

CARACTERE. Un concours de froid & de chaleur fucceffive, avec foibleffe des membres, & un pouls plus fort & fouvent plus fréquent qu'à l'ordinaire.

ORDRE I. CONTINUES. *La pyrexie augmente & diminue une feule fois dans le cours de la maladie.*

I. EPhémere ; elle fe termine en une demi-femaine, elle fe manifefte dans toute fa force dès le commencement.

II. Synoque , *Synocha* ; elle s'étend jufqu'au feptieme jour, & elle augmente fucceffivement.

M iij

III. Fievre continuë, *fynochus* ; elle dure au moins deux femaines ; la pyrexie eft plus forte.

IV. Fievre continue maligne ; elle dure au-delà de trois femaines ; nulle pyrexie, ou très-médiocre, la foibleffe extrême.

V. Fievre hectique ; elle s'étend au-delà d'un mois ; la pyrexie eft foible, & la foibleffe des membres peu confidérable.

ORDRE II. RÉMITTENTES ;
la pyrexie augmente & diminue plufieurs fois dans le cours de la maladie, elle ne ceffe jamais, fon type eft fouvent confus.

VI. Quotidienne continue ; la rémiffion conferve le type de la quotidienne, le froid furvient dans les paroxyfmes.

VII. Tierce continue ; le type de la rémiffion eft le même que celui de la fievre tierce, & il n'y a prefque point de froid.

VIII. Quarte continue ; la rémiffion a le même type que la quarte.

ORDRE III. INTERMITTENTES ;
elles reviennent par accès périodiques, & qui cessent entiérement dans les intervalles.

IX. Quotidienne ; ses accès reviennent tous les jours.

X. Tierce ; ses accès reviennent tous les trois jours inclusivement.

XI. Quarte ; ses accès prennent tous les quatre jours inclusivement.

XII. Fievre erratique ; ses accès sont plus de quatre jours à revenir ; ses types sont très-incertains.

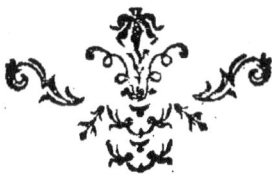

M iv

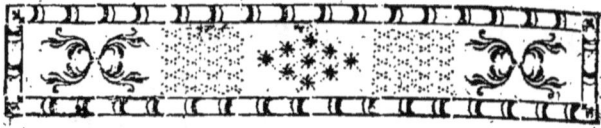

THÉORIE
DE LA SECONDE CLASSE.

MALADIES FÉBRILES
OU FIEVRES.

1. LES Fievres font appellées par les Grecs *pyra* & *pyrectica nosemata* ; par les Latins, *febres* ; par les Anglois, *fevers*, *agues* ; par les Espagnols, *fiebres*, *calenturas* ; par les Allemands, *fiebers* ; par les Italiens, *caldezze*, *febbre*. L'illuftre Linnæus les appellent *maladies critiques*.

2. Les Grecs appellent ceux qui en font attaqués *pyretontes*, *pyrecticoi* ; les Latins, *febrientes*, *febricitantes* ; les Anglois, *feverish* ; les Espagnols, *achacosos de calentura* ; les Allemands, *fieberhaftig* ; les Italiens, *febrosi*.

3. Quant à l'étymologie, les mots de *febris* & *febriculæ* viennent du Latin *ferveo*, s'échauffer, devenir chaud, ou de *februo*, je purge; mais les noms Grecs, Espagnols & Italiens, sont dérivés du feu & de la chaleur. Les fievres sont presque la troisieme partie de toutes les maladies qu'on observe, *Sydenham*.

4. Son caractere consiste en ce que les forces du pouls augmentent respectivement à celles des membres; mais pour l'ordinaire le pouls devient plus fréquent que de coutume, & les forces soumises à la volonté diminuent. Les forces du pouls augmentent en raison de la grandeur & de la fréquence doublée conjointement; mais les forces des membres sont d'autant moindres, que les membres qui peuvent se mouvoir sont plus petits & en moindre nombre, & que leur mouvement est plus lent & moins fréquent. La fievre existe toutes les fois, 1°. que les forces des membres demeurant les mêmes, les forces vitales du cœur & des arteres augmentent, sur-tout quant à la fréquence.

2°. Quoique les forces des membres

M v

diminuent, les forces vitales restent les mêmes, pourvu que ni l'assoupissement, ni l'insensibilité des membres ne se mêlent point de la partie, car l'assoupissement & la paralysie empêchent l'exercice des membres soumis à la volonté.

3°. Les forces des membres venant à augmenter, celles du pouls augmentent encore plus, ainsi qu'il arrive dans la phrénésie.

4°. Lorsque les forces des membres diminuent, les forces vitales augmentent, ou restent les mêmes que dans l'état de santé, ou enfin elles diminuent dans un moindre rapport. (*)

HISTOIRE GÉNÉRALE.

5. La fievre commence par le froid, le frisson, la pâleur, la petitesse du pouls, la soif, la pesanteur de tête, &c. Dans l'accroissement & l'état, la chaleur, la soif, l'abattement des forces, la sécheresse, l'anxiété. Dans le

(*) Le signe pathognomonique de la fievre est l'altération du pouls, laquelle est accompagnée d'une espece de lassitude douloureuse dans tout le corps, & d'une foiblesse subite du mouvement arbitraire. Bianchi. *Histor. hep.* pag. 847.

déclin, une fueur humide moins abondante, d'urine rougeâtre, la fueur.

6. Les *fymptomes* 1°. dans les *fonctions libres de l'entendement & du mouvement*; la *laffitude* s'empare du corps & le tient au lit, fur-tout dans les fievres continues, & exacerbantes aiguës, auffi-bien que dans les accès des intermittentes. La *fituation* eft d'autant plus horizontale, renverfée & immobile, que les forces des membres font plus abattues; & c'eft ce qui fait que ceux qui ont la fievre renoncent aux affaires, s'abftiennent de parler, de gefticuler, & même ne font aucun *mouvement*, à moins que l'anxiété ne les preffe; le trop grand jour leur fait de la peine, les fons trop forts les incommodent, ils font incapables d'aucune attention, ils chancelent lorfqu'ils font debout, l'ennui les faifit, & ils haïffent ce qui leur plaifoit auparavant; ils ne peuvent ni étudier, ni fournir à la converfation; ils font fouvent fujets aux vertiges & à des pefanteurs de tête, à la céphalalgie; & dans l'état des fievres aiguës, au délire & à l'infomnie.

8. 2°. *Dans les fonctions naturelles* de l'appétit, du pouls & de la refpiration:

la *faim* s'évanouit dans les fievres continues & exacerbantes, de même que dans les accès des intermittentes, le malade prend du dégoût pour les viandes, les fauces & les mets falés; la *foif* augmente avec la maladie, à moins qu'il ne tombe dans l'affoupiffement & dans le délire; il ne fent aucun défir amoureux; il ne peut fouffrir ni le vin, ni le tabac, ni les friandifes; le *pouls* du commencement jufqu'à la fin, eft plus fréquent qu'à l'ordinaire, à moins qu'il ne foit affecté du délire, du coma, ou de telle autre affection femblable, comme cela arrive dans les fievres malignes; il eft petit au commencement, & quelquefois intermittent dans le friffon, & alors furviennent les cardialgiés & les naufées; dans l'état, il eft plein & fort, fes battemens font diftincts, lorfqu'il n'y a point de pléthore, finon ils font confus; il eft mou & petit à la fin. Tant que le friffon dure, la *refpiration* eft difficile, courte, toujours fréquente; elle augmente avec le pouls quant au nombre & à la grandeur, de maniere qu'on peut diftinguer par elle de même que par le pouls, la préfence de la fievre.

9. 3°. Dans les *excrétions* ; la falive tarit, la gorge, les fiftules, les ulceres fe deffechent; l'urine pendant le friffon eft limpide, mais peu abondante dans le déclin, rouge, chaude; & dans les fievres intermittentes, de couleur de brique, ou comme remplie de brique; la perfpiration durant le friffon eft médiocre, elle augmente lorfque la chaleur revient; la fueur à la fin eft abondante, & après certaines fievres fynoques & tierces, de très - mauvaife odeur.

10. 4°. Dans les *qualités* ; la peau, lorfque la fievre ou l'accès commence, eft feche, pâle, rude & inégale; les veines difparoiffent dans le friffon, les cheveux fe hériffent, les anneaux des doigts fe relâchent, le froid fe joint au friffon, & dans l'accès il furvient un trémouffement dans les mâchoires, dans les membres, du moins dans la peau, les ongles deviennent livides, les extrémités des doigts fe rident, les levres & les paupieres pâliffent; la langue dans les fievres putrides devient pâle, blanche ou jaune; dans les malignes, la langue, les dents & les levres fe couvrent d'une matiere

gluante, noire & feche; l'haleine devient puante & d'une odeur cadave-
reufe. Les yeux, dans le fort des fievres aiguës, font étincelans, mais ils
s'éteignent dans celles qui font graves
& opiniâtres; la chaleur augmentant,
les joues & les levres deviennent ver-
meilles, la peau s'enfle tant foit peu
& s'adoucit, les anneaux paroiffent
trop étroits, les veines fe gonflent,
les poils deviennent flafques, la chaleur augmente peu à-peu jufqu'au tren-
te-deuxieme, & en été jufqu'au trente-
fixieme degré, lorfqu'on empoigne le
thermometre; cependant elle n'augmente pas proportionnellement au nombre des pulfations, dans un temps déterminé.

11. La *fievre* eft une altération de la
chaleur naturelle, ou un changement
contre nature, accompagné de battemens de pouls plus forts & plus fréquens. *Galen. Definit. Med. pag. 146.*
Cette définition comprend les fievres
froides, auffi bien que les fievres
chaudes, & c'eft fans raifon que les
Médecins l'ont rejetée. Elle eft la même que celle de *Boerhaave*, qui établit
pour fymptomes de la fievre, le friffon,

enſuite la chaleur & l'accélération conſtante du pouls, *Aphor. 563.* En effet, la vîteſſe du pouls eſt inſéparable de ſa force & de ſa fréquence ; de ſorte que l'une venant à augmenter, pourvu que l'autre ne diminue point, la vîteſſe augmente auſſi. La définition que je donne ne differe en rien des autres, elle les reſtreint ſeulement.

12. Si l'on veut avec *Sennert* que la fievre ſoit un changement de la chaleur naturelle, en une chaleur ignée, & qu'on oppoſe l'exemple des fievres froides, la définition ne ſera pas moins vraie, vu que ſi la chaleur ne ſe manifeſte point au dehors, elle ne laiſſe pas que d'augmenter conſidérablement au dedans, de ſorte que les modernes ont rejeté ſans aucun fondement, les définitions que les anciens ont données de la fievre.

Théorie des Fievres.

13. Les forces, tant libres que naturelles, émanent d'une ſeule & même ſource ; les premieres ſont appliquées aux membres ſoumis à la volonté, les ſecondes, au cœur & à la poitrine ; elles ſont toutes deux proportionnées

à l'énergie des facultés de l'ame, favoir à fa liberté & la nature, qui conf-
pirent toutes deux à la même fin, &
agiffent de concert tant que la fanté,
foit phyfique ou morale, eft parfaite;
l'une & l'autre font proportionnées à
la quantité du fluide nerveux, qui eft
l'inftrument des facultés, & à fa vîteffe
doublée.

14. Tant que la fanté fubfifte, la faculté ne diftribue qu'une très - petite
partie de fes forces aux divers organes,
foit librement ou naturellement; elle
en diftribue, tantôt plus, tantôt moins
au même mufcle, felon l'ufage auquel
il eft deftiné, & le befoin où il eft
d'agir; & comme le mouvement du
cœur & de la refpiration eft toujours
néceffaire tant la nuit que le jour, &
qu'il occafionne une grande diffipation
de forces, ces vifceres en reçoivent
ce qu'il leur en faut d'une maniere
affez uniforme. A l'égard des membres
dont l'action n'eft pas toujours néceffaire pour la vie actuelle, ils ne reçoivent de forces qu'autant qu'il leur en
faut le jour pour vaquer aux différens
travaux & aux différens exercices, &
lorfque leurs actions font très-fortes,

leurs forces , ainsi que le démontre Bo-
relli , sont proportionnées à leur masse.
Il n'arrive point , & il n'est pas nécessaire non plus , que tous les muscles
du corps agissent à la fois , lors même
que le plus grand nombre est employé
au travail : pour savoir maintenant
quelle est la puissance absolue de tous
les muscles qui agissent journellement
pendant douze heures de travail , les
douze autres étant employées au sommeil , à la nourriture & au repos , il
ne faut que consulter les expériences
du fameux Bernoulli (*) , & l'on verra
qu'elle est à peu près égale au poids
d'un pied cube d'eau élevée toutes les
secondes à un pied de hauteur pendant
douze heures de travail.

15. La puissance absolue du cœur ,
par laquelle il envoie , toutes les secondes , par le ventricule gauche une once
& demie de sang avec une vitesse suffisante pour le faire monter dans un
tube adapté perpendiculairement à l'a-
orte, à la hauteur de sept pieds & demi ,

(*) Bernoulli *Hydrodin.* pag. 199. M. *Euler* prétend qu'un homme est fort lorsqu'il peut porter un
poids de soixante livres , l'espace de six pieds par
chaque seconde. *Act. Acad. Prussica,* 1752. pag. 163.

feroit égale à un poids quarante fois moindre, s'il n'agiffoit que pendant une demi-journée ; mais comme il agit pendant vingt-quatre heures confécutives, fa puiffance abfolue eft à celle des mufcles qui agiffent librement dans les ouvriers, ou au travail qu'ils font, comme 1 à 20. C'eft M. Bernoulli qui en a fait le calcul, & qui a eu la bonté de me le communiquer.

16. La force eft la caufe, ou la raifon fuffifante de l'action actuelle, & par conféquent elle doit être appréciée par le poids multiplié par l'efpace parcouru dans un temps déterminé, en faifant abftraction de la durée du travail, ce qui eft une circonftance qui diftingue la force de la puiffance abfolue. Il s'enfuit donc que la force du cœur eft à celle des mufcles foumis à la volonté dans l'état de fanté, dans le rapport de 1 à 40 ; car on juge des forces par leurs effets actuels, & ces effets, comme le favent les Mécaniciens, font comme 1 à 40.

17. On faura maintenant que la force que le cœur imprime au fang, fe diftribue dans toutes les arteres proportionnellement à la quantité de fang qui y

circule, & par conséquent en raison de leurs orifices à égale distance du cœur : il y a donc un rapport constant entre les forces du cœur, & celle de chaque artere donnée, par exemple, de la radiale que l'on tâte dans l'endroit du carpe, & c'est par la force de cette artere que l'on juge de celle du cœur.

18. Nous jouissons d'une bonne santé, lorsque nous exerçons nos fonctions avec joie & constamment, surtout, comme *Sanctorius* nous l'apprend, lorsqu'en gravissant une hauteur, nous ne sentons aucunement le poids de notre corps ; de sorte que nous devons juger de l'intégrité de nos forces libres, par notre légéreté, par la facilité avec laquelle nous montons une échelle, & plus le poids que nous portons est pesant, & plus nous le portons avec facilité, plus la faculté destinée aux mouvemens libres est forte.

19. Il suit de là qu'un Médecin qui connoît le pouls & les forces ordinaires d'un sujet sain, est toujours en état de juger, soit par l'usage, soit par l'analogie, si la force du pouls est plus grande proportionnellement aux forces

libres, que dans l'état de fanté ; & c'eſt
ce qu'on ne peut favoir que par appro-
ximation ; il n'eſt pas befoin ici d'une
précifion géométrique, & elle n'eſt
point néceſſaire dans la pratique.

20. La force du pouls eſt comme
celle du fang pouſſé dans l'artere qui
bat, & celle-ci, comme celle de la
maſſe de fang qui fort du cœur ; mais
celle de ce dernier eſt comme la féc-
tion de l'orifice du cœur multipliée par
le quarré de la vîteſſe du fang ; & comme les quarrés des vîteſſes font comme
les hauteurs auxquelles les fluides s'é-
levent perpendiculairement, ou, ce
qui revient au même, comme les hauteurs d'où ils doivent defcendre pour
acquérir la vîteſſe qu'ils ont, il s'enfuit
que la force du fang qui fort par un
orifice donné, eſt comme la hauteur
à laquelle il peut s'élever.

21. Lorſque l'artere temporale d'un
fujet fain & adulte eſt coupée, le fang,
comme nous l'apprennent les expériences hémaſtatiques, peut s'élever de
fept pieds de roi au-deſſus du cœur ;
& comme fa vîteſſe, en defcendant
de cette hauteur & coulant fur une
furface horizontale, eſt d'environ 20

pieds par seconde, comme nous l'apprenons de l'hydrodynamique; il s'enfuit que la vîtesse totale que le sang peut acquérir en sortant du ventricule gauche du cœur, est d'environ vingt pieds par seconde.

22. Dans l'état de santé, la vîtesse du sang dans un vaisseau quelconque, par exemple, dans la veine du bras dont l'ouverture est égale par-tout, est toujours la même que celle qu'il a dans l'aorte, de maniere qu'elle augmente ou diminue proportionnellement à celle-ci; d'où il suit que la vîtesse du sang qui s'écoule par la saignée, en faisant abstraction de l'inégalité des frottemens, est la mesure des forces du cœur, lorsque le jaillissement du sang est uniforme.

23. La vîtesse du sang, lorsqu'il surmonte une résistance, ou qu'il circule dans les vaisseaux, est toujours moindre que celle qu'il a dans l'air; la premiere est appellée *actuelle*; la seconde, *virtuelle*; & comme il est vraisemblable que la vîtesse du sang dans l'aorte ne passe pas un demi-pied par seconde, il s'ensuit que la vîtesse actuelle est à la virtuelle, comme 1 à 40.

24. COROLLAIRE I. La maſſe du ſang qui précede étant ôtée, ſans que le ton du cœur diminue, la vîteſſe actuelle du ſang augmentera dans une raiſon moindre que la ſous-doublée de la réſiſtance diminuée; car les vîteſſes des fluides qui meuvent des maſſes inégales ſont en raiſon inverſe des racines de ces maſſes; mais comme le ſang ne peut diminuer, que la maſſe qui coule par l'aorte ou par l'orifice du cœur ne diminue, & que la vîteſſe, toutes choſes d'ailleurs égales, eſt d'autant plus grande, qu'il ſort une plus grande quantité de ſang du cœur par ſes orifices tendineux & invariables, la vîteſſe actuelle doit augmenter dans une raiſon un peu moindre que celle de la racine de la maſſe du ſang qui reſte, à la premiere maſſe.

25. COROLLAIRE II. La maſſe du ſang devenant plus fluide ou moins gluante par le moyen des remedes délayans, chauds & atténuans, ſa vîteſſe actuelle augmente en moindre raiſon que la ſous-doublée de la viſcoſité qui diminue. Car la viſcoſité eſt analogue à la réſiſtance du corps que l'on veut mettre en mouvement, & le même raiſonne-

ment a lieu ici comme ci-deſſus, ainſi que l'expérience nous l'apprend.

26. COROLLAIRE III. Les orifices des petites artérioles venant à ſe dilater, la vîteſſe actuelle du ſang augmente en moindre raiſon que la ſous-doublée des orifices. Le ſang artériel ſouffre beaucoup de frottement en paſſant par les orifices des petites artérioles, comme cela paroît par les expériences hémaſtatiques de Hales, (*Exper. 9. pag. 249.*) & ſon cours eſt le même que ſi la ſomme de ſes orifices étoit environ la vingtieme partie de celui de l'aorte. Or ceux qui ont étudié l'hydraulique ſavent que la dépenſe eſt moindre par un petit ajutage que par un grand, c'eſt-à-dire que le défaut augmente en raiſon inverſe des diametres, (*Mémoires de l'Académie des Sciences, Carré* 1705.) de ſorte qu'il ſe fait une double dépenſe d'eau par un ajutage de 26 lignes de diametre, que par un autre qui en a 20; quoique les orifices, & par conſéquent les dépenſes, en faiſant abſtraction du frottement, doivent être dans le rapport de 708 à 400, & non point dans celui de 2 à 1; d'où il ſuit que ſi les orifices des arté-

rioles augmentent dans le rapport de 4 à 7, les écoulemens augmentent en plus grande raison, savoir dans le rapport de 1 à 2, de façon que la vîtesse du sang dans les troncs des arteres devient plus grande.

27. Comme la pression du sang sur les parois des arteres approche d'autant plus de la pression totale, (*Hœmast. Gall. pag. 250.*) qu'il a plus de peine à circuler dans les vaisseaux capillaires, & qu'on juge de cette pression par la tension & la résistance des arteres, cette tension peut servir à nous faire connoître les résistances que le sang rencontre, & lorsque les résistances sont égales, la force du cœur est proportionnelle au quarré de la grosseur de l'artere, multipliée par la fréquence du pouls, ce que l'on peut prouver ainsi.

28. Pour que le sang qui sort du cœur dilate les arteres du double, il faut qu'il en sorte deux fois davantage dans le même espace de temps; mais comme les orifices artériels du cœur sont tendineux & presque toujours les mêmes, le sang qui en sort doit avoir deux fois plus de vîtesse, & par les principes

principes de l'hydraulique, être chaſſé avec quatre fois plus de force. Si donc le pouls eſt deux fois plus fréquent qu'à l'ordinaire, cet écoulement qui ſe faiſoit dans une ſeconde, doit ſe faire dans l'eſpace d'une demi-ſeconde, ou dans un temps deux fois moindre qu'on ne l'a ſuppoſé. Mais afin qu'il ſorte la même quantité de ſang par le même orifice dans un eſpace de temps deux fois plus court, ou avec une vîteſſe double, il doit être chaſſé par une force quatre fois plus grande, & par conſéquent pour qu'il ſorte plus ſouvent, la force doit augmenter en raiſon doublée de la fréquence, ce qu'il falloit prouver.

29. Tant qu'un fluide coule librement par l'orifice émiſſaire d'un tube, il ne preſſe aucunement ſur les parois des vaiſſeaux, (*Hæmaſt.* 246.) & comme les arteres qui ne ſouffriroient aucune preſſion de la part du ſang qu'elles contiennent, pourroient aiſément ſe plier, (comme le démontre M. Varignon) il s'enſuit que la réſiſtance des arteres eſt proportionnelle à la preſſion latérale du ſang.

30. La preſſion latérale du ſang étant

Tome II.　　　　　　　　N

proportionnelle au quarré de fa vîteffe
refpective, ou au quarré de l'excès de
la vîteffe du fang qui fuit fur la vîteffe
de celui qui précede, il s'enfuit que la
réfiftance des arteres doit être proportionnelle à ce quarré.

31. COROLLAIRE. Si donc la grandeur de l'artere & la fréquence du
pouls étant les mêmes, fa réfiftance
eft deux fois plus grande, l'action refpective des colonnes de fang fera deux
fois plus forte : fi la vîteffe refpective
eft quadruple, elle fera feize fois plus
grande, & ainfi de fuite.

32. COROLLAIRE. La vîteffe refpective eft comme la différence des vîteffes ; fi donc la vîteffe du fang qui précede eft la même, & la réfiftance des
arteres quatre fois plus grande, il faut
néceffairement que la vîteffe du fang
qui fuit foit deux fois plus grande, &
par conféquent que la force du cœur
foit quadruple, (*Hæmaft.* 216. *pr.* 21.)
Il s'enfuit donc que les forces qui
contractent le cœur, les réfiftances de
la part du fang qui précede, & la vîteffe refpective demeurant les mêmes,
font comme les réfiftances des arteres.

33. COROLLAIRE. Les forces du

cœur font donc en raifon compofée de la doublée de la grandeur & de la fréquence du pouls, & en raifon fimple de la réfiftance des arteres, pourvu qu'il n'y ait aucun obftacle dans les vaiffeaux fuivans, & ceci peut fervir à expliquer comment les forces vitales influent fur les forces libres des membres.

34. La *fréquence* du pouls fe mefure par le nombre de fes battemens pendant un efpace de temps limité, & on le croit ordinairement plus grand qu'il n'eft, lorfqu'on n'a pas foin d'avertir du contraire. Le nombre des battemens pendant une minute varie, même dans ceux qui fe portent bien, fuivant l'âge, le tempérament & le plus ou moins de tranquillité dont on jouit. Par exemple, le pouls des enfans eft plus fréquent que celui des adultes, celui des perfonnes bilieufes que celui des perfonnes pituiteufes, celui de ceux qui viennent de manger que celui de ceux qui font à jeun, celui des perfonnes qui ont fait l'exercice, ou qui font agitées de quelque paffion, que celui de celles dont l'efprit & le corps font tranquilles. Le matin, lorfque je

fuis à jeun & tranquille , le pouls me
bat depuis environ quinze ans 72 fois
dans une minute , ce qui prouve que
dans ces circonftances le nombre des
battemens eft affez uniforme.

35. Si l'on prend dans un âge quelconque le nombre moyen des battemens des fujets de même grandeur,
ces nombres font en raifon inverfe,
comme les racines biquarrées des cubes
de la longueur du corps. Robinfon,
Animal œconomy , *pp. 14.*

Années de l'âge.		14	12	9	6	3	2	1	$\frac{1}{2}$	0		
Longueurs des corps en pouces.	72	68	60	55	51	46	42	35	32	28	25	18
Nombres des battemens observés.	65	67	72	77	82	90	97	113	122	126	130	150
Nombres des battemens par la théorie.	65	68	74	79	84	91	97	111	119	132	144	184

6. die.

36. COROLLAIRE. Il fuit de là que la fréquence des pouls dans les divers fujets eft en moindre raifon que l'inverfe de la longueur des corps, car les pouls des enfans ne font pas d'autant plus fréquens que ceux des adultes, que la longueur du corps de ceux-ci l'emporte fur celle des enfans ; en effet 18 : 72 : : 65 : 260 : au lieu que le nombre qui lui répond n'eft que 150.

37. Dans les animaux de différente efpece, la force du cœur eft en raifon compofée de la quadruplée du diametre de chaque partie homologue de l'animal & de la raifon inverfe du temps que le cœur met à fe contracter. *Jurin. Act. Angl. de vi cordis humani. Theor. V.*

Car la force eft comme le produit du poids multiplié par fa vîteffe : mais la vîteffe eft comme l'efpace que les parois du cœur parcourent en fe contractant, divifé par le temps employé à le parcourir, & cet efpace dans les animaux différens eft comme le diametre homologue du cœur, c'eft-à-dire, qu'il eft plus grand dans les gros cœurs, & plus petit dans les petits ; & la maffe étant comme le cube du diametre homologue, il s'enfuit que la force eft en raifon directe quadruplée du diametre , & dans l'inverfe du temps employé dans la contraction , conjointement ; ce qu'il falloit prouver

38. Cette propofition eft fondée fur un principe admis de tout le monde ; favoir, que les hommes & les animaux de même efpece , auffi bien que leurs parties font des corps femblables dans chaque genre , dont les diametres par conféquent homologues gardent la même proportion , fi l'on en excepte les enfans nouveaux nés & ceux qui font difformes.

39. La quantité de fang qui peut fluer des petites artérioles dans les veines , eft moindre qu'on ne devroit l'attendre de la contraction du cœur, s'il n'avoit à vaincre la réfiftance du fang qui précede & celle des parois des vaiffeaux.

40. En effet toute la force contractive du cœur eft employée, partie à dilater les tubes des arteres , partie à faire circuler le fang. *Jurin. Theor. III.*

41. De même le mouvement communiqué dans la fyftole du cœur au fang qui précede , eft à celui qui fe communique aux tuniqes des arteres, comme le temps de la fyftole à celui

N iv

de la diaftole. *Jurin. Theor. IV.*

42. J'ai obfervé plufieurs fois que lorfque le corps eft en fanté, le temps de la diaftole du cœur eft égal à celui de fa fyftole, de forte qu'une moitié des forces que le cœur déploie lorfqu'il fe contracte, eft employée à dilater les tuniques des arteres, & l'autre moitié à faire avancer le fang jufques dans l'autre ventricule.

43. La quantité actuelle de fang qui coule dans les arteres, ou fa circulation actuelle n'eft qu'environ la vingtieme partie de fa circulation poffible & virtuelle, s'il ne trouvoit aucune réfiftance. *Hæmaft. p. 218. n°. 27.*

44. On voit donc que le fang qui fort du cœur eft auffi preffé & auffi ferré dans les grandes arteres, que s'il paffoit d'un tube vingt fois plus large dans un autre plus étroit, quoiqu'il paffe en effet d'un plus étroit dans un plus large.

45. Il s'enfuit donc que la preffion latérale que les arteres fouffrent de la part du fang, eft à la preffion totale, ou à la plus grande poffible qu'elles peuvent foutenir lorfque le cœur agit, comme 399 à 400. *Hæmaft. pag. 249. n°. 105.*

46. Si la circulation actuelle du fang

dans les petits vaisseaux devient deux fois plus lente que dans la santé, à cause d'une obstruction, d'une viscosité, ou d'une constriction, la pression latérale sera à la totale comme 1599 à 1600. Si cette circulation est à celle d'un homme sain comme 2 à 3, la pression latérale sera à la totale comme 3599 à 3600 (Hæmast. pag. 250. n°. 108.) quoique la force du cœur reste la même.

47. L'état est dit *permanent* tant que le nombre, l'élévation & la tension des battemens sont égales pendant un espace de temps donné, & dans cet état, il circule une égale quantité de sang dans chaque section du conduit artériel & veineux.

48. Lorsque les petits orifices des arteres s'obstruent ou se rétrécissent, les forces nécessaires pour contracter le cœur avec la même vîtesse & la même fréquence, sont entre elles en raison inverse des quarrés des orifices qui restent ouverts (Hæmast. p. 312.) Si donc la somme des orifices obstrués dans les arteres est à la somme de ceux qui sont ouverts comme 1 à 2, & que la contraction du cœur soit aussi forte & aussi fréquente qu'auparavant, la

N v.

force du cœur devient quatre fois plus forte.

49. Les petites artérioles étant à moitié obftruées, il faut pour que le pouls devienne plus fréquent fans rien perdre de fa force, que la force contractive du cœur augmente en raifon compofée de la doublée inverfe des orifices qui reftent ouverts, & de la directe du nombre des battemens dans un temps donné (Hæmaft. pag. 309. n°. 69.)

50. Les artérioles étant obftruées, la force du cœur néceffaire pour rendre le pouls plus grand, eft en raifon compofée de la doublée inverfe des orifices qui reftent ouverts, & de la doublée de la plénitude, ou de la grandeur du pouls (Hæmaft. p. 315. n°. 93.)

Il fuffira dans la pratique d'avoir devant les yeux les principes que le fameux *Jurin* a donné (*in Act. Angl.*) & que quelques-uns trouveront peut-être plus faciles; les voici.

51. Toutes les fois que le pouls devient plus vîte, (l'Auteur confond la fréquence avec la vîteffe) ou la réfiftance diminue, ou la force du cœur augmente, ou ce vifcere envoie à cha-

que fois une moindre quantité de fang qu'à l'ordinaire.

52. Si le pouls devient plus tardif (il veut dire plus rare)il faut néceffairement ou que la réfiftance augmente, ou que la force du cœur diminue, ou qu'il en forte une plus grande quantité de fang.

53. Lorfque la réfiftance augmente, il faut néceffairement ou que le pouls retarde, ou que la force du cœur augmente, ou qu'il forte une moindre quantité de fang du cœur.

54. Lorfque les forces du cœur diminuent, il faut ou que la réfiftance diminue, ou que le pouls foit plus tardif, ou qu'il forte moins de fang du cœur.

55. Les forces du cœur venant à augmenter, ou la réfiftance augmentera, ou le pouls s'accélérera, ou il fortira une plus grande quantité de fang du cœur.

56. Le fang fortant du cœur en plus petite quantité, ou le pouls s'accélere, ou les forces du cœur diminuent, ou la réfiftance augmente.

57. Le fang fortant du cœur en plus grande quantité, ou le pouls devient plus tardif, ou la force du cœur augmente, ou la réfiftance diminue.

58. Toute la force que le cœur dé-

ploie à chaque contraction, est employée dans la systole même & dans la diastole suivante à pousser le sang jusqu'au cœur, ou à dilater les arteres ; car le sang a douze fois plus de force dans les arteres que dans les veines. Le sang en passant dans l'oreillette droite, perd une grande partie de la force qui lui restoit ; car la section transversale de l'oreille est trois fois plus grande que l'orifice de la veine cave, & par conséquent sa vîtesse dans cette oreillette trois fois plus petite, & la force vive sur une surface égale donnée neuf fois plus petite, & par conséquent près de cent fois moindre que dans l'aorte.

59. Toutes les fois qu'un fluide conserve une vîtesse considérable dans l'endroit où l'on veut l'élever par le moyen d'une machine hydraulique, il est besoin que la puissance absolue augmente considérablement ; car si une force de 7 pieds de hauteur suffit pour faire monter le sang dans l'oreille droite à travers les résistances qu'il rencontre, & qu'il y conserve une très-petite partie de sa vîtesse, il faut une force d'autant plus grande, que le quarré de cette vî-

teſſe notable eſt plus grand, & cependant on n'éleve pas une plus grande
quantité de fluide, d'où il ſuit qu'il faut
que la puiſſance abſolue augmente conſidérablement. Voyez l'*Hydrodynami-*
que de M. Bernoulli *pag. 168.* Or il
répugne à la ſageſſe Divine, qui a conſ-
truit la machine humaine, d'employer
des forces conſidérables pour produire
un petit effet; auſſi a-t-elle empêché
que le ſang ne conſervât trop de vîteſſe
dans l'oreille, dont le ſeul uſage eſt de
dilater le cœur & de réſiſter à ſa contraction.

60. Il faut donc que la force contractive du cœur ſe renouvelle à chaque
battement; mais comme cela ne peut
s'exécuter dans l'homme par une machine & des puiſſances inanimées, comme on le verra dans ſon lieu, il s'enſuit
que c'eſt la nature qui s'en mêle. Comme la fréquence des battemens exige des
forces plus grandes qu'à l'ordinaire, il y
a tout lieu de croire que la nature ne les
emploie que pour des motifs ſuffiſans,
ſavoir pour accélérer la circulation du
ſang qui languit à cauſe des réſiſtances
qu'il rencontre, ou pour l'augmenter
à cauſe du mouvement des muſcles; la

premiere eſt néceſſaire dans les fievres,
& la ſeconde, dans les travaux immodérés, tels que la courſe, la vocifération, de même que dans les paſſions
violentes, telles que la colere, la joie.

61. Les réſiſtances que le ſang rencontre dans ſon cours venant à augmenter, il faut néceſſairement que ſa
vîteſſe diminue, à moins que les forces
du cœur n'augmentent; car la vîteſſe
du ſang eſt en raiſon directe de la quantité qui ſort du cœur, & en raiſon inverſe du temps qu'il met à ſortir de ce
viſcere; & comme la quantité qui ſort
du cœur eſt égale dans l'état permanent
à celle qui coule dans les veines, il s'enſuit que lorſque cette derniere diminue à cauſe des réſiſtances, la premiere
doit néceſſairement diminuer auſſi.

62. S'il arrive donc, ſoit à cauſe de
l'engorgement ou du rétréciſſement des
vaiſſeaux, ou de la vîteſſe des fluides,
qu'il n'y ait que la moitié des orifices
d'ouverte, & que la force du cœur reſte
la même, la vîteſſe dans ces petits
orifices, qui eſt toujours comme la
racine des forces comprimantes, ſera
auſſi la même; & comme les quantités
qui s'écoulent avec une vîteſſe égale

par des orifices inégaux, font comme ces orifices, il s'enfuit qu'il coulera deux fois moins de fang dans les vaiffeaux, & par conféquent que le cœur n'en enverra que la moitié dans un efpace de temps déterminé.

63. L'expérience nous apprend que la quantité des fecrétions, celle du mouvement mufculaire, en un mot que la vigueur de toutes les fonctions, font proportionnées à la vîteffe qu'a le fang dans un corps fain ; lors donc que le fang a deux fois moins de vîteffe, il s'enfuit que toutes les fonctions, fur-tout la chaleur & la fluidité du fang, doivent être deux fois moins intenfes, & que l'ame qui a une perception confufe de cet état, doit en être fâchée, & doit auffi conformément aux lois de la fympathie, déployer fes forces pour redonner aux fonctions leur premiere vigueur, & au fang la vîteffe qui lui eft naturelle, & détruire la caufe ou le principe de cette maladie.

64. C'eft ce qu'elle ne peut faire par les organes externes du mouvement, à moins qu'on n'emploie les ligatures externes, la preffion & les applications froides, & pour lors les animaux eux-

mêmes, prenant la nature pour guide, s'efforcent avec une fagacité admirable d'écarter ces caufes nuifibles, ainfi qu'on le voit dans ceux qui font liés; mais comme il arrive fouvent que le fang, ou une humeur épaiffe & gluante engorge les vaiffeaux, & que ce vice ne peut être détruit que par les ofcillations des vaiffeaux, par les vibrations des mufcles, par les collifions du fang qui fuccede au premier, par fon mélange avec le liquide féreux, & qu'on obtient ces fins falutaires en diminuant la maffe du fang, en évacuant les premieres voies, & en s'abftenant des mouvemens qui n'y conduifent point, la nature a eu foin de fe préparer tous ces fecours, ou du moins la plus grande partie.

65. Les fymptomes de la caufe nuifible fe manifeftent par la langueur de l'efprit & du corps, par la lenteur de toutes les fonctions, fur-tout du mouvement mufculaire, par un fentiment de pefanteur & d'ennui, par le froid des extrémités, la laffitude, la pefanteur de tête, & fouvent par des vertiges, qui font tous des effets du défaut de circulation.

66. Entre les fymptomes que l'on doit attribuer à la nature, les uns combattent directement & les autres indirectement la matiere morbifique. Je mets au nombre des feconds le vomiffement & la diarrhée, par lefquels commencent fouvent les fievres aiguës, & même les accès des intermittentes ; car la nature après s'être débarraffée de ce fardeau, fait un meilleur emploi des forces néceffaires pour procurer la coction de ces matieres, & détruit fouvent le foyer de la maladie, après quoi redoublant fes forces, elle procure une hémorrhagie ou une fueur, laquelle diminue la maffe qui a befoin d'être mife en mouvement, & en procure plus aifément l'iffue par les vaiffeaux.

Elle leve directement les obftructions, 1°. par le friffon fébrile, ou par des conftrictions légeres & réitérées de toute la peau, par le *fpafme* des fibres mufculaires, qui eft extrêmement propre à rendre le fang coulant; 2°. en augmentant les contractions du cœur & le battement des arteres, ce qui atténue le fang vifqueux & pefant, le fait agir avec plus de force fur l'obftacle, & le lui fait pouffer dans les vei-

nes, ce qui le brife & le diffout; 3°,
par l'augmentation de la chaleur, laquelle eft très-utile pour redonner aux
liquides la fluidité qu'ils ont perdue,
lorfqu'elle eft au - deffous du trente-
fixieme degré du thermometre de M.
de Réaumur, à dilater les vaiffeaux
obftrués, à les relâcher & à y faire
circuler les fluides ; 4ᵉ. la nature, par
la foif & la chaleur qu'elle fait fentir
au malade, l'oblige à boire copieufe-
ment, à faire ufage de liqueurs froides
& aigrelettes, lefquelles relâchent les
vaiffeaux, délayent les fluides, ouvrent
les conduits excrétoires, en un mot,
fatisfont aux indications les plus ur-
gentes.

67. Mais comme les pieces qui compofent la machine humaine font tellement liées entr'elles, que certains mouvemens utiles concourent avec d'autres qui le font moins à la même fin,
& que dans ces extrémités les efforts
qu'on eft obligé de faire exigent un
grand emploi de forces lequel eft fouvent nuifible, & qu'on ne peut obtenir la fin, qu'autant qu'on emploie les
moyens néceffaires, la nature s'en fert
avec plus ou moins de vigueur, felon

qu'ils font plus ou moins néceffaires, & court toujours au plus preffé par des voies quelquefois nuifibles pour éviter de plus grands maux.

Les carotides, par exemple, fe portent à la tête en fuivant la direction de l'aorte afcendante, au lieu que les autres arteres s'écartent auffi-tôt de cette direction. Tant que le fluide circule lentement dans un tronc terminé par des rameaux plus ou moins obliques, fa preffion latérale eft égale à la directe, car les fluides qui font comprimés, preffent également par-tout, lorfqu'ils circulent lentement; d'où vient qu'ils montent dans les rameaux latéraux, auffi-bien que dans les directs, avec la même vîteffe, dans une quantité proportionnée à leurs orifices. Mais lorfque la vîteffe du fluide eft grande, les colonnes qui ont été pouffées, femblables en cela aux corps folides, font effort pour s'évacuer directemert, & n'agiffent fur les côtés que lorfqu'elles rencontrent un obftacle. J'ai fouvent vérifié ce nouveau théorême par l'expérience fuivante. J'ai adapté une canule droite dans l'orifice d'une feringue, & j'en ai mis une autre à côté,

dont la direction étoit oblique. Ayant
verfé doucement de l'eau dans le tronc,
j'ai obfervé quelle étoit la longueur
du jet par l'une & l'autre de ces ca-
nules, après quoi ayant pouffé fortement le pifton, je me fuis apperçu que
ces jets devenoient plus longs, mais
que celui du tube droit étoit plus grand
que celui du tube oblique ; d'où il eft
aifé de conclure que la vîteffe du fang
ne fauroit augmenter, qu'il ne fe porte
en plus grande quantité dans les carotides que dans les autres arteres du
corps, & beaucoup plus dans les troncs
perpendiculaires, que dans leurs rameaux obliques.

Lors donc que la néceffité exige que
le cœur fe contracte plus promptement,
il eft impoffible que le fang ne fe porte
avec plus d'impétuofité dans les carotides & dans leurs rameaux, que dans
l'aorte defcendante, vu qu'en circulant dans celle-ci, il s'éloigne du droit
chemin, & fouffre un grand nombre
de répercuffions & d'inflexions, qui
ralentiffent d'autant plus fon cours,
qu'il eft réfléchi plus fouvent & par
de plus grands angles. Il n'eft donc
pas étonnant que dans les fievres aiguës

les vaisseaux de la pie-mere soient plus
gonflés que ceux des autres parties , &
qu'il en résulte des maux de tête , des
délires , des assoupissemens , & quantité d'autres maux semblables.

68. Ayant plusieurs fois injecté dans
l'aorte de l'eau chaude par le moyen
d'un tube , d'où je la faisois descendre de la même hauteur , j'ai observé
que le front s'échauffoit le premier ,
enfuite le cou , les aisselles & le bas-
ventre; d'où l'on peut conclure que
les artérioles qui rampent dans le front,
font plus aifément pénétrées que les
autres par les fluides , ou qu'elles leur
oppofent moins de résistance. Le sang
étant vivement poussé par le cœur ,
doit donc s'y porter avec plus de vîtesse , & de là viennent la chaleur &
les sueurs qui furviennent si souvent
au front dans les maladies fiévreufes.

69. Le cœur ne peut pousser le sang
avec plus de force dans les petits vaisseaux , que le frottement & la collision
n'augmentent , que le battement , la
tension & la résistance des arteres ne
deviennent plus grandes ; & la chaleur
étant proportionnelle à la collision &
à la tension des parties , la chaleur doit

néceffairement augmenter. L'air en-
trant dans les poumons qui font déjà
échauffés, abforbera d'autant plus tôt la
chaleur du fang, que les poumons feront plus chauds; & étant échauffé,
il nuira à la refpiration, ainfi que l'expérience nous l'apprend, c'eft pourquoi il doit être promptement renou-
vellé, pour que le fang fe rafraîchiffe,
& afin que fortant dans l'expiration,
il emporte avec lui celui qui fe trouve
chargé de vapeurs. La nature a trouvé
un remede à cet inconvénient, en ren-
dant l'infpiration & l'expiration plus
fortes & plus fréquentes, fans quoi la
circulation du fang languiroit en peu
de temps; & de là vient que dans l'ardeur de la fievre, la refpiration devient plus forte & plus fréquente proportionnellement à l'augmentation de
la chaleur. Les anciens Médecins ju-
geoient de la violence de la fievre par
le degré de la chaleur, & les Savans
tiennent pour certain qu'Hippocrate en
tâtant avec les mains la poitrine & le
bas-ventre des malades, s'affuroit plus
aifément de la préfence de la fievre
qu'il ne l'eût fait par le pouls. Il a plu
dans la fuite aux Modernes de juger

de la fievre par le nombre de batte-mens qui se font sentir dans un temps déterminé. *Boerhaave* lui-même en juge par la vîtesse, la fréquence & la grandeur du pouls. Cependant comme les définitions doivent convenir avec la signification des noms qui est reçue, & que tous s'accordent à mettre au rang des fievres toutes les maladies dans lesquelles le pouls est semblable au naturel, ou plus rare & plus mollet, & les forces libres extrêmement abattues, & qu'ils donnent à ces maladies le nom de fievres malignes, il est évident que ce n'est point par la fréquence seule du pouls, ni par l'augmentation de sa vîtesse qu'il faut juger de l'essence de la fievre, à moins qu'ils ne veuillent avec le Docteur *Visoni*, Médecin Italien, exclure les fievres malignes du rang des fievres.

70. Les secrétions se font lorsque les molécules des fluides qui doivent se séparer, se trouvant beaucoup retardées dans les artérioles lymphatiques latérales, peuvent être absorbées par les petits tubes secrétoires qui ont la vertu de les pomper, & de choisir dans le nombre celles dont la pesan-

teur fpécifique eft la plus analogue à la
leur, ainfi que l'obferve Hamberger,
(*Differt. de fecretionibus.*) Or comme
pendant la fievre le fang étant pouffé
avec plus de force par le cœur, circule avec plus de vîteffe dans les vaiffeaux lymphatiques artériels, les fluides qui font pouffés çà & là par des
forces inégales, cédant à la plus grande, ceux qui doivent fe féparer font
emportés par le torrent de la circulation, & échappent à la fuccion des
vaiffeaux; & de là vient que la fecrétion de la falive, de l'urine, du fuc
gaftrique, inteftinal, de la morve, de
la femence eft moins confidérable, pendant le temps que les fluides font còa-
gulés par le froid de la fievre, ou que
la chaleur les emporte au-delà des orifices des vaiffeaux fecrétoires.

La nature ne peut long-temps augmenter les forces du cœur & de la poitrine, qu'elles ne s'épuifent à la fin;
car, comme pendant que la fievre dure, ces forces ne fe réparent point du
tout, ou que très-médiocrement par
la nourriture & le fomméil, & qu'il
s'en fait à tout moment une grande
dépenfe, la puiffance motrice feroit
bientôt

bientôt épuifée fi les membres & les parties foumifes à la volonté recevoient la quantité ordinaire de fluide nerveux ; & c'eft pour prévenir ce mal, que la nature emploie entiérement ce fluide, le réferve pour animer les organes vitaux, & ne le diftribue à aucune autre partie, d'où réfultent l'abattement & la diminution fucceffive des forces libres.

71. Mais comme cet effort fébrile continue pendant quelques jours dans les fievres continues, & durant quelques heures dans les intermittentes, & que la matiere morbifique fe trouve par ce moyen fuffifamment atténuée, délayée, cuite & difpofée à être évacuée, la nature fe défifte de fon travail, tant pour ménager les forces qui reftent, que pour vaquer à fes affaires ordinaires ; de forte que la fievre décline, la diftribution du fluide nerveux fe fait tout autrement, elle eft plus grande dans les organes vitaux, & moindre dans les libres, & par ce changement inverfe, la fievre ceffe enfin totalement.

72. Mais comme le réfervoir des forces eft plus petit qu'à l'ordinaire,

& que quoiqu'elles reviennent, elles
font cependant inférieures à ce qu'elles
étoient auparavant ; de là vient que
dans le déclin de la fievre les membres
ne recouvrent pas d'abord le degré de
forces qu'ils avoient, & que cela n'arrive que lorſque la ſanté eſt parfaitement rétablie. Cependant, les tubes
ſecrétoires ayant été relâchés par la
chaleur, les humeurs étant réſolues,
l'impétuoſité du ſang appaiſée, le fluide
dont la ſecrétion doit ſe faire devient
plus abondant, & plus diſpoſé à s'é-
vacuer, de ſorte que les pores de la
peau étant plus ouverts & plus flexibles, il ſurvient une ſueur abondante,
un léger écoulement d'urine rougeâtre,
la ſalive & les autres mucoſités deviennent plus coulantes, & les ſecrétions
ſe rétabliſſent peu à peu.

73. La ſituation horizontale du corps
lorſqu'on eſt couché eſt utile, en ce
qu'elle ménage les forces libres ; le malade étant étendu ſur ſon dos, les muſcles ne ſont point obligés de ſe contracter, & de là vient que nous préfé-
rons cette ſituation à toute autre dans
l'ardeur de la fievre. Je n'examinerai
point ici ſi elle facilite ou non la ſecré-

tion du fluide nerveux. Après que la
fievre a ceffé, & que les forces fe font
diftribuées comme auparavant, le malade fe leve, fe fert de fes mufcles,
& vaque à fes affaires ordinaires.

74. *De la dépenfe des forces.* Suppofons la force contractive du cœur égale
à 2 livres, & qu'elle fuffife pour en-
voyer des arteres dans les veines 1 liv.
de fang dans chaque minute par un orifice comme un; fi cet orifice devient
deux fois plus petit, & qu'on veuille
cependant que le fang en forte avec
une vîteffe double de celle qu'il avoit
auparavant, la quantité de fang qui a
paffé dans les veines étant la même,
il faut, pour produire le même effet,
que la force du cœur, à caufe de cette
feule vîteffe double dans l'orifice, devienne quatre fois plus grande, ou
égale à huit livres. Mais comme l'effet
étoit le même, eu égard à la circulation avec une force de deux livres lorfque l'orifice étoit deux fois plus grand;
il eft évident, eu égard à ce feul effet,
qu'il fe perd inutilement fix livres de
forces, ou que la dépenfe qui s'en fait
eft les trois quarts de la force requife.

75. Dans ces circonftances, fi l'on

veut que le mouvement du cœur augmente du double en vîteſſe, en ſuppoſant qu'il étoit auparavant ſemblable à celui qu'il a ordinairement, il lui faut une force quatre fois plus grande, ou de 16 livres ; mais l'orifice étant ſous-double comme auparavant, il n'en ſortira qu'une quantité double de la quantité ordinaire ; de ſorte qu'eu égard à cet écoulement, l'effet ne ſera que le double du premier, quoique les forces ſoient huit fois plus grandes ; & dans ce cas-ci la dépenſe des forces eſt les trois quarts de celles qui ſont néceſſaires pour procurer cet écoulement double, au lieu qu'il ſuffiſoit, en ſuppoſant deux livres de forces, de faire l'orifice deux fois plus grand pour faire couler une double quantité de ſang.

76. On voit par ce qui précede juſqu'où va la dépenſe des forces dans les fievres aiguës occaſionnées par l'engorgement des vaiſſeaux capillaires, & qu'elle excede ce qu'il en faut pour entretenir la circulation générale, quoiqu'elle ſoit néceſſaire pour atténuer le ſang, & pour lever les obſtacles qu'il rencontre.

Si l'on multiplie maintenant les dé-

penses qui se font à chaque minute par
tout le temps que la fievre dure, par
exemple, par vingt-quatre heures, qui
est la durée de la fievre éphémere simple, comme on suppose qu'outre les
deux livres, il s'en emploie quatorze,
cette dépense montera à 840 livres par
heure, & à 20160 livres par jour.
Mais comme les forces que le cœur
emploie journellement sont aux forces
libres employées pendant le même espace de temps, comme 1 à 20 (362),
& qu'on suppose que le cœur emploie
par jour 2880 livres de forces dans
l'état de santé, & les autres membres
57600 livres, la somme des forces employées sera de 60480 livres ; au lieu
que dans la fievre, lors même que les
membres reposent, le seul mouvement
du cœur équivaut à 20160 livres, c'est-
à-dire que les forces sont trois fois plus
grandes que dans l'état de santé. Au
reste, je suis bien aise d'avertir que ce
calcul n'exprime point la quantité vraie
& absolue des forces employées, mais
seulement les relatives.

J'ai supposé dans cet exemple que
la vîtesse du cœur étoit seulement double ; & par conséquent que la grandeur

O iij

ou la fréquence, ou l'une & l'autre
enfemble n'avoient augmenté que de
peu. Si l'on fuppofe que dans l'état de
fanté la grandeur du pouls foit 1 , &
qu'il batte 72 fois par minute, & qu'elle
foit maintenant un & demi, & que le
nombre des battemens fe monte à 108,
la vîteffe du cœur augmentera du double ; mais l'obfervation nous apprend
(267) que l'une & l'autre augmentent
infiniment davantage. Maintenant, fi
de cette dépenfe prodigieufe des forces, l'on retranche le peu qu'il s'en
répare dans la fievre à l'aide des bouillons, du repos & du fommeil, & qui
eft infiniment moindre que la perte qui
s'en fait, on verra que la puiffance
doit s'affoiblir, & l'on ne fera pas furpris que celle des fébricitans foit fi-tôt
épuifée.

77. COROLLAIRE I. Plus l'obftruction des vaiffeaux fanguins, la violence
de la fievre & fa durée font grandes,
plus le malade eft en danger (339).

78. COROLLAIRE II. Le malade qui
connoît le danger où il eft, ou perd
courage, ou affecte une fauffe fécuri-
té, ou fe trouble, ne fachant à qui
recourir ; de là ces réflexions & ces

penfées affidues qui le privent du fommeil, ou qui l'agitent, ces anxiétés,
ces agitations & ces mouvemens irré-
guliers & tremblans de tous les membres, l'intermittence, l'inégalité du
pouls, les fpafmes & autres fymptomes femblables qui font très-fréquens
dans les fujets timides & qui n'ont
point de fermeté.

79. COROLLAIRE III. C'eſt un bon
figne, fuivant Hippocrate, lorfqu'un
malade conferve la préfence d'efprit,
& ne s'effraie point de l'état où il fe
trouve, comme au contraire c'en eſt un
très-mauvais lorfqu'il fe conduit autrement, parce que ces efforts inquiets
& vagues ne peuvent point corriger
la matiere morbifique, & épuifent les
forces, & qu'on ne fait pas ufage de
celles qui reftent, ce qui eſt caufe que
la matiere morbifique augmente & devient plus difficile à dompter.

De la fréquence du Pouls.

80. La feCtion tranfverfale des arteres eſt de deux efpeces, l'une *conſtante*,
elle eſt telle à la fin de la fyſtole; &
l'autre *variable*, favoir, l'excès de la

O iv

diaſtole ſur la ſection conſtante. Si l'on
imagine deux cercles concentriques,
la zone compriſe entre deux, exprime
cet excès, qui eſt celui du pouls. Comme l'artere, quelque pleine qu'elle
ſoit, ne ſe fait jamais ſentir dans la ſyſtole, non plus que dans la ſyncope,
on doit juger du pouls non-ſeulement
par la ſection conſtante, mais encore
par la variable. Cette augmentation de
l'artere eſt due à la moitié de la quantité
de ſang qui ſort du cœur à chaque battement; car comme la vîteſſe & la ſection
du ſang dans les petites venules ſont
uniformes, & que la quantité de ſang
qui ſort du cœur ſe diviſe en deux parties, dont l'une dilate les arteres, & l'autre fait avancer le ſang dans les veines,
& qu'enfin dans l'état de ſanté le temps
de la ſyſtole eſt égal à celui de la diaſtole; la quantité de ſang employée à
dilater les arteres, eſt égale à celle qui
paſſe de celles-ci dans les veines dans
le temps de la diaſtole, je veux dire,
qu'une moitié du ſang qui ſort du cœur
dilate les arteres & forme le pouls; &
l'autre, qui lui eſt égale, s'inſinue dans
les veines.

81. Lors donc que les orifices des

arteres s'obſtruent, & que les forces du cœur ne ſont pas aſſez grandes, alors les arteres ſont dilatées par ce ſang ſuperflu, & le diametre conſtant devient plus grand qu'à l'ordinaire, d'où vient que le pouls augmente à proportion; car le ſang étant en moindre quantité qu'il ne faut pour dilater les gros vaiſſeaux, cette augmentation, qui eſt la meſure du pouls, eſt moindre, eu égard à l'augmentation de la ſection conſtante, & à la diminution de la maſſe qui ſort; car la Géométrie nous apprend que l'augmentation des volumes qui provient de l'addition de la même maſſe, eſt d'autant moins ſenſible, qu'ils étoient auparavant plus grands.

On voit par-là d'où vient que dans les obſtructions, lorſque les forces du cœur n'augmentent point, ou qu'elles augmentent en moindre raiſon que la quantité des obſtructions, on voit, dis-je, pourquoi le pouls diminue, comme dans les préludes des fievres, & il eſt d'autant plus petit, que la maſſe chaſſée dans un temps donné eſt plus petite, & la ſection conſtante de l'artere plus grande.

82. Si la puiſſance motrice qui étoit apppliquée dans des intervalles égaux au piſton d'une pompe reſte la même, & que les réſiſtances augmentent, ou, ce qui revient au même, ſi l'orifice émiſſaire diminue, le jeu du piſton loin d'être plus fréquent, devient au contraire plus lent & plus tardif.

De même dans une pendule, ſi la réſiſtance des roues augmente, les vibrations du pendule deviennent plus lentes & moins fréquentes. L'expérience nous apprend encore que lorſqu'on bouche à moitié l'orifice émiſſaire d'une pompe ou d'un ſoufflet de maréchal, le jeu du piſton, de même que celui des panneaux du ſoufflet, eſt plus lent & plus tardif.

Démonſtration. La même puiſſance inanimée agit toujours de la même maniere, & ſa preſſion ſur le fluide qui s'écoule, dure auſſi long-temps que ce fluide exiſte; mais le fluide ſubſiſte d'autant plus long-temps, que le réſervoir deſtiné à le contenir ſe vuide plus lentement; & celui-ci eſt d'autant plus de temps à ſe vuider, que l'orifice eſt plus petit; comme donc la puiſſance motrice étant la même, la vîteſſe du fluide

par le même orifice est la même, &
que par l'hypothese l'orifice est moitié
plus petit, le temps que le piston emploie à monter & à descendre, sera
la moitié plus court, ou chaque allée
& venue sera deux fois plus longue,
& par conséquent moins fréquente.

Il arrive quelquefois malgré les résistances que le sang rencontre, &
malgré l'obstruction des petits orifices
des artérioles qui se débouchent dans
les veines, que les battemens du pouls
deviennent plus fréquens, ainsi que
l'expérience nous l'apprend, & tous les
Médecins en conviennent. Par exemple, lorsqu'on lie fortement les membres d'un malade, le pouls devient plus
fréquent, & il arrive la même chose
dans les obstructions des visceres. Cependant, en supposant que les forces
sont les mêmes, & qu'elles agissent
comme auparavant sur le cœur, les
battemens devroient être seulement
plus lents & plus rares, & puisqu'ils
deviennent plus fréquens, il faut né-
cessairement que ces forces agissent sur
le cœur plus souvent & d'une autre maniere qu'elles ne le faisoient auparavant.

Il est vraisemblable que la nature a

O vj

une perception confufe de ces obftructions & de ces réfiftances, & qu'elles
l'inquietent dans plufieurs occafions
(285); or comme elle-eft la gardienne
de la fanté, & qu'elle court au plus
preffé, plus ces obftructions font fortes & dangereufes, plus elle réitere &
elle augmente les contractions du cœur,
afin de les lever; ce qui fuffit pour augmenter la vîteffe du fang, & pour le
faire agir avec plus de force fur la matiere obftruante.

83. La nature augmente tantôt la
grandeur du pouls, tantôt fa fréquence, & tantôt l'une & l'autre enfemble.
1°. Elle fe contente d'augmenter la
grandeur du pouls, lorfque n'étant
frappée d'aucune crainte, & jouiffant
de toutes fes forces, elle entreprend
de furmonter l'obftacle. 2°. Si l'obftacle a de la peine à ceder, s'il fait plus
de réfiftance, fi le danger eft preffant,
ou enfin fi elle eft affectée de quelque
maladie férieufe, elle réunit toutes fes
forces, & elle rend le pouls plus grand
& plus fréquent, comme dans le fort
des fievres aiguës. 3°. Si la réfiftance
eft extrême, comme il arrive dans le
friffon, ou lorfque la puiffance mo-

trice eſt épuiſée à la fin des fievres aiguës, après de fortes évacuations, une longue diete, dans une terreur exceſſive, alors, dis-je, elle ſe contente de le rendre plus fréquent.

84. La dépenſe des forces eſt toujours proportionnée 1°. à la grandeur du péril, 2°. aux forces de la puiſſance; mais comme la nature eſt fort ménagere de ſes forces, lorſque le danger eſt manifeſte, & qu'il indique qu'il faut augmenter les forces ou accélérer la circulation, pour lors ſi la puiſſance eſt foible, elle rend le pouls plus fréquent, mais plus petit; & par ce moyen, l'action du ſang ſur l'obſtacle augmente en raiſon doublée du nombre de battemens, & la dépenſe des forces diminue en raiſon doublée de la grandeur du pouls (380), de maniere qu'avec les mêmes forces, elle procure l'effet qu'elle déſire. Lorſque la faculté eſt épuiſée, la matiere morbifique crue, & la dépenſe des forces conſidérable, le malade eſt en très-grand danger.

85. Il ſuffit que le nombre des battemens du pouls devienne deux fois plus grand qu'à l'ordinaire, pour que la vîteſſe du ſang augmente du double,

& qu'il agisse avec quatre fois plus de force sur la matiere morbifique, ou sur les colonnes qui précedent. Que si le pouls devient deux fois plus petit, la force du cœur devient quatre fois plus petite, & la dépense n'est pas plus forte qu'auparavant, vu que la dépense des forces du cœur est en raison composée de la doublée de la fréquence, & de la doublée de la grandeur du pouls conjointement.

86. Il est vrai que la grandeur du pouls ne peut diminuer, que le frottement dans les petites arteres n'augmente considérablement (373), de sorte qu'il peut arriver que la lymphe ne circule plus dans ses artérioles, ni le sang dans les derniers conduits latéraux, d'où s'ensuit le froid des extrémités & quantité d'autres maux. Cependant comme il faut courir au plus pressé, le sang, par le moyen qu'on vient de dire, continue à circuler dans les gros vaisseaux, & malgré l'épuisement des forces, la vie se prolonge, au lieu qu'elle eût été détruite en peu de temps par les résistances dont on a parlé.

87. L'accélération du pouls, quant

à la fréquence, avec une grande diminution de la vîtesse du sang, est un effort que fait la nature pour exciter ce mouvement vivifique, & pour éloigner la mort le plus qu'il est possible. *Bryan Robinson. Propos.* 42.

Lower ayant saigné un chien jusqu'à la mort, & diminué considérablement par ce moyen le volume du sang, il observa que le pouls devint successivement plus fréquent, plus mollet & plus petit, jusqu'au moment que l'animal expira. Il observa encore dans les chevaux, dont les battemens avant l'opération montoient à trente-huit par minute, qu'après leur avoir ôté successivement trente-quatre livres de sang, le pouls devenoit plus fréquent à proportion que l'animal s'affoiblissoit, au point que l'artere battoit cent fois par minute, & alors il mouroit. *Expér.* 1. *Hæmast.* Une femme sujette à une hémorrhagie menstruelle, avoit le pouls très-fréquent, mais si petit qu'on le sentoit à peine ; elle étoit extrêmement foible, elle avoit des anxiétés, elle soupiroit sans cesse, elle avoit les extrémités froides ; mais le repos & la bonne nourriture la rétablirent en peu de temps.

Le pouls est petit & fréquent en hiver lorsque le froid est excessif, dans le frisson de la fievre, dans les fievres de mauvaise espece, dans les convulsions, après qu'on a avalé un poison coagulant, dans les douleurs violentes, en un mot l'épaississement du sang & le resserrement des vaisseaux sont accompagnés de la fréquence & de la petitesse du pouls, & il devient plus fréquent & plus petit lorsque les forces du cœur diminuent, par exemple, à l'agonie.

Un homme dans qui les valvules de l'aorte étoient ossifiées & bouchoient la moitié de son orifice, avoit le pouls très-fréquent & très-petit ; le sang refluoit des arteres dans le cœur, ses poumons étoient engorgés, il fut attaqué d'un asthme, ensuite d'une hydropisie de poitrine, & il mourut à cinquante ans.

On a observé dans la palpitation occasionnée par un polype au cœur, ou par la compression de ce viscere, de même que dans l'expérience dans laquelle on coupe les nerfs cardiaques, que les battemens du cœur sont très-fréquens, très-petits & tremblans.

Galien obferve qu'un exercice modéré, joint à l'ufage des bains chauds, rend le pouls fréquent & plein, au lieu qu'un travail exceffif & les bains trop chauds le rendent fréquent & petit, ce qui vient de l'épuifement de la faculté. Les chofes capables de l'épuifer font la diete exceffive, la malignité des maladies, la violence des paffions, la durée & la violence des douleurs, & les évacuations exceffives. *Galen. De pulfibus ad tyrones.*

88. Lorfque la maffe du fang diminue confidérablement, la capacité des arteres augmente, eu égard au fang qui fort du cœur, & par conféquent fon cours fe ralentiroit, fi les battemens du pouls reftoient les mêmes & n'augmentoient point; & de là vient que la nature dans ces circonftances pour ranimer la circulation & prolonger la vie, augmente la fréquence du pouls, pour compenfer par là ce qu'il lui manque du côté de la grandeur.

89. Les Anglois ont obfervé, comme le rapporte M. d'Hédouville dans le *Journal des Savans*, année 1665. qu'il n'y a que la quarantieme partie des maladies fébriles qui foit mortelle, ce qui

doit s'entendre, je crois, des fievres intermittentes.

90. La *caufe* de la fievre n'eft autre que la trop grande diftribution du fluide nerveux ou des forces dans les nerfs du cœur, eu égard à celle qui s'en fait dans ceux des membres. L'objet de cette diftribution eft de lever les obftacles qui empêchent le fang de circuler dans les petits vaiffeaux, de les dégager, & de faire qu'il y pénetre avec plus de facilité.

Les principaux *inftrumens* de la fievre font le cœur & les arteres.

La *matiere* fébrile ou morbifique eft de plufieurs efpèces. Souvent c'eft un chyle dépravé, qui par fa vifcofité engorge les petits vaiffeaux, qui les irrite par fon acrimonie, & y caufe des contractions. Quelquefois auffi ce font les miafmes qui fe font engendrés d'eux-mêmes dans le fang, à caufe de la fuppreffion des évacuations ordinaires, fur-tout à caufe de la fuppreffion de la perfpiration, des fucs purulens, des fluides corrompus, ou qui ont paffé de dehors dans la maffe du fang avec l'air, les alimens & les boiffons. Il eft rare que la nature fe borne à dilater & à alonger les vaiffeaux.

91. Souvent la matiere morbifique resteroit cachée dans le sang sans causer aucun dommage si le froid ne l'épaississoit, si la débauche ne la rendoit plus grossiere, si les passions, un exercice immodéré, la saignée, la purgation employées par précaution ne la mettoient en mouvement, & ne donnoient occasion à la nature de déployer ses efforts fébriles pour la corriger ou pour la chasser, & tels sont les principes des maladies fébriles, dont je parlerai plus au long en traitant de leurs especes.

92. Au commencement des fievres, la pesanteur absolue du corps augmente pour l'ordinaire. Robinson, *Sanctor. sect.* 2. *aphor.* 40, 50, 51, &c.

93. Lorsque les fievres commencent, le sang est plus gluant, & par conséquent il contient plus de sel, de terre & d'huile que lorsque le corps est sain, comme l'ont éprouvé les Docteurs Langrish & Tabor.

94. La pesanteur spécifique de la lymphe dans les fébricitans est à celle qu'elle a, lorsque l'on se porte bien, comme 10417 à 10308, ou comme 10409 à 10300.

95. Le coagulum rouge du sang est à la lymphe qui s'en sépare dans l'état de santé, comme 1400 à 1000. *D. Tabor.*

Mais dans les fievres pleurétiques épidémiques, comme 3000 à 1000, & dans les fievres ordinaires, comme 2333 à 1000, suivant le *D. Tabor.*

96. Le coagulum rouge est à la lymphe qui s'en sépare en vingt-quatre heures, eu égard à celle qui s'en sépare dans la santé, suivant le *D. Langrish :*

Dans les Synoques. . comme 3992 à 1000.
Dans les Quotidiennes. comme 3614 à 1000.
Dans les Tierces. . . comme 3154 à 1000.
Dans les Quartes. . . comme 2424 à 1000.

97. La quantité de la cohésion ou de la fermeté du coagulum rouge, est à la fermeté qu'il a lorsque le corps est en santé,

Dans les Synoques. comme 1603 ⎫
Dans les Quotidiennes. . . . 1275 ⎪
Dans les Tierces. . . . . . 1152 ⎬ à 620.
Dans les Quartes. . . . . . 898 ⎪
Dans les fievres aiguës inflam- ⎭
   matoires, comme 4 à 1, ou 2342.

98. La proportion des principes extraits par la diſtillation du ſang dans les fievres aiguës, à celle qu'on en a tiré de celui d'un homme ſain,

Sel volatil. . . . . comme 189 à 100.
Huile. . . . . 144 à 100.
Terre. . . . . 100 à 102.
Sel fixe. . . . . 105 à 130,

99. Le rapport de la lymphe tirée par la diſtillation à la maſſe totale du ſang, eſt dans les fievres aiguës comme 100 à 123.

100. La quantité de lymphe dans les fievres aiguës, eſt moindre que dans l'état de ſanté dans la raiſon :

Savoir, la Lymphe . . . . . de 123 à 121.
Le Sel fixe. . . . . . . , . de 130 à 105.
Mais l'huile augmente . . . de 100 à 144.
Le Sel volatil . . . . de 100 à 139.
La Terre . . . . de 100 à 102.

101. Si l'on juge de l'acrimonie de l'urine par le ſel, l'huile & la terre qui y dominent, celle de l'urine d'un homme ſain, eſt à l'acrimonie qu'elle a les premiers jours d'une fievre aiguë inflammatoire, comme 1 à 2, ou comme 10 à 19. . . . . . . 100 à 190.
Dans les premiers jours
de la fievre ardente. . 100 à 109.

Dans son déclin le vingtieme
jour. . . . . . comme 100 à 135.
Le jour suivant, après une
nuit paisible, & la veille
de la santé. . . . . . 100 à 173.

102. COROLLAIRE I. Dans les fievres, le sang est plus gluant que dans
la santé, & plus il est gluant, ou moins
la lymphe diminue, eu égard au cruor
(439-445), plus la fievre est aiguë.

103. COROLLAIRE II. Dans les fievres, les particules actives du sang,
comme les huiles, les sels volatils, la
terre, augmentent journellement jufqu'au déclin, après quoi elles diminuent. Mais la proportion de la lymphe & du sel fixe diminue à mesure
que la maladie augmente, & augmente
après le déclin, ou dans la convalefcence (98 - 101.)

104. COROLLAIRE III. Un mouvement fébrile modéré, non-seulement
atténue & broie le sang, mais encore
à cause de la chaleur & du développe-
ment du sel volatil, elle le résout, &
le rend plus propre à circuler dans les
petits vaisseaux (101.)

*PRATIQUE générale des maladies,
par exemple, des Fievres.*

105. « Le Médecin est le ministre
» & l'interprete de la nature, mais ce
» n'est qu'en lui obéissant qu'il ac-
» quiert le droit de lui commander.
» Les principes & les causes des ma-
» ladies sont trop cachées pour que
» l'esprit humain puisse les découvrir,
» & souvent après que tous nos efforts
» sont épuisés, la nature commence
» un nouvel ouvrage auquel on ne
» s'attendoit point. *Baglivi*, *pag. 1.*

106. « La raison nous dicte que la ma-
» ladie, quelque nuisibles que soient
» ses causes au corps humain, n'est
» autre chose qu'un effort de la nature
» pour détruire la matiere morbifique,
» & pour procurer la guérison du ma-
» lade. *Sydenham*, *pag. 19.*

107. Il y a des symptomes qui sont
dus à la matiere morbifique, & à la
mauvaise disposition des fluides & des
solides, & ce sont eux qu'il faut combattre sous les auspices de la nature,
comme le frisson. Il y en a d'autres
qui viennent des efforts de la nature,

& il faut les laisser subsister en gardant les ménagemens requis. « Le principal » devoir du Médecin est de ranimer » les efforts de la nature, lorsqu'elle » languit, de réprimer ceux qui sont » trop violens, de ne point interrom- » pre ceux qui sont légitimes », toutes les fois qu'on n'a aucune méthode confirmée par un long usage, ni de spécifiques pour corriger la matiere morbifique par une autre voie que celle que suit la nature.

108. Tout ce que la nature peut faire est, 1°. de presser & d'enfermer de tous côtés la matiere morbifique dans les vaisseaux; 2°. de la cuire & de la résoudre par le moyen de la chaleur & de la fermentation; 3°. de la diviser & de l'atténuer par l'oscillation réitérée des vaisseaux secondés de l'effort des muscles; enfin 4°. d'en procurer l'évacuation lorsqu'elle est cuite par la perspiration, le cours de ventre, la sueur, le ptyalisme, la suppuration & la diurese.

109. L'art doit non-seulement obéir à la nature, & la seconder, il doit encore dans plusieurs cas tellement changer & corriger la matiere morbifique, qu'elle

qu'elle puiffe la chaffer avec plus de facilité; en un mot, l'art doit fuppléer à l'impuiffance de la nature. Avant la découverte du quinquina, les Médecins n'avoient d'autre méthode à fuivre que celle que la nature fuit elle-même; elle fe réduifoit aux remedes généraux, & enfuite à préparer la matiere fébrile, à la cuire & à l'évacuer; mais ces moyens étoient fort longs, ennuyeux & dangereux pour les malades qu'ils tourmentoient cruellement. On a enfin trouvé le quinquina qui rend la matiere fébrile fluide, & lui ôte fa malignité, & qui rend aux vaiffeaux la force & le ton qu'ils ont perdu; de forte que la matiere étant corrigée fans aucune évacuation fenfible, l'effort fébrile ceffe, & la fievre fe guérit.

110. La raifon nous dicte donc que toutes les fois qu'on manque de remedes furs, convenables & fpécifiques pour corriger la matiere morbifique, il faut feconder les efforts de la nature, & que quand on les a, il faut les employer à propos pour la difpenfer de ces fortes d'efforts; en un mot, qu'il faut feconder ceux qu'elle fait pour cor-

Tome II. P

riger ou pour chaſſer la matiere morbifique.

111. La premiere indication ſe réduit à fortifier autant que l'on peut la
puiſſance qu'un travail aſſidu épuiſeroit,
par la nourriture & un repos convenable ; de ſorte que ſi la maladie eſt
courte, le malade ait beſoin de peu
de nourriture, & que ſi elle eſt longue, il en ait autant qu'il lui en faut.

112. Mais comme les alimens ſolides
qu'on eſt obligé de mâcher, demandent beaucoup de travail & de prépa-
ration dans les premieres voies & dans
les ſecondes pour pouvoir ſe diſſoudre,
que les forces ſont néceſſaires pour fortifier les organes vitaux, & qu'il ne
faut pas mal à propos les employer ailleurs ; la raiſon dicte que dans les fievres il faut uſer d'alimens ſucculens,
cuits ou liquides, & d'autant plus ſucculens & de bonne digeſtion, répétés
auſſi ſouvent & en d'autant plus grande quantité que la maladie eſt plus longue, & qu'au contraire il ne faut uſer
que d'alimens légers, aqueux, de facile digeſtion & en petite quantité,
ſi l'on prévoit que le mal ſoit de courte
durée.

113. Et comme l'obſervation nous apprend qu'au commencement des fievres le ſang pechè par ſa viſcoſité, & enſuite par ſon acrimonie, & que la chaleur & la ſoif tourmentent le malade, il faut au commencement ne lui donner que des boiſſons délayantes & réſolutives, & enſuite adouciſſantes & rafraîchiſſantes, mais en aſſez grande quantité, pour qu'elles ſatisfaſſent à toutes ces indications.

114. Le mouvement muſculaire épuiſe les forces, mais l'on ne ſauroit employer trop utilement celles qui font mouvoir le cœur & la poitrine, il faut donc prendre la nature pour guide, & défendre au malade d'agir, & pour cet effet lui enjoindre le ſilence & le faire coucher dans une ſituation horizontale.

113. L'obſervation nous apprend que les opérations de l'entendement, telles que l'attention, l'étude, la réflexion, la ſenſation, la mémoire & l'imagination ne peuvent agir ſans épuiſer les forces, comme cela paroît par la laſſitude qui en réſulte; & puiſqu'il faut ménager ces forces, il convient que le malade s'abſtienne de ces opérations, qu'il renonce aux affaires, & ne s'oc-

cupe que de ce qui peut lui tranquillifer l'efprit, évitant avec foin la lumiere, les fons, les attouchemens, les faveurs & les odeurs capables de l'offenfer.

116. Si l'on jugeoit cependant que les exercices de l'efprit & du corps fuffent utiles pour corriger & atténuer la matiere morbifique, il faudroit laiffer au malade la liberté d'y vaquer pendant l'intermiffion de la fievre, ou avant qu'elle commence, en guife de préfervatif; & en effet, les Méthodiftes & les Maîtres de Gymnaftique ont éprouvé que ces exercices font très-falutaires dans les fievres intermittentes.

Après la diete & la gymnaftique, viennent les fecours généraux de la Chirurgie & de la Pharmacie, & on les appelle généraux, à caufe de la néceffité dont ils font au commencement de toutes les maladies, fur-tout dè celles qui font aiguës, pour remédier à la pléthore & à la cacochylie.

117. Prefque tous les hommes, ceux principalement qui vivent dans l'abondance & dans l'oifiveté plus qu'il ne convient à la fanté, ont coutume de fe gorger de vin & de viande, ce qui ne peut qu'amaffer une grande quantité

de faburres dans les premieres voies, & augmenter le fang & les humeurs dans le corps.

118. La fievre furvenant là-deffus, il eft à craindre que les matieres contenues dans les premieres voies ne pouvant plus fe cuire, parce que le fluide nerveux fe jette fur les organes vitaux, & que l'eftomac eft affoibli, ne fermentent ou ne fe corrompent, ou n'excitent la nature à les cuire, & ne l'empêche de s'occuper de la fievre, ou enfin qu'elles ne paffent dans la maffe du fang crues & mal digérées, & ne donnent une nouvelle occupation à la nature, ou de nouvelles forces à la matiere morbifique. De là vient qu'au commencement des maladies la nature montre fouvent au Médecin la route qu'il doit fuivre, foit par le dégoût & le défaut d'appétit qu'elle donne au malade, & qui lui fait rejeter les alimens auxquels il eft accoutumé, foit par les naufées, la cardialgie, le vomiffement & la diarrhée qui évacuent les faburres, nous confeillant par là de la feconder avec des cathartiques, des émétiques & des lavemens. Pendant la maladie, la digeftion lan-

guit, les matieres recrémentitielles s'a-
maffent dans les premieres voies ; &
c'eft pourquoi après qu'elle eft guérie
il faut évacuer les faburres qui fe font
infenfiblement amaffés, en purgeant de
nouveau le malade.

119. Mais la maffe du fang, qui eft
plus grande que dans l'état de fanté,
épuife & énerve les forces du cœur
fans aucune utilité, d'autant plus qu'il
faut qu'il circule avec plus de vîteffe.
Suppofons que la maffe du fang foit
de vingt livres, & qu'elle ait un pied
de vîteffe par feconde, il faudra que
la force employée à la faire circuler
foit vingt ; fi la vîteffe doit être double, il faudra une force quatre fois
plus grande. Si la maffe diminue d'une
livre, la même force le fera circuler
avec un peu plus de vîteffe qu'auparavant, favoir en raifon fous-doublée
des poids ; mais ce qu'il y a de plus
important, eft que les mufcles du cœur
contenant une moindre quantité de
fang, fe mouvront avec plus de vîteffe, au moyen de quoi le fang fe ré-
foudra plus aifément, & c'eft pourquoi
il convient de faigner le malade au
commencement des fievres aiguës pro-

portionnellement à ce qu'on juge qu'il y en a de trop par la plénitude des vaisseaux.

120. L'obfervation nous apprend qu'après la faignée, la nature procure fouvent un vomiffement ou une diarrhée, ou fe prête plus aifément aux remedes généraux (463); c'eft pourquoi il vaut mieux en la prenant pour guide commencer par la faignée, & paffer enfuite aux cathartiques, que de paffer de ceux-ci à la faignée.

Après avoir employé les remedes généraux, il faut paffer à ceux qui conviennent au rang, au genre & à l'efpèce des fievres, & imiter en cela la conduite des Horlogers, qui, lorfqu'une montre eft dérangée, commencent par la nettoyer, & remédient enfuite au défaut qu'ils y ont remarqué. Comme la pratique offre une infinité de cas qui pourroient embarraffer le Médecin, il convient de lui montrer la route qu'il doit fuivre, & de lui faire part de quelques théorêmes généraux dont la vérité a été confirmée par les Maîtres de l'art.

P iv

Regles pratiques.

121. *Les contraires se guérissent par leurs contraires.*

On appelle *contraires* les choses qui ne peuvent exister ensemble dans un même être, comme le chaud & le froid, la tension & le relâchement; la direction du mouvement vers deux endroits opposés, par exemple, vers l'Orient & l'Occident ensemble, le repos, & le mouvement, &c. Or comme la guérison ne consiste qu'à détruire la cause des maladies, il s'ensuit qu'en changeant l'état morbifique en un état contraire, on guérit le premier, & que par conséquent les contraires se guérissent par leurs contraires.

122. *La cause cessant, l'effet cesse aussi.*

Il n'y a point d'effet sans cause; & comme toute maladie est un changement évident dans l'homme & par conséquent un phénomene ou un effet dont la cause est la raison suffisante de son existence actuelle, & que rien n'arrive sans raison suffisante, il s'ensuit qu'en détruisant la cause, on fait cesser l'effet : on détruit la cause en lui en op-

pofant une contraire dans le même
endroit.

La *Méthode Curative*, confifte à découvrir & à employer les remedes propres à guérir la maladie, ou à détruire
fa caufe, & cette conclufion qu'on
doit détruire la caufe de la maladie par
fes contraires s'appelle *indication*, que
l'on divife mal à propos, comme l'obferve *Pitcairn.*, en *prophylactique*, *curative*, *vitale* & *fymptomatique*, vu que
l'on confeille de détruire les caufes de
la maladie, la maladie elle-même, la
foibleffe des forces & les fymptomes
de la maladie. Car comme on ne peut
guérir la maladie qu'on ne détruife en
même temps la caufe dont elle eft l'effet, & qu'on ne faffe ceffer les fymptomes dont le concours eft la maladie
même, l'indication curative eft tout à
la fois prophylactique & fymptomatique; & comme la foibleffe elle-même
eft un fymptome, & qu'en détruifant le
concours des fymptomes ou la maladie,
on conferve les forces & on les rétablit,
c'eft inutilement qu'on diftingue l'indication vitale de la curative.

123. *On peut détruire les principes de
la maladie fans que la maladie ceffe*, au-

P v

lieu qu'on ne fauroit détruire la caufe·
qu'elle ne ceffe auffitôt; car le principe·
eft ce qui contient la raifon. fuffifante·
de l'exiftence poffible d'une chofe , ou
ce qui la fait concevoir comme poffible·
Comme donc les Principes ne font que·
rendre la maladie poffible , & ne la
font point exifter néceffairement , il
doit y avoir quelque chofe à qui elle·
doive fon exiftence, favoir une caufe·
à l'exiftence de laquelle celle de la·
maladie eft néceffairement attachée ;
d'où il fuit qu'encore que les principes foient détruits , tant que la caufe·
fubfifte, la maladie fubfifte auffi. Il eft·
donc inutile de chercher à détruire les·
principes ou les caufes qu'on appelle·
éloignées , à moins que cela ne foit·
néceffaire pour détruire la caufe. Un·
grain d'arfenic , irrite le ventricule , &
la nature s'efforce d'évaquer ce poifon·
par le vomiffement. La caufe de ce dernier eft cet effort déterminé que fait·
la nature pour obliger le ventricule à
fe contracter dans la direction qu'il faut·
& avec une force fuffifante pour évacuer ce qu'il renferme par l'œfophage·
& par la bouche. Dès que l'effort ceffe,
le vomiffement ceffe auffi; mais tant

que le poifon qui eft le principe de cet
effort eft dans le ventricule , la nature ,
fuivant les lois de la fympathie , emploie les forces qui lui reftent pour remédier à ce mal & pour exciter un vomiffement. Afin donc que le vomiffement
ceffe , il faut détruire le principe , après
quoi on appaifera la douleur du ventricule avec des narcotiques , & l'on
rétablira les forces du malade avec des
analeptiques.

124. *Le principe qui détermine les efforts
de la nature étant détruit , ces efforts ceffent pour l'ordinaire , auffi bien que la
maladie qui en eft l'effet.* Ce principe eft
l'occafion de la maladie , & il importe
extrêmement de la connoître , parce
que les Médecins la confondent avec
la caufe , comme fi les afforts de la
nature avoient une connexion néceffaire avec ce principe. Ceux-là fe trompent qui confondent le principe avec
la caufe , & qui prétendent que les
efforts de la nature dépendent de ce
principe par une néceffité mécanique.
La théorie de la fievre nous fournit un
exemple de cette erreur. Elle a fouvent
pour principe une obftruction occafionnée par la vifcofité du fang ; mais

tant s'en faut que cette obftruction
caufe mécaniquement la fievre, qu'elle
rend au contraire le pouls plus tardif,
plus rare & plus petit, de maniere que
fi la nature n'augmentoit les forces du
cœur en plus grande raifon que la dépenfe de ces forces occafionnée par les
obftructions, le pouls n'auroit ni fa grandeur ni fa fréquence naturelles.

La premiere indication dans ce cas,
confifte à faire que les forces fe diftri-
buent comme dans l'état de fanté; &
comme il n'y a que la nature feule, en
tant que Médecin des maladies, qui
puiffe le faire, le Médecin doit fe borner à détruire l'occafion qui détermine
la nature à diftribuer ainfi inégalement
le fluide nerveux. Les remedes qu'il
doit employer pour détruire la vifcofité du fang, font les délayans, les réfolutifs & les atténuans. La feconde indication demande qu'on emploie les
remedes propres à détruire l'occafion de la maladie; mais comme la
nature guérit elle-même les maladies,
lorfque les occafions ne fubfiftent plus,
qu'elle a befoin de fes forces pour y
réuffir, & qu'elles fe réparent par la
nourriture, le repos & le fommeil,

il faut les rétablir par la diéte & la gymnaſtique. Les ſymptomes ne ſont point
une choſe différente de la maladie, puiſque, comme dit *Pitcairn*, c'eſt leur
concours ou leur complexion qui la
conſtitue, & que la nature les excite
toutes les fois qu'une partie de la cauſe
(nuiſible,) devient plus urgente. Le
Médecin doit donc accourir au p us
preſſé; & en ſe conformant aux lois
que la prudence dicte, attaquer d'abord
la cauſe du ſymptome le plus urgent ;
& c'eſt ainſi qu'il faut ſouvent remettre à la fin à remplir les indications qui
ſe préſentent les premieres à un Médecin qui fait uſage de ſa raiſon.

125. *Les ſecours qui ſont mutuellement*
oppoſés les uns aux autres, ſont entiére-
ment inutiles, & ceux qui ne ſont contraires qu'en partie ne valent, qu'autant que la force de l'un l'emporte ſur
celle de l'autre. Par exemple, ſi le malade a beſoin de rafraîchiſſement, dix
verres d'eau froide produiront cet effet,
au lieu que ſi on y en ajoute dix d'eau
chaude, ils pourront bien délayer, mais
ils ne rafraîchiront point. Si la doſe
d'eau chaude excede la froide de cinq
verres, le malade s'échauffera d'autant,

les autres fe détruiront, & deviendront
inutiles & même nuifibles. C'eft à
quoi ne font pas attention ceux qui
méprifent les remedes fimples, & qui
les combinent avec d'autres, & l'on
ne peut mieux faire que de lire la *Dif-*
fertation de Boileau, *touchant l'efficacité*
des remedes fimples.

126. *La nature*, fuivant Hippocrate,
guérit les maladies, & veille au maintien
de la fanté fuivant *Galien.* En effet, la
nature n'eft autre chofe que la faculté
qui entretient en nous les mouvemens
qui font moralement néceffaires à la
prolongation de la vie, ainfi que tous
les Médecins en font convenus de tout
temps. Pour exécuter ces mouvemens,
elle fe fert du fluide nerveux, des mufcles ou des membranes, & elle fait ufage, partie du fluide nerveux, & partie
de la ftructure & de la fituation des
organes, fe fervant des organes corpo-
rels tels qu'ils font, de même qu'un
Muficien fe fert du clavecin qu'il a, de
forte que les mouvemens qu'elle excite font limités quant à la force, &
contraints par la fituation & la figure
des organes. Perfonne n'eft mieux en
état de fentir cette maniere d'agir, ces

lois, ces fins, ces erreurs, ces excès,
ces langueurs, ces emportemens, que
ceux qui ont réfléchi fur les effets
que les paffions produifent en eux. Il
n'y a perfonne qui ne s'apperçoive
aifément qu'elles font autant d'efforts
de l'ame raifonnable, pour obtenir les
biens qu'elle entrevoit confufément,
& pour éloigner les maux moraux ; cependant on ne fauroit dire que ces
mouvemens s'accordent toujours avec
la raifon, puifque la philofophie nous
exhorte à les contenir dans les bornes
requifes, fauf à leur donner carriere,
ou à les réprimer felon que l'occafion
le requiert.

On peut en dire autant des efforts
morbifiques que fait la nature ; car quoiqu'ils foient toujours falutaires eu égard
à la fin, ils font fouvent trop forts,
comme dans les cas où l'on aiguillonne
la nature par des irritans ; ou trop foibles, comme lorfqu'on émouffe le
fentiment par des narcotiques ou des
laxatifs ; ou déréglés, comme lorfque
l'entendement eft agité par la crainte,
la colere, le défefpoir, ou de telle
autre façon que ce puiffe être.

127. Le Médecin doit donc s'atta-

cher *à réprimer les efforts effrénés de la
nature, à les animer lorsqu'ils languissent,
& à les régler, lorsqu'ils sont désordonnés,*
ainsi que nous l'apprend *Sydenham.*

128. *La nature, lorsqu'on la laisse agir,
montre elle même au Médecin la route qu'il
doit suivre. Galien.* Dans les maladies,
sur-tout dans celles qui sont aiguës, les
Médecins qui ont de la prudence doivent, s'ils ne connoissent point parfaitement le but que la nature se propose,
temporiser, observer & rechercher sa
fin, son but & ses efforts, & ne point
l'interrompre mal à propos par des
remedes.

129. *Les humeurs qui ont besoin d'être
purgées, doivent être évacuées par des
lieux convenables, qui font ceux que la
nature leur choisit. Hippocrat.* La nature
pour l'ordinaire conduit la matiere
morbifique dans les couloirs de la bouche, des intestins, de la vessie, de la
peau, du nez, de la matrice, &c. Que
si ces efforts se dirigent ailleurs, à cause
du vice des organes ou des fluides, par
exemple, dans le cœur, la rate, &c.
où il n'y a point de couloirs, ou qu'ils
agissent plus fortement sur les poumons,
le foie, le cerveau ; *le Médecin doit ob-*

ferver ce mouvement de la nature, l'aider & le féconder s'il est convenable, ou le réprimer, le détourner & le diriger ailleurs, s'il est contraire & nuisible. Galen. Aphor. 21. sect. 1. *Au temps des crises, ou quand elles sont faites, il ne faut rien remuer ni rien innover, soit par les purgatifs, ou par d'autres irritans, mais il faut laisser agir la nature.* Hippoc. aph. 20. sect 1.

130. Le premier objet qu'il faut avoir dans les maladies, est d'évacuer la matiere morbifique après qu'elle est cuite, par les voies ordinaires & les plus prochaines. Que s'il y en a aucune, ou qu'elles ne soient point libres, la nature s'en procure d'autres, & de là les hémorrhagies & les suppurations. Dans le cas où la nature est surmontée par la maladie, c'est-à-dire, par la matiere morbifique, elle n'entreprend pas même de lutter contre elle. *Galen. 3. de crisib. cap. 9.*

131. Les mouvemens de la nature font réglés & déterminés, lorsqu'elle est forte, qu'elle a le dessus sur la matiere, & qu'elle exerce ses opérations; lors au contraire qu'elle doit succomber, ils font indéterminés, déréglés & inconnus. *Galen. lib. 3. de crisib. cap. 10. & lib. 2. de dieb. decretor.*

132. La nature qui veille à la conſervation des animaux, & à la guériſon des maladies, conſerve ce qui eſt utile, & retranche ce qui eſt ſuperflu. *Galen. lib. de facult. natur.*

133. Les opérations de la nature dans les maladies ſe réduiſent à trois ; ſavoir, la *concoction*, la *ſecrétion* & l'*évacuation*. *4. aphor. comment.* 22 & 23. Elle ſe prépare elle-même les voies, non point par la penſée ſeule, mais en excitant le malade à clignoter, à ſe gratter, à s'allonger, à bâiller, à touſſer, à ſanglotter, &c. en un mot, la nature, ſans le ſecours d'aucune inſtruction, fait tout ce qu'il convient de faire. *Epidem. Hipp. lib. 6. Galen. comm.* 2.

134. La nature opere quelquefois peu à peu des choſes qui paroiſſent impoſſibles. *Galen. 7. Aphor. comm.* 56.

135. Rien n'eſt plus utile dans la pratique que de ſavoir l'hiſtoire de la maladie particuliere qu'on entreprend de guérir. « Si je poſſédois parfaitement » l'hiſtoire de chaque maladie, je ne » ſerois jamais en peine d'y apporter » remede, & je ſerois d'autant plus » aſſuré du ſuccès, que ſes différens » phénomenes me montrent toujours

» la route qu'il faut suivre. *Sydenham.*
» *Præfat. pag.* 10 ». Dans la cure des
» fievres, on a besoin d'un diagnostic
» exact des especes, que l'on cherche-
» roit inutilement dans les écrits des
» modernes ». *Stahl.*

136. Lorsqu'on ignore l'espece de
la maladie, il faut avoir recours à l'indication ou à la connoissance qu'on a
des choses qui sont utiles ou nuisibles,
afin de pouvoir peu à peu mettre le
malade en sureté. Mais il ne faut rien
précipiter dans ces occasions, rien ne
me paroît plus dangereux, & je suis
persuadé que la précipitation coûte la
vie à une infinité de fébricitans. *Syden-*
ham. Anacephaleos. pag. 158.

137. L'indication est entiere & parfaite, lorsque tout va comme il faut.
Premiérement, la crise qui se fait par
les évacuations ordinaires, est meilleure que celle qui se termine par un
abscès. Secondement, celle qui procure
une évacuation abondante de l'humeur
nuisible, est préférable à celle qui procure l'évacuation d'une autre. Troisié-
mement, celle qui agit par le droit
chemin, vaut mieux que celle qui suit
une autre route. Quatriémement, la

meilleure crife eft celle qui eft aifée à
fupporter. Enfin, la crife eft bonne,
lorfqu'elle furvient dans un temps où
les matieres font bien cuites. *Galen.*
in aphor. 20. *fect.* 1.

138. *Plus la nature eft avancée dans*
la route qu'elle tient, plus la méthode
qu'elle fuit eft certaine, & moins il con-
vient de la troubler. Stahl. *Cafual. min.*
pag. 373. C'eft pourquoi, fuivant le
confeil d'Hippocrate, il faut remuer
ce qu'on juge à propos d'émouvoir,
quand les maladies commencent.

139. *Les mouvemens naturels de l'hom-*
me font conformes à fes mœurs, & cela
à proportion que l'affaire eft plus pref-
fante, Stahl. Ce qu'on dit ici eft con-
firmé par l'expérience ; par exemple,
dans les vieillards, & dans ceux dont
les mœurs font réglées, la maladie marche pour l'ordinaire à pas lents & réglés ; dans les jeunes gens, au contraire,
qui ont l'efprit vif & pétulent, les fievres font des progrès extrêmement rapides, & caufent beaucoup de défor-
dre ; dans les femmes timides, & qui
fe troublent aifément, les efforts de la
nature font foibles, tremblans & fouvent déréglés.

140. Dans quelque maladie que ce puisse être, le symptome indique & exige un remede qui lui soit contraire ; par exemple, dans la fievre, la chaleur indique des rafraîchissans ; la fréquence du pouls, des sédatifs ; la vîtesse du sang, des remedes qui calment son mouvement ; l'acrimonie des humeurs, des lénitifs ; la soif & la sécheresse, des délayans & des humectans ; les saletés de la bouche, la pesanteur de l'estomac, les nausées, les cardialgies, indiquent des émétiques ou des cathartiques ; la débilité des muscles, des analeptiques, &c.

141. Plus il y a de symptomes qui constituent la maladie, plus il y a d'indications à remplir ; & plus il y a de choses à faire, plus il y a de diligence, de sagacité & de prudence ; plus elles sont difficiles, & plus elles occasionnent d'erreurs. A moins donc que le Médecin n'ait de la sagacité, qu'il ne soit versé dans la pratique, & qu'il n'ait appris à distinguer & à combattre chaque symptome séparément, il aura toutes les peines du monde à les faire cesser lorsqu'ils se manifestent tous à la fois.

142. Le même remede possede plu-

fieurs vertus différentes, mais réunies enfemble. Par exemple, l'ipécacuanha eft un excellent aftringent & émétique à la fois ; la manne cathartique, béchique & diurétique ; le nitre rafraîchiffant, propre à diffoudre le fang & diurétique ; de forte qu'avec un feul & même remede on peut guérir plufieurs fymptomes à la fois, pourvu que l'on connoiffe les principes des fymptomes, & les différentes vertus des remedes qui leur font oppofées, ce qui exige beaucoup de favoir & de fagacité de la part du Médecin. La chaleur, par exemple, augmente par la vifcofité du fang, par la tenfion des folides, par le mouvement accéléré des fluides & des folides, par de trop grands efforts, par la trop grande épaiffeur des matelas & des couvertures, par la qualité falée & aromatique des alimens, &c. Il faut donc diftinguer avec foin s'il convient de l'appaifer avec des délayans ou des laxatifs, avec des fédatifs & des anodins, ou avec des remedes qui affoibliffent ; la faignée, par exemple, la purgation, s'il faut moins couvrir le malade, s'il faut lui prefcrire des adouciffans ou des diurétiques, felon que les principes de la chaleur varient & different entr'eux.

143. Plus on fatisfait à un plus grand nombre de fymptomes & d'indications à la fois, & mieux c'eft. Par exemple, comme dans la pleuréfie la faignée appaife la douleur, la chaleur, la toux, la difficulté de refpirer, la fievre, & que les topiques ne font que détruire l'un ou l'autre de ces fymptomes ; il vaut mieux recourir à la faignée, vu qu'on remédie par-là à plufieurs fymptomes à la fois. Dans la dyffenterie, l'ipéca-cuanha débaraffe l'eftomac, rétablit fon ton, refferre les inteftins & le bas-ventre, & fatisfait à plufieurs indica-tions à la fois, & de là vient qu'on doit le préférer aux autres remedes.

144. Lorfqu'on a deux indications à la fois à remplir, il faut fatisfaire à toutes les deux enfemble, & ne point abandonner l'une pour courir à l'autre, pourvu qu'on puiffe fatisfaire à l'une & à l'autre tout à la fois. Par exem-ple, fi l'on entreprend de guérir une apóplexie occafionnée par les fabur-res, comme la privation du fentiment & du mouvement indique des ftimu-lans, la vifcofité & la lenteur du fang

des atténuans, les faburres du ventricule des évacuans, &c. on ne doit
point employer ces remedes séparément, mais satisfaire à trois indications à la fois, par le moyen de l'émétique.

145. Lorsque deux remedes se trouvent indiqués à la fois, dont l'un est
bon pour un symptome, & ne peut
faire aucun mal, & dont l'autre appaise
à la vérité un symptome & augmente
l'autre, il faut préférer le remede le
moins nuisible. Dans la phthisie, par
exemple, les béchiques chauds facilitent
l'expectoration du pus, mais augmentent l'ardeur de la poitrine; les béchiques
incrassans, au contraire, procurent l'expectoration, & n'échauffent point la
poitrine; il faut donc, suivant la regle
qu'on vient de donner, préférer les derniers aux premiers.

146. Si les remedes se combattent
les uns les autres, il faut en chercher
d'autres qui ne se détruisent point.
L'obstruction du foie indique des inci-
sifs, l'acrimonie du sang des incrassans;
ces remedes répugnent les uns aux
autres, & se détruisent par conséquent;
il faut donc avoir recours aux délayans,
qui

qui diminuent tout à fois la viscosité & l'acrimonie.

147. Lorsqu'on ne peut remplir deux différentes indications à la fois, il faut se borner à la plus pressante. Le symptome est d'autant plus urgent, que la fonction lésée est plus noble & plus nécessaire à la vie actuelle. Par exemple, la syncope est plus urgente que l'anorexie ; si donc celle-ci indique des cathartiques, qui causent la syncope, & celle-là des cardiaques, qui augmentent l'anorexie, il vaut mieux dans ce cas guérir la syncope & négliger l'anorexie. Si un symptome dépend de l'autre, il vaut mieux remédier au symptome primitif qu'au dérivé. Par exemple, si un homme vomit, parce qu'il a du dégoût pour les alimens, la cacositie est le symptome primitif & le plus urgent.

Si un vice que le quinquina guérit, est capable d'occasionner la fievre, quoique ce remede desseche, & déplaise au palais, il faut l'employer, parce qu'il est indiqué par ce vice urgent. Si le vice est un principe continu du symptome, il est beaucoup

plus urgent que s'il n'étoit qu'un principe interpolé.

148. « Si la maladie est composée
» de plusieurs symptomes de genres
» différens, on peut la rapporter à tel
» genre que l'on voudra ; mais il vaut
» mieux la rapporter au genre auquel
» appartient le *symptome le plus urgent.*
» On appelle symptome très-urgent,
» celui qui cause la mort en moins de
» temps, d'où l'on voit que la dou-
» leur n'est pas toujours un symptome
» très-urgent, comme dans le phleg-
» mon ». Pitcairn, *De divisione mor-*
borum.

La meilleure méthode Thérapeutique est celle qui traite séparément les
vices simples & leurs symptomes (on
doit les connoître), & qui y apporte les remedes convenables ; telle est
celle que *Boerhaave* a suivie dans ses
Aphorismes, que je suppose que tout
le monde connoît. Par exemple, comme la fievre est accompagnée du froid,
de la chaleur, de la soif, de nausées,
de maux de tête, de lassitude, d'un
pouls relativement plus fort, &c. il
faut auparavant connoître quels sont ces

fymptomes féparément, à quels principes & à quelles caufes on doit les
attribuer; il faut diftinguer enfuite quels
font ceux de ces divers principes du
même fymptome qui contribuent à la
fievre, ainfi qu'on l'a fait dans la Differtation fur la caufe de la fievre, jointe à l'Hémaftatique. Cela fait, il faut
connoître la connexion, la fucceffion
& l'énergie de ces fymptomes; il faut
voir quel eft le fymptome urgent ou
primitif; quel eft le dérivé, ou qui dépend des autres, & appliquer les remedes au primitif & au plus urgent,
lefquels feront d'autant plus efficaces,
qu'ils pourront, à l'aide de leurs forces diverfes, détruire un plus grand
nombre de vices à la fois. Par exemple, dans la fynoque putride, l'infufion de féné eft excellente pour évacuer la matiere bilieufe, fébrile & vifqueufe, parce qu'elle emporte les faburres qui font propres à épaiffir le
fang, qu'elle débarraffe l'eftomac de
ces matieres lourdes qui caufent des
naufées, qu'elle hâte la fecrétion du
fluide inteftinal, qu'elle purifie le fang,
& le fait plus aifément circuler dans
ces vifceres; elle tue les vers, s'il y

Q ij

en a, elle facilite l'excrétion de la bile, & prévient la corruption & les symptomes qui en résultent, &c.

Pratique générale des Fievres.

149. *La fréquence du pouls* est due à l'économie de la nature, laquelle voulant frapper, dompter & chasser la matiere morbifique avec le moins de forces qu'elle peut, le fait souvent dans un temps donné plutôt en réitérant les battemens du pouls qu'en l'augmentant. Car, comme la force vitale qui doit agir sur cette matiere ne peut augmenter qu'à l'aide de la grandeur ou de la fréquence du pouls, la nature, tant que ses forces subsistent, les augmente l'une & l'autre, comme dans la course, la colere, les fievres aiguës qui doivent se terminer en peu de temps; & alors, la matiere morbifique, en cas qu'elle existe, est domptée en peu de temps & avec une grande dépense de forces, ou elle obtient la fin qu'elle se propose : ou bien le pouls devient seulement plus grand, comme dans l'apoplexie, la manie, & alors il importe moins d'augmenter la vîtesse & d'é-

pargner les forces, que lorsque les vaiſſeaux ſanguins ſont remplis de fluides putrides, ou engorgés, & que le ſang trouve une réſiſtance à ſurmonter : ou bien enfin, la fréquence ſeule augmente, quoique la grandeur reſte telle qu'elle étoit, & diminue même, & par ce moyen, avec le même emploi des forces, la vîteſſe progreſſive du ſang devient beaucoup plus grande, que ſi c'étoit la grandeur ſeule qui eût augmenté. Car la quantité de mouvement par laquelle le ſang dilate l'artere, & rend le pouls plus grand, épuiſe les forces du cœur, ſans accélérer la circulation du ſang, vu que ſa direction eſt perpendiculaire à l'axe des vaiſſeaux ; & ſi la grandeur diminue plus que la fréquence n'augmente, le ſang acquiert plus de viteſſe avec un moindre emploi de forces, comme il arrive à ceux qui ſont effrayés ou épuiſés.

150. Les remedes contre la fréquence du pouls ſont ceux qui détruiſent ce qui l'occaſionne. Puis donc que le pouls n'eſt fréquent que parce que les forces ſont épuiſées, comme il arrive aux perſonnes convaleſcentes qui ont

eu des évacuations & des hémorrhagies, on ne peut mieux faire que d'employer les analeptiques & les reftaurans.

151. Que fi la fréquence du pouls vient de ce que la nature frappée d'une terreur fubite retient le fluide nerveux, & ne le diftribue pas en affez grande quantité, les fecours moraux & propres à chaffer la crainte, font les feuls que l'on puiffe employer utilement.

152. Si c'eft la réfiftance que le fang rencontre qui caufe ces efforts, il convient de les lever, & l'on a pour cet effet autant de différens remedes qu'il y a d'efpeces de réfiftances : car, 1º. fi le fang réfifte au cœur par fa maffe, ou qu'il y ait une pléthore, on y remédie par l'abftinence & la phlébotomie. 2º. S'il peche par fa vifcofité, & comme l'on dit, par fa féchereffe, & qu'il occafionne de trop grands frottemens, les meilleurs remedes que l'on puiffe employer font les délayans & les humectans. 3º. Si le fang, faute de vîteffe & à caufe de l'inertie des vaiffeaux, fe coagule, comme il le fait dans la palette, les aftringens amers, les calybés, & fur-tout le quinquina & la cafcarille, font des merveilles,

4°. Si le sang a de la peine à circuler dans les vaisseaux à cause de quelque acrimonie *muriatique*, comme dans le scorbut; *putride*, comme dans les synoques; *vénéneuse*, comme dans les fievres pestilentielles; *cadavéreuse*, comme dans le sphacele; *purulente*, comme dans la phthisie, &c. qui picote les vaisseaux, les irrite & les oblige à se contracter, on doit employer des remedes antiâcres, édulcorans, cathartiques ou antiseptiques, selon l'occasion. 5°. Si les saburres amassées dans les premieres voies, le froid ou le miasme ont épaissi le sang, on aura recours tantôt aux cathartiques, & tantôt aux dissolvans & aux diaphorétiques. 6°. Si quelque spasme hystérique a resserré les vaisseaux, ou que la douleur y ait causé une crispation, les meilleurs fébrifuges sont ceux qui relâchent les vaisseaux, & qui diminuent la douleur & la sensibilité.

153. Il importe souvent extrêmement d'accélérer la circulation du sang, lorsqu'il est question d'augmenter la sécrétion & l'excrétion des miasmes qui se sont mêlés avec lui, d'évacuer la matiere purulente par des couloirs dé-

Q iv

terminés ; la nature en fent la néceffité par une fenfation incommode , & cette fenfation l'oblige à augmenter la fréquence du pouls , fans que les fluides s'épaiffiffent, & que les vaiffeaux fe refferrent, & dans ce cas , la perfpiration qui furvient, la fueur, la diarrhée , ou l'éruption des puftules & des efflorefcences font ceffer la fievre , à moins , comme il arrive dans la purulence, que fon foyer ne fe renouvelle, ou qu'il ne fe forme une nouvelle matiere.

154. Quelquefois la nature paroît fe borner à ouvrir un nouveau couloir, ou à hâter la diffolution du fluide contenu dans quelque endroit du corps, par le moyen de la chaleur fébrile. Par exemple , les vaiffeaux lactiferes des mamelles des accouchées ont befoin d'être dilatés pour préparer une nourriture à l'enfant qui vient de naître; l'humeur engagée dans les glandes a befoin d'être diffoute , les dents ont befoin de pouffer, les vaiffeaux ont befoin de fe développer pour que le corps croiffe, la conftitution a befoin de changer, & dans ce cas il faut confier la fievre aux feuls foins de la nature.

155. Il fuit de ce qui précede , que

ceux-là fe trompent qui attribuent toujours la fievre aux faburres, quoique
fouvent elles y entrent pour quelque
chofe ; ou qui prétendent que l'épaiffiffement du fang eft toujours inféparable de la fievre. La fagacité du Médecin confifte à diftinguer les divers
principes de la fievre qu'on vient de
rapporter, & à employer dans chaque
cas les remedes convenables & qui fe
préfentent d'eux-mêmes.

Froid Fébrile ou Friffon.

156. Le froid eft une fenfation incommode occafionnée par le ralentiffement des particules ignées qui font
dans notre corps. Ce ralentiffement du
mouvement eft ce qu'on nomme froid.
Il eft proportionnel, 1°. à la quantité
de particules ignées qui fe diffipent, &
2°. à la lenteur doublée de celles qui reftent. La fenfation eft d'autant plus forte, 1°. que le refroidiffement eft plus
grand ; 2°. qu'on y eft moins accoutumé, ou qu'il fuccede plus promptement à la chaleur ; 3°. que la faculté
ou la fenfibilité eft plus grande.

157. La quantité de particules ignées

Q v

qui s'exhalent de notre corps eſt d'autant plus grande, 1°. que les corps qui
nous environnent ſont plus froids que
le nôtre; 2°. que les ſubſtances froides
qu'on y applique ſont plus denſes; 3°.
que l'atmoſphere chaud & vaporeux
qui nous environne ſe renouvelle plus
ſouvent ; mais ce n'eſt point-là l'origine du froid fébrile.

158. Le mouvement des particules
ignées inhérentes à notre corps ſe ra-
lentit d'autant plus, 1°. que la ſource
des forces qui font circuler le ſang &
le fluide nerveux devient plus petite.
Par exemple, ſi le ſang & le fluide nerveux circulent quatre fois plus lentement qu'à l'ordinaire, les particules
ignées qui ſont entremêlées avec eux,
ſe mouvront deux fois moins vîte, &
le froid ſera quatre fois plus grand. 2°.
Ce ralentiſſement augmente en raiſon
ſous-doublée de la réſiſtance que rencontrent le ſang & le fluide nerveux;
& par conſéquent ſi la réſiſtance eſt
neuf fois plus grande, les particules
ignées ſe mouvront trois fois plus lentement, & le froid ſera neuf fois plus
grand, & c'eſt à ces deux principes
qu'on doit attribuer le froid ſpontané.

159. 1°. Si la nature au commencement des maladies diftribue une moindre quantité de fluide nerveux aux
membres, à deffein de le réferver pour
le mouvement des organes vitaux, il
agira avec moins de force fur les membres & fur la peau, & comme ce fluide
eft lui-même la matiere électrique &
ignée qui échauffe les parties par fon
mouvement, les membres & la peau
fe refroidiront en raifon compofée de
la doublée de la lenteur, & de la fimple de la quantité du fluide nerveux
fupprimé; de là cette fenfation intenfe
de froid dans les fievres froides, dans
l'accès des intermittentes, qui eft d'autant plus incommode, qu'elle eft plus
prompte, & qu'on y eft moins accoutumé.

2°. Si le mouvement du fang fe ra-
lentit à caufe de fa vifcofité, de fon
abondance, des faburres avec lefquelles il eft mêlé, ou à caufe de l'obftruction ou de la conftriction des vaiffeaux,
il faut néceffairement qu'il fe refroidif-
fe; & comme ce ralentiffement eft plus
grand dans les petits vaiffeaux, fur-
tout dans ceux qui font les plus éloignés du cœur, tels que les cutanés,

Q vj

alors, comme une partie de la force
du cœur qui agit fur lui fe perd en chemin, que les petits vaiffeaux fouffrent
un plus grand frottement lorfque la
circulation eft retardée, & qu'ils font
plus expofés au froid, on doit fentir
un froid confidérable dans les vaiffeaux
cutanés & dans les extrémités, par
exemple, les doigts, le nez, &c.

160. Une preuve que le froid contracte toutes les parties membraneufes
eft, que les mains fe rident, que les
doigts diminuent, que les anneaux deviennent plus lâches en hiver; d'où il
fuit que les vaiffeaux nerveux & lymphatiques doivent auffi fe contracter
par le froid fébrile, parce qu'ils font
privés du fluide igné qui les dilatoit,
d'où vient qu'ils fe rétréciffent par leur
propre reffort. La raifon pour laquelle
le cours des fluides doit infiniment plus
fe ralentir dans les petits vaiffeaux que
dans les grands, quoique refferrés à
proportion, eft que les orifices des petits vaiffeaux approchent plus de la
moitié des petites molécules que les
grands, & ne peuvent diminuer, que
leur diametre ne devienne plus petit,
ce qui fait qu'ils s'obftruent. Comme

donc les tubes nerveux font les plus petits de tous, & que leur tiſſu eſt très-lâche, il s'enſuit que le fluide doit y circuler difficilement, & qu'ils doivent plutôt ſe refroidir ; car la chaleur paſſe d'autant plus aiſément d'un corps quelconque dans un milieu plus denſe, que la différence des denſités eſt plus grande. Hamberger, *de frigore morbi-fico*, §. 30.

161. Les principaux nerfs qui ſe diſtribuent ſur la ſurface du corps ont leur origine dans la moelle épineuſe ; d'où il ſuit qu'à proportion que le fluide nerveux trouve de la difficulté à circuler dans les nerfs, & que les ſolides ſe reſſerrent, les vibrations frigorifiques doivent ſe faire ſentir dans la moelle épineuſe & dans le dos, lors ſur-tout que le malade ſe remue, ou prend l'air, ou qu'il communique ſa chaleur aux hardes qui le couvrent ; car en changeant ainſi de ſituation dans le lit, la peau ſe reſſerre ſi fort, que la perſpiration ne ſe fait preſque plus. Sanctor. *ſect.* 4. *aphor.* 25. 5. *ſect.* 5. *aphor.* 4. &c. C'eſt à cette conſtriction des nerfs qu'on doit attribuer l'engourdiſſement des parties dont le froid s'eſt emparé.

162. Comme la peau eſt preſque toute nerveuſe, vu qu'elle eſt l'organe du taɛt, & que les nerfs extérieurs ſe contraɛtent, il s'enſuit que la peau doit ſe reſſerrer, les pores ſe rétréɕir, que la ſecrétion cutanée doit être interceptée, que les poils doivent ſe deſſécher & ſe roidir, & que s'il s'y trouve des vaiſſeaux ſanguins, ils doivent diminuer au point qu'ils diſparoiſſent ou que le ſang n'y circule plus, d'où s'enſuit la pâleur, ou qu'ils ne tranſmettent point celui qui s'y trouve, ce qui rend les levres, les doigts & les joues livides. Il arrive dans ces circonſtances que les petits vaiſſeaux ſudoriferes étant obſtrués, & la matiere de la ſueur ſurvenant là-deſſus, ils s'élevent en forme de petites puſtules blanches, qui rendent la peau rude, & ſemblable à celle d'une oie.

163. Si la volonté veut mouvoir les muſcles des membres, les nerfs ſe trouvant rétrécis & ne tranſmettant qu'une petite quantité de fluide nerveux, ces mouvemens ſont auſſi foibles que ſi le malade étoit épuiſé, je veux dire, déſordonnés, tremblans, demi-paralytiques, entrecoupés, fréquens & foi-

bles, mais bien plus dans les membres que dans les parties internes, le cœur, par exemple; parce que la chaleur eſt plus foible dans les parties extérieures.

164. Une preuve que tous ces phénomenes peuvent être occaſionnés par la ſuppreſſion ſubite du fluide nerveux dans le cerveau, ſans qu'il ſoit beſoin d'une réſiſtance mécanique dans les nerfs & les vaiſſeaux, c'eſt qu'il ne faut qu'une idée effrayante, une frayeur ſubite pour en produire de ſemblables en nous. Il ſuffit qu'on nous faſſe le récit de quelque crime énorme, pour nous faire frémir, & pour nous cauſer une ſueur froide par tout le corps.

165. Le *friſſonnement* eſt une concuſſion involontaire & preſque inſenſible de tout le corps, accompagnée du froid & de la conſtriction des mâchoires. Le *friſſon*, au contraire, eſt une concuſſion un peu plus forte & viſible, laquelle eſt accompagnée du roidiſſement des membres, de la ceſſation du mouvement volontaire, & le plus ſouvent de la colliſion mutuelle des mâchoires & du craquement des dents, ou d'un tremblement ſpaſmodique.

166. Ces mouvemens ſont occaſion

nés par un fentiment intenfe du froid, foit qu'effectivement les membres que l'on touche foient plus froids qu'à l'ordinaire, comme dans l'accès de plufieurs fievres intermittentes, foit qu'ils retiennent la chaleur lorfque le Médecin les touche, comme il arrive dans la fievre épiale, lors même que le malade fe fent froid. La volonté peut quelquefois réprimer ce tremblement, pourvu que le malade ne faffe aucun mouvement, s'abftienne de parler, & ne change point de fituation; car autrement il recommence; fouvent même la volonté le réprime fans qu'il foit befoin d'ufer d'aucun artifice, jufqu'à ce que la chaleur fébrile ait augmenté à proportion, & fe foit répandue des parties internes fur toute la furface du corps.

167. La force de cet éréthifme eft fi grande, que quoique le malade foit chargé de hardes, & que plufieurs hommes fe mettent fur lui, ce foubrefaut continue plufieurs heures fans qu'on puiffe le réprimer; ce qui prouve que les mufcles des membres & des mâchoires font extrêmement violentés, ce qui ne peut arriver que le fluide

nerveux ne s'y porte avec une force proportionnée ; & comme cela ne dépend point de la volonté, il s'enfuit qu'on doit l'attribuer à la nature feule.

168. Le but que la nature fe propofe en excitant le friffon, eft d'effectuer par fon moyen & par le mouvement de vibration qu'il occafionne, ce que la conftriction de l'élafticité caufée par le froid ne peut faire, je veux dire, de lever les obftacles qui s'oppofent à la circulation, & de rendre par l'augmentation de chaleur & par ce broyement réitéré aux fluides épaiffis par les crudités, ou trop vifqueux, la fluidité qu'ils ont perdue. De là vient que lorfque le fang n'eft point épaiffi, les fievres ne commencent jamais par le friffonnement ni par le friffon, & telles font la plupart des fievres tierces dont l'exacerbation n'eft accompagnée d'aucun friffon ; il en eft de même de la petite fievre que la colere, la joie ou un exercice violent occafionnent.

169. Plus le froid qui a précédé eft confidérable, & plus la chaleur qui lui fuccede augmente à proportion, parce que les forces de la nature étant dans leur vigueur, l'effort fébrile doit être

proportionné à l'intensité du froid & de l'épaississement, d'où s'ensuit la chaleur. D'ailleurs, les Physiciens nous apprennent que les corps sont d'autant plus susceptibles de chaleur, qu'ils sont plus denses; d'où il suit que plus les parties ont été condensées par le froid, plus elles doivent s'échauffer, pourvu que la force soit suffisante. Lors au contraire que les forces de la nature sont épuisées, il survient un équilibre funeste ou mortel, & de là vient que la plupart de ceux qui ont la fievre meurent dans l'accès du frisson ou du paroxysme.

170. Le but de la nature étant une fois connu, il est aisé de savoir quels sont les remedes propres à calmer le froid fébrile. Pour seconder la nature, il faut diminuer l'épaississement des fluides, sur-tout de ceux qui circulent sous la peau, & ranimer les forces vitales, au cas qu'elles soient affoiblies.

171. On diminue l'épaississement des fluides au moyen de remedes externes & internes. Les remedes externes sont les corps chauds appliqués sur la peau, les pieds & les mains; les linges sont excellens pour cet usage, parce qu'ils

enveloppent la peau de toutes parts. Les internes font les potions chaudes, délayantes, qu'il faudroit boire en grande quantité, fi les naufées qui accompagnent les fievres tierces ne s'y oppofoient ; mais il faut les aider, & ne point les exciter.

172. On ranime les forces vitales avec des fubftances fpiritueufes, cardiaques & aromatiques, qu'on ne doit cependant employer que dans les cas où les forces vitales font totalement épuifées, de peur qu'après avoir furmonté le friffon, la chaleur ne devienne plus grande. Si l'on craint que le malade ne fuccombe au froid, ce que l'on connoît par la petiteffe & l'intermittence du pouls, & par la diminution du fentiment, il faut avoir recours aux potions cardiaques & fudorifiques.

Chaleur fébrile.

173. La chaleur eft une fenfation incommode, occafionnée par la quantité & l'agitation trop forte des particules ignées, laquelle eft proportionnelle à la vivacité de la faculté fenfitive, & qui, de la part du coprs, eft

comme le produit de la quantité des
particules ignées, dans un efpace donné,
par leur vîteffe doublée ; bien entendu
que la denfité du corps foit la même par-
tout. Comme la chaleur eft bien moins
occafionnée par la chaleur extérieure
que par le frottement, elle doit être
proportionnée, comme le favent tous
les Phyficiens, à la vîteffe doublée, à
la compreffion mutuelle, & à la denfité des corps qui frottent les uns contre les autres.

174. Le propre de la chaleur eft de
dilater & de raréfier les corps, & cette
expanfion des corps indique le degré
de la chaleur, laquelle eft en raifon
réciproque de leur denfité & de leur
dureté, & en raifon directe de leur
chaleur.

L'obfervation nous apprend que la
plus grande raréfaction du fang, lorfque
la chaleur eft au quatre-vingt-dixieme
degré du thermometre de M. de Réaumur, eft à peine la centieme partie
de fon volume ordinaire ; & comme
celle que les caufes internes peuvent
exciter dans un homme vivant, va
rarement au quarantieme degré, il s'enfuit qu'elle ne peut raréfier le fang de

la deux centieme partie de son volume.

175. Les principes de la chaleur sont les alimens, les boissons, ou les choses comestibles qui contiennent quantité de particules ignées, alkalines, volatiles, aromatiques, spiritueuses, telles que les viandes salées, poivrées, les esprits fermentés, les substances chaudes; comme aussi les choses externes chaudes, comme l'air d'été, l'insolation, les étuves, les bains chauds, &c. à quoi l'on peut ajouter celles qui augmentent le frottement des solides & des fluides, telles que l'augmentation de la force du cœur, du mouvement musculaire par la course, la vocifération, la colere, &c. lors sur-tout que le corps est dense & pléthorique.

176. *Phénomenes.* 1°. La chaleur se répand uniformément dans toutes les parties du corps à raison de leur densité, de maniere que les fluides & les solides, tant mous qu'osseux, si leur pesanteur spécifique est la même, s'échauffent également, sans en excepter la peau, pourvu qu'elles soient à couvert du froid. 2°. Toutes les parties solides & fluides se relâchent & se raréfient d'environ une deux centieme

partie, de forte qu'on ne peut appercevoir au tact cette augmentation de
volume dans chaque artere, mais feulement dans les membres que l'on a
foin de mefurer exactement. 3°. Les
humeurs gluantes fe liquefient lorfque
la chaleur ne paffe pas quarante degrés,
à moins que la férofité aqueufe ne fe
diffipe avec le temps. 4°. Si la chaleur excede la chaleur naturelle, elle
caufe des anxiétés & des inquiétudes;
fi elle lui eft égale, le mouvement devient plus aifé & plus agréable.

177. COROLLAIRES *du premier phénomene.* 1°. S'il fe forme un fquirre
dans quelque vifcere, quoique les fcho-
laftiques tiennent qu'il eft froid, cette
tumeur s'échauffe à proportion de fa
denfité, mais plus tard dans les organes, dans lefquelles la circulation eft
rapide, & le frottement confidérable.
2°. Le cerveau, le cervelet & la moelle
étant moins denfes que les autres vifceres, doivent moins s'échauffer; les
reins font très-denfes, & de là vient
qu'ils s'échauffent beaucoup. 3°. La
différence de la chaleur eft fi peu fenfible dans les différentes parties, qu'à
peine peut-on la diftinguer fur vingt

animaux vivans, quelque bons que foient les thermometres; lorſque le corps eſt ſain, cette chaleur eſt d'environ trente-deux degrés.

178. COROLLAIRE *du deuxieme Phénomene.* 1°. Toutes les fibres, tant longitudinales que circulaires que le froid raccourcit, s'allongent; & par conſéquent toutes les ſections tranſverſales des vaiſſeaux & des réſervoirs augmentent à proportion. 2°. La circulation & la ſecrétion deviennent donc plus libres & plus promptes, quoique la force motrice ſoit la même; mais de combien? c'eſt ce qu'il eſt extrêmement difficile de déterminer, quoiqu'il importe beaucoup de le faire. Si la ſomme naturelle des orifices des derniers rameaux de l'artere méſaraïque eſt effectivement la vingtieme partie de l'orifice du tronc, & que la chaleur ſoit de 19 degrés, ce qui eſt une augmentation conſidérable, la vîteſſe dans le tronc, avant l'augmentation de la chaleur, ſera à la vîteſſe augmentée comme 19 à 20; mais ſi les fibres circulaires ne s'allongent que d'un vingtieme, les ſections ou les orifices, & par conſéquent les vîteſſes dans les troncs, croîtront à peine d'un cen-

tieme. 3°. Les pores & les orifices des vaiſſeaux étant plus libres, le ſang doit y affluer en plus grande quantité, par conſéquent la perſpiration augmentera, la peau deviendra plus molle & plus lâche, les cheveux feront moins roides & plus abattus, les membres ſe gonfleront tant ſoit peu. 4°. Les globules rouges du ſang qui ne peuvent pénétrer dans les vaiſſeaux qu'autant que leur diametre eſt égal au leur, s'inſinueront dans ceux qui ſe trouvent plus dilatés, & qui auparavant ne pouvoient recevoir que la lymphe, de là la rougeur du viſage & de la peau ; mais les arteres, qui ont beaucoup de ſenſibilité, doivent ſe gonfler pour la même raiſon, parce qu'étant plus lâches elles réſiſtent moins à la preſſion du ſang, & par conſéquent le pouls deviendra un peu plus grand. 5°. Les ſecrétions qui ſe font dans les reins & dans la bouche, diminueront pendant la chaleur de la fievre, parce que les liquides dont la ſecrétion dépend de l'adhéſion des vaiſſeaux latéraux, diminuent, lorſque cette adhéſion l'emporte ſur la force de la circulation, qui eſt conſidérablement diminuée, comme cela paroît par la *Théorie d'Hamberger.* 179.

179. COROLLAIRES *du troifieme Phéno-mene.* Le fang fe diffout d'autant plus, & devient d'autant plus fluide, qu'il s'éloigne davantage du froid qui le congele, & de la chaleur qui le coagule, comme les expériences en font foi. Il s'enfuit donc qu'une chaleur fébrile d'environ 33 degrés doit le diffoudre, & qu'une pareille chaleur doit faire que les matieres ténaces & vifqueufes, qui obftruoient les vaiffeaux, recouvrent leur fluidité; & de là vient que lorfqu'on applique des linges & des briques chaudes fur les parties douloureufes, la douleur que caufoit le froid, ceffe auffi-tôt.

La chaleur réfout la férofité du fang en un fluide halitueux, expanfible, élaftique, comme cela paroît par la théorie de l'expanfibilité de M. d'*Alambert*, inférée dans l'*Encyclopédie* ; & dans cet état cette vapeur adhere avec d'autant plus de force à l'air ambiant, que la différence de la température eft plus grande, comme le démontre *Hamberger* dans fon traité du feu. Cette vapeur ainfi diffoute fe répand dans l'air voifin, & devenant moins pefante qu'elle ne l'étoit, elle monte en hiver, & fe répand de tous côtés en été ; &

Tome II. R

delà vient que la perspiration augmente
lorsque l'air est froid, sec & électrique;
& qu'elle diminue lorsqu'il est chaud,
humide & qu'il a moins d'électricité. En
effet, plus l'air est sec, plus il est sus-
ceptible d'humidité, de même que le
sel alkali fixe s'impregne d'autant plus
de l'humidité de l'air qu'il est plus sec.
On voit par là que rien n'est plus utile
pour augmenter la perspiration, &
pour essuyer la sueur, que d'employer
du linge bien sec, & de quitter les hardes qui sont humides.

La sueur survenant dans le déclin de
la fievre, emporte les humeurs salsugi-
neuses, excrémentitielles & souvent
fétides; car cette sérosité n'est autre
chose que l'humeur lixivielle du sang,
imprégnée de particules salines. Lors
donc que cette salure incommode la
nature, comme lorsque la fievre est
causée par le défaut de perspiration, le
sang n'est pas plutôt dépuré, que la
maladie cesse, le sommeil revient,
& le malade guérit par le seul secours
de la nature.

Lorsque la chaleur fébrile est modérée,
& qu'elle ne cause ni insomnie ni inquiétudes, il suffit de moins couvrir

le malade, & de lui faire boire des liqueurs propres à le rafraîchir ; ce sont les remedes que la nature indique. Le degré de chaleur que l'on supporte avec facilité, & qui ne cause aucun nouveau symptome, paroît nécessaire pour résoudre la matiere morbifique, & pour dilater les couloirs des reins & de la peau ; & de là vient qu'après qu'elle a cessé, l'urine s'épaissit, la sueur augmente, la douleur diminue, & la fievre s'affoiblit.

Lors au contraire que la chaleur augmente au point de causer des maux de tête, des anxiétés, & tels autres symptomes fâcheux, c'est un signe, ou que les fibres sont trop tendues, que l'acrimonie & la viscosité du sang sont considérables, enfin que les efforts de la nature sont trop violents, & qu'il faut les modérer. La nature nous indique les remedes qu'il convient d'employer, savoir, la saignée, la ventilation, & les boissons froides.

Il arrive souvent dans le fort de la chaleur fébrile, que les forces vitales augmentent, que les vaisseaux excrétoires se dilatent, & que le sang devenu plus fluide, se fraie un chemin par les

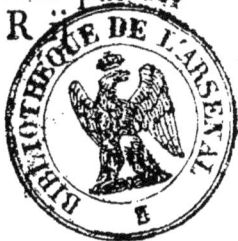

R

narines, la matrice & les autres couloirs ; & comme ces hémorragies ne font pas fans danger, lorfqu'elles font abondantes, le Médecin doit les prévenir en faignant le malade du bras ou du pied pendant la chaleur de la fievre, réitérant cette opération s'il le faut. On commence par faigner le malade du bras, après quoi on le faigne du pied, fur-tout s'il a des maux de tête.

Il arrive quelquefois après la faignée, & lorfque les premieres voies font remplies de faburres, que le malade eft furpris d'un vomiffement ou d'un cours de ventre. Dans ce cas, le Médecin doit feconder la nature, & après avoir vuidé les vaiffeaux autant qu'il le faut, évacuer les faburres, avec un léger émétique, & purger le lendemain le malade avec un cathartique, doux en forme de tifane ; fur-tout fi la faburre eft bilieufe & qu'elle entretienne la fievre. On a obfervé que la chaleur fébrile s'appaife lorfque le ventre eft libre.

Lorfque la chaleur eft feche & mordicante, c'eft un figne que le fang eft vifqueux, fec & âcre ; & dans ce cas il faut donner à boire au malade de l'eau de fontaine avec un peu de nitre, ou de la tifane faite avec des limons & des émulfions ; ces boiffons temperent l'ardeur du fang, appaifent la foif, & calment les anxiétés, en délayant & édulcorant le fang.

La *Ventilation* eft l'ufage d'un air pur & frais, & rien n'eft plus utile dans les maladies accompagnées de beaucoup de chaleur, pourvu qu'on ne craigne point de fupprimer la fueur, que le changement ne foit pas trop fubit, ni la différence de la température trop grande, car elle pourroit exciter de nouveaux friffons. *Sydenham* prétend que rien n'eft plus falutaire dans la petite vérole pour calmer la chaleur fébrile, que de faire affeoir deux fois par jour le malade, afin que fes lombes que la chaleur a brûlés puiffent recevoir quelque rafraîchiffement ; & je trouve que cette méthode a fon utilité en été, & lorfque le malade jouit de toutes fes forces, pourvu que les fievres ne foient pas accompagnées d'éruptions.

La chaleur d'une fievre intermittente, obfervée fous les aiffelles, dans la bouche, & à la poitrine, s'éleva dans le commencement au quatre - vingt-dixieme

R iij

degré, & au quatre - vingt - septieme
dans un autre sujet ; elle monta dans le
fort de l'accès au cent quatrieme degré,
elle descendit dans le temps de la sueur
au centieme , & elle étoit à la fin de
l'accès au quatre-vingt-quinzieme.

La chaleur d'une fievre rémittente
étoit pendant le paroxisme entre le
quatre-vingt-dix-huitieme & le quatre-
vingt-dix-neuvieme degré , & se trouvoit au quatre-vingt-seizieme dans le
temps de la sueur qui terminoit le
redoublement.

La chaleur dans une fievre quarte
étoit au commencement de l'accès au
quatre - vingt - septieme degré , elle
s'élevoit au centieme dans le fort de
l'accès; on a vu la chaleur fébrile accompagnée d'un pouls petit & accéléré,
au dessous du quatre-vingt-quatorzieme
degré du thermometre.

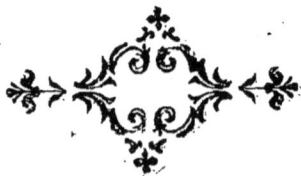

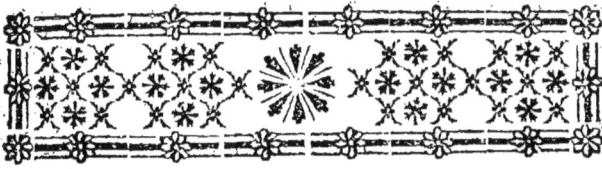

CLASSE SECONDE.

F I E V R E S.

ORDRE PREMIER.

FIEVRES CONTINUES.

Elles font appellées *Continentes* par les Scholaſtiques ; *Pyreta ſynechonta*, *ſynochoi*, par les Grecs ; *Continues*, par Boerhaave & les Praticiens ; *Fievres continues*, par les François ; *Continentes*, par Stahl & Juncker. Voyez *Galien 1. epid. com. 3.* Sennert, *de febr. l. 2. cap. 10.*

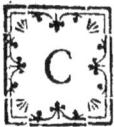

Aractere *de la Claſſe*. A la grandeur & à la fréquence du pouls, ſe joignent le froid dans l'accès, la chaleur dans le cours & la moiteur dans le déclin, & toujours un

R iv

abattement des forces beaucoup plus grand qu'on ne devroit l'attendre du degré des forces vitales.

CARACTERE *de l'Ordre.* La fievre commence souvent par le froid, sans aucune exacerbation partielle; l'accès ne revient qu'une ou deux fois par mois, & continue jusqu'à la fin de la maladie.

Elles sont donc continues, quoiqu'elles reviennent environ tous les mois, comme l'éphémere d'un mois, en quoi elles different de l'erratique; 2°. quoiqu'elles augmentent depuis le commencement jusqu'à l'état, de même que les autres maladies, mais une fois seulement; au lieu que l'attaque des fievres exacerbantes & intermittentes revient & augmente plusieurs fois dans les paroxysmes & dans les accès partiels, sans aucune cause évidente: c'est sans fondement qu'on divise les fievres continues en homotones, en épacmastiques & en paracmastiques; car toutes les fievres ont cela de commun, que les symptomes diminuent dans le déclin, & augmentent dans l'accroissement & dans l'état.

Histoire. Elles commencent par la

laffitude, la pefanteur de tête, le froid & le friffonnement, mais fans tremblement & fans craquement des dents; la chaleur augmente enfuite de jour en en jour, jufqu'au temps où la maladie eft dans fa plus grande force, avec céphalalgie, foif, abattement des forces, qui retient le malade au lit; nulle exacerbation, à moins qu'il n'y ait une caufe évidente; enfin dans le déclin de la maladie, la moiteur, la fueur, ou telle autre évacuation femblable.

Symptomes.

Dans les fonctions animales. C'eft ainfi qu'on appelle le mouvement libre, le fentiment, l'appétit.

Sentiment de laffitude dans tout le corps, de pefanteur & de vertige dans la tête, céphalalgie, mauvais goût dans la bouche, & fouvent perte d'odorat.

Le *mouvement* local des membres, de la langue, difficile, chancelant; le malade eft obligé de refter couché fur le dos, ou dans une fituation horizontale.

Appétit, peu ou point d'appétit, foif urgente, dégoût des viandes & des

R v

alimens folides, foif des eaux aigrelettes, froides, nul défir amoureux, dégoût pour le tabac.

Dans les fonctions vitales. Telles font
le pouls & la refpiration.

La refpiration, tant que le froid dure, petite, fréquente, contrainte; dans
la chaleur, grande, fréquente.

Le pouls pendant le froid, petit,
intermittent, intercadant, fréquent;
dans la chaleur, plein, fréquent; dans
le déclin, mollet, ondoyant.

Dans les excrétions. La falive peu
abondante & épaiffe; la langue, les
gencives & les levres couvertes d'une
matiere grife, jaune & quelquefois
noirâtre; l'urine dans le cours de la
maladie, plus chaude, trouble; la moiteur de la peau & la fueur dans le déclin; les déjections liquides, jaunes,
fouvent fétides; la morve peu abondante, des hémorrhagies.

Dans les qualités. La fievre commence très-fouvent par un froid dans
les extrémités, par la pâleur du vifage,
& pour l'ordinaire, fans fecouffe & fans
tremblement dans les membres; la chaleur eft enfuite affidue, prefque uniforme, finon qu'elle augmente dans l'état;

la peau devient molle dans le déclin.

Les caracteres des genres que les Galenistes ont donnés, font capables d'induire en erreur.

Ils attribuoient les différences essentielles des fievres au sujet de la chaleur morbifique, laquelle a son siege dans les esprits, dans l'éphémere, dans les parties solides, dans la fievre hectique, dans les fluides, dans l'humorale.

Selon eux, toute fievre humorale vient de la corruption du *sang;* de là la synoque & la fievre continue; de la *bile,* comme la tierce continue, la fievre ardente, la fievre tierce; de la *pituite,* comme le causus; de l'*acide,* la quotidienne; de l'*insipide,* la quotidienne continue; de la *mélancolie,* comme la quarte, la quarte continue; de la *bile* & de la *pituite* ensemble, l'émitritée, &c. *Hucherus, de febribus.* Mais comme l'essence de la fievre consiste dans la chaleur, c'est du degré de celle-ci & non du sujet, que les Galenistes devroient déduire les différences essentielles des fievres, ce qu'ils n'ont point fait, & par conséquent ils se sont trompés. Ils ont cru d'ailleurs que la chaleur réside dans une partie distincte; & cependant *Boer-*

haave démontre (*Chem. tom. 1. de igne*) qu'elle fe répand également dans les parties voifines, jufqu'à ce que le tout foit en équilibre. Enfin la putréfaction ne fauroit exciter la chaleur fébrile, & c'eft gratuitement qu'ils ont prétendu que telle ou telle humeur fe corrompoit, & caufoit tel ou tel genre de fievre; d'où il fuit que les caracteres des genres font fondés fur de faux principes. En fuppofant même que ces principes foient vrais, ces caracteres ne tombent point fous les fens; car qui a jamais connu par les fens la caufe proprement dite? Quelle connexion y a-t-il entre la pituite & les accès de la fievre quotidienne? On voit donc que quand même les caracteres génériques feroient fondés fur des caufes vraies, ils ne feroient pas moins capables d'induire en erreur.

La divifion que les Modernes ont faite des fievres en *effentielles* & en *fymptomatiques*, n'eft pas mieux fondée. Ces dernieres, felon eux, font l'effet d'une maladie antérieure; & celles-là furviennent d'elles-mêmes, & ne dépendent d'aucune autre maladie; mais, 1°. comme la fievre, felon eux, eft caufée,

ou par l'obſtruction des vaiſſeaux capillaires, ou par l'irritation du cœur,
ou par la diſtraction des nerfs, & qu'ils
reconnoiſſent ces vices pour de véri-
tables maladies, ou pour un état vi-
cieux des parties tant ſolides que fluides, qui bleſſe les fonctions, il réſulte
de leurs principes que toutes les fievres doivent être ſymptomatiques, &
qu'il ne doit point y en avoir d'eſſen-
tielles. 2º. Comme la cauſe en tant que
telle, ni ſon effet, ni par conſéquent
le ſymptome en tant que tel ne tombent point ſous les ſens, s'il arrivoit,
ce qui eſt aſſez fréquent dans les Eco-
les, que l'on fît quelque changement
dans la doctrine des cauſes, la diviſion
générale qu'on a faite des fievres ſe
trouveroit fauſſe, & il ne ſeroit plus
vrai, ainſi qu'on le prétend, que la quotidienne continue tabide, par exemple, ſoit cauſée par un ulcere au poumon; car il peut ſe faire que l'ulcere
& la fievre ayent une cauſe commune,
ou que l'ulcere provienne de la fievre,
vu qu'elle précede ſouvent la ſuppuration; d'où il ſuit que cette diviſion
n'ayant aucun fondement ſtable, eſt
hypothétique & ſujette à erreur.

La division qu'ils font des fievres
en *humorales* & *non humorales*, n'est
pas mieux fondée que la précédente :
Les premieres, selon eux, sont caufées par le vice des fluides, & les secondes par celui des solides ; mais 1°.
cette division est fondée sur un principe hypothétique, qui ne tombe point
sous les sens ; & d'ailleurs *Van Helmont* prouve très-bien que les fievres
qu'on attribue à la corruption & à la
malignité des humeurs, peuvent être
caufées par une épine fichée dans les
tendons. Qu'un homme très-sain se
fracture le crâne, cet accident est aussi-
tôt suivi de l'assoupissement, d'un
vomissement de bile, de la fievre, du
météorisme, de la saleté de la langue,
& des autres symptomes de la fievre
putride ou maligne. Que les dents pouffent un peu trop fort à un enfant, le
voilà aussi-tôt saisi de la fievre, de
spasmes, d'un vomissement, de naufées, de rapports, de la diarrhée ; ses
excrémens font verts, jaunes, putrides, & tous ces symptomes cessent
dès que les dents ont percé, ou qu'on
lui a ouvert les gencives. Ces accidens
font-ils caufés par les fluides ou par les

folides ? quand eſt-ce que les uns ont
agi indépendamment des autres ? La
diviſion & l'hiſtoire des fievres doi-
vent-elles dépendre des principes hy-
pothétiques ? 2°. De ce qu'il ſe forme
un abcès, une fiſtule, un ulcere dans
une partie, par exemple, à l'extrémité
d'un doigt, doit-on attribuer la fievre
qui en réſulte aux ſolides ? L'inflammation du ſang, l'acrimonie du pus,
l'ichor qui ſe forme dans l'ulcere n'y
contribuent-ils point ? Pourquoi donner le nom d'humorale à la fievre qui
provient de la bile, plutôt qu'à celle
qui eſt cauſée par le pus ? D'où vient
les Anciens ont-ils donné le nom
d'humorales & de putrides à toutes
ces fievres, à l'exception de l'éphémere & de l'hectique ? C'eſt, me di-
ra-t-on, que cela leur a plu ainſi ; autant vaudroit-il dire :

Sic volo, ſic jubeo, ſit pro ratione voluntas.

C'eſt encore une tyrannie, dit Galien, de vouloir obliger les autres à
penſer comme nous. Les Anciens ſe
ſont contentés de rapporter les faits,
ils n'ont jamais prétendu gêner les ſen-
timens d'autrui. Si nos peres ſe ſont

trompés, faut-il que nous adoptions leurs erreurs comme des vérités infaillibles, & est-il juste qu'un animal raisonnable se laisse plutôt guider par l'usage & par l'abus, que par la raison?

Des Principes des Fievres Continues.

Tout ce qui regarde la circulation du sang, ou qui irrite les vaisseaux sanguins, suffit pour causer la fievre; car, 1°. soit que l'on fasse une ligature à un animal vivant, ou qu'on injecte dans ses veines quelque liqueur propre à épaissir ou à coaguler le sang, il en résulte aussi-tôt une fievre (Baglivi, *de febribus mesenteric.* Wepfer, *cicut. aquat. pag.* 52.) 2°. Si l'on injecte dans les veines d'un animal une liqueur acide, alcaline, aromatique, avec *Baglivi*, ou si l'on fiche une aiguille ou une épine dans quelqu'un de ses tendons, avec *Van Helmont;* il n'en faut pas davantage pour lui causer une fievre continue.

J'ai déjà averti ci-dessus qu'il falloit distinguer la cause effectrice de la fievre de ce qui l'occasionne; car la Mécanique nous apprend qu'on retarde le mouvement des machines hydrauliques, en y oppofant une réfiftance, puis donc que le mouvement du cœur s'accélere malgré ces obftructions, il faut néceffairement que la puiffance motrice l'emporte fur la réfiftance de la matiere fébrile. Si l'on fuppofe que la moitié des vaiffeaux fanguins foit obftruée, & que la force du cœur refte la même, il paffera la moitié moins de fang des arteres dans les veines, des veines dans le cœur, du cœur dans les arteres; car fa vîteffe par les orifices des petites artérioles refte la même, & elle eft par les principes de l'hydraulique, comme la racine des forces motrices (Pittot, *des pompes, Mémoires de l'Académie, 1735. princip. 3.*) mais la dépenfe des fluides qui s'écoulent étant en raifon compofée des orifices & des vîteffes, il s'enfuit que fi l'orifice eft deux fois plus petit & que la vîteffe refte la même, la dépenfe fera deux fois plus petite dans le même efpace de temps, ce qu'il faut prouver.

La vîteffe qu'une même puiffance imprime au pifton d'une pompe eft d'autant plus petite, que l'émissaire est plus petit. On a vu que lorsque le sang en passant des arteres dans les veines trouve l'orifice entiérement ouvert, les contractions du cœur sont entieres & se montent au nombre de 70 dans une minute ; d'où il suit que si l'orifice diminue de moitié, les contractions du cœur seront deux fois plus petites en nombre égal, ou deux fois plus rares, la grandeur restant la même, & qu'encore que la force qui contracte le cœur soit la même, la vîtesse & la grandeur du pouls diminueront au lieu d'augmenter ensemble ou séparément, conformément aux lois de la Mécanique. Supposons que dans le cas de ces obstructions les forces qui agissent sur le cœur soient quatre fois plus grandes qu'à l'ordinaire, comme par les principes de l'hydraulique le sang s'écoule avec deux fois plus de vîtesse par les derniers orifices, l'augmentation de celle-ci suppléée à ce qui manque à l'orifice, & par conséquent il doit passer autant de sang des arteres dans les veines que lorsque le corps jouissoit d'une santé parfaite. Le pouls ne deviendra ni plus grand ni plus fréquent ;

il sera seulement plus ferme , parce que la collision des colonnes sanguines sera plus forte. Puis donc qu'il est certain, ou qu'on accorde que les vaisseaux capillaires sont obstrués dans les fievres malignes, il s'ensuit qu'encore que le pouls ne soit ni plus grand, ni plus fréquent qu'il ne l'étoit, les forces du cœur doivent être plus considérables.

Cela posé, si la fréquence étant la même, le pouls devient seulement deux fois plus grand, comme la vîtesse du sang est proportionnée à la grandeur du pouls, la vîtesse sera double, & la force qui agit sur le cœur quadruple ; or j'ai prouvé ci-dessus qu'elle étoit déjà quadruple ; d'où il suit qu'elle est devenue seize fois plus grande qu'elle n'étoit.

Ceux qui veulent avec *Bontekoe* & *Boerhaave*, que l'on mesure la fievre par la vîtesse du sang, doivent convenir qu'encore qu'il y ait des obstructions, la fievre peut très-bien subsister avec la grandeur & la fréquence du pouls, telles que l'état de santé, & qu'il suffit pour la rendre plus grande, qu'il devienne seulement plus grand.

Mais, si en supposant les mêmes obstructions, non-seulement la grandeur
augmente, mais que les battemens deviennent deux fois plus nombreux,
comme la vîtesse du sang, la grandeur
du pouls demeurant la même, est proportionnelle au nombre des battemens,
ou à la fréquence, & qu'elle est toujours
comme la racine des forces, de cela
seul que la vîtesse est double; il s'ensuit
que la force doit être quatruple, & que
conjointement avec la grandeur, elle
doit devenir soixante-quatre fois plus
grande qu'elle n'étoit. La cause de la
fievre est ce qui entraîne avec soi les
symptomes pathognomoniques; or lorsque la force du cœur l'emporte sur
celle des membres soumis à la volonté,
elle rend les battemens plus fréquens,
ou plus grands, ou plus fermes, nonobstant les obstructions, & de là
vient que la nature, qui est ménagere
de ses forces, retranche le fluide nerveux aux membres soumis à la volonté,
& c'est cette véhémence des forces vitales qui occasionne l'attrition, la chaleur, la soif, & les autres symptomes
fébriles; de sorte qu'on ne peut douter
qu'elle ne soit la cause de la fievre.

COROLLAIRE I. Il fuffit pour caufer la fievre que le pouls devienne plus fréquent, & que les forces des mufcles foumis à la volonté diminuent. Cette fievre eft très-fréquente.

COROLLAIRE II. Il fuffit pour caufer la fievre que la grandeur du pouls augmente, pourvu que les forces des mufcles augmentent en moindre proportion, ou deviennent abfolument plus petites qu'à l'ordinaire.

COROLLAIRE III. La fievre peut exifter avec un pouls plus grand & plus fréquent qu'à l'ordinaire, comme dans la tierce ardente & les autres fievres aiguës.

COROLLAIRE IV. La fievre peut avoir lieu, quoique la force du pouls foit la même que dans l'état de fanté, comme lorfque ce qui manque à la grandeur, eft fuppléé par la fréquence, ou ce qui manque à celle-ci l'eft par la grandeur, pourvu que les forces des membres foient abfolument plus petites.

COROLLAIRE V. La fievre peut exifter avec un pouls moins fort que dans l'état de fanté, pourvu que les forces des membres diminuent en plus grande proportion, comme il arrive dans la tierce lipyrie & dans les autres fievres malignes.

COROLLAIRE VI. Je n'acquiesce point au sentiment de *Bontekoe* ni de *Boerhaave*, qui mesurent la fievre par la vitesse du pouls, vu que celle-ci ne peut augmenter, à moins que le produit de la grandeur par la fréquence n'augmente, & que la force du pouls n'augmente aussi.

COROLLAIRE VII. J'en dis autant de ceux qui ne jugent de la fievre que par la fréquence du pouls, sans avoir égard aux forces musculaires; car si la fréquence du pouls augmente dans la même proportion que les forces des membres, comme il arrive dans la colere & dans les courses violentes, on ne dit pas qu'il y ait fievre, de même qu'elle n'a pas lieu non plus, lorsque la grandeur du pouls diminue proportionnellement aux forces des membres, comme dans la derniere agonie; nous disons pour lors que la fréquence vient de foiblesse.

COROLLAIRE VIII. Toute fievre doit être accompagnée d'une diminution notable des forces, je veux dire, que l'effort de la faculté vitale doit être proportionné aux forces de cette faculté, & à l'intensité de la cause nuisible; c'est cet effort qui constitue l'essence de la fievre, & qui en donne une parfaite idée.

Les principes de la fievre peuvent exister, sans que l'effort fébrile se manifeste; souvent aussi il se manifeste tout-à-coup, quoiqu'il y ait déjà long-temps que les matieres fébriles résident dans la machine & dans les vaisseaux sanguins; en un mot, la fievre vient de loin, & se manifeste ensuite tout-à-coup, comme les Praticiens le savent très-bien. Les maladies n'attaquent pas les hommes subitement; elles se forment peu à peu, & ensuite elles se manifestent dans le temps qu'on s'y attend le moins. *Hippocr. Ballon. de virg. morb. c. 7. p. 10.*

Les préludes des fievres paroissent souvent indiquer des saburres dans le sang, lesquelles retardent son cours, & obstruent les vaisseaux capillaires, comme cela paroît par la pesanteur que l'on sent dans la tête & dans le corps, par la lassitude, la petitesse, la rareté & l'inégalité du pouls, & par le dé-

goût que l'on a pour les exercices ordinaires. Elle est précédée d'un défaut
de perspiration, d'une suppression d'ordinaires, ou d'une pesanteur de tête,
&c. après quoi elle se manifeste tout-
à-coup.

Elle augmente ensuite pendant un
ou deux jours ; & de plus, dans les
fievres exacerbantes, elle augmente
à certaines heures sans aucune cause
évidente, & elle cesse dans d'autres ;
& dans les intermittentes après une
entiere apyrexie, elle revient de nouveau, & ensuite disparoît.

Il est certain que les effets sont proportionnels à leurs causes. (Wolf, *Mech.*
24). Si donc l'on assigne pour cause de la
fievre l'obstruction des vaisseaux, qui
n'en est que le principe, elle devroit
avoir lieu du moment que les vaisseaux
sont engorgés, & se manifester avec
une force proportionnée au plus ou
au moins d'engorgement de ces mêmes vaisseaux. Personne ne peut nier
que cet engorgement n'existe quelques
heures avant l'attaque, qu'il ne soit
plus grand avant le paroxysme, &
moindre après l'accès ; cependant elle
n'a lieu ni avant le paroxysme de la
continue,

continue, ni après l'accès de l'intermittente, qui devroit en occasionner
d'autres ; d'où il s'ensuit que la cause
existe sans produire aucun effet, ce
qui est absurde.

Les Modernes répondent à cela que
toute quantité de ferment ou de matiere fébrile ne suffit pas pour causer
la fievre, mais qu'il en faut assez pour
distendre les vaisseaux au-delà de leur
diametre ordinaire ; mais ce subterfuge
est vain ; car, ou la moitié de la quantité qu'il faut pour causer la fievre distend ou obstrue la moitié des vaisseaux,
ou ne l'obstrue point : dans le premier
cas, la moitié de la fievre, ou la fievre
entiere doit être proportionnée à l'obstruction, & il n'y en a point ; & d'ailleurs cette matiere s'accumulant par
degrés, la fievre ne devroit point se
manifester tout-à-coup, mais par degrés, au lieu qu'il arrive souvent tout
le contraire. Dans le second cas, aucune quantité de matiere n'obstrue ni
ne distend les vaisseaux, vu que sa moitié ne produit point un effet proportionné, ou il faut dire que les effets
ne sont point proportionnels à leurs
causes, ou, ce qui revient au mê-

me, que les caufes étant nulles, ou très-petites, il doit en réfulter de très-grands effets, & par conféquent qu'il y a des effets ou des parties d'effets fans caufe; ce qui eft abfurde.

D'autres, & cette opinion a trouvé grand nombre de partifans, ont imaginé dans le ventricule, ou dans le pancréas, dans le foie, dans le méfentere, &c. je ne fai quelle maffe de matiere fébrile, qu'ils appellent levain, laquelle paffe continuellement, ou de temps à autre dans le fang & l'épaiffit, d'où fenfuit une fievre continue ou intermittente.

Mais perfonne ne nous a encore appris de quelle maniere, & par quel méchanifme cette matiere paffe tantôt continuellement dans le fang, & tantôt n'y paffe que par intervalles, ni pourquoi ce levain après avoir paffé dans le fang, s'épuife à certaines heures, & fe renouvelle dans d'autres; pourquoi après avoir évacué la bile, le fuc pancréatique & les premieres voies de fond en comble avec des cathartiques réitérés, des émétiques & des potions délayantes, les fievres intermittentes, comme l'obferve *Sydenham*, deviennent plus opiniâtres que jamais, quoiqu'on ait évacué ce levain ; pourquoi les paſſions réveillent les fievres qui étoient endormies ; pourquoi une mauvaiſe nouvelle, un accident imprévu, retarde l'accès ou le fait ceſſer ; pourquoi les payſans guériſſent la fievre, en tirant un coup de fuſil derriere les oreilles de ceux qui en ſont atteints. Quelles conſéquences ne tiret-on pas de là contre l'exiſtence de ce levain ?

Mais à quoi bon perdre mon temps à de pareilles diſputes ? Cette théorie eſt le fruit de l'opinion, & l'ignorance des méchaniques l'a entretenue. Soit, je veux qu'il y ait un levain qui épaiſſiſſe le ſang ; le ſang étant épaiſſi, doit ralentir le mouvement du cœur, & diminuer le pouls, pour les raiſons que j'ai alléguées ci-deſſus ; & dans ces circonſtances, pour que la vîteſſe & le nombre des battemens augmentent, il faut néceſſairement que les forces du cœur augmentent auſſi. Or, quel eſt l'homme aſſez ignorant dans l'hydraulique pour croire que les réſiſtances augmentent les forces des machines ? j'ai honte de réfuter de pareilles fictions, & c'eſt aſſez d'avoir renverfé les principes fur lefquels elles font fondées.

Le cœur ne doit point fon mouvement à la difpofition méchanique des parties, ni aux forces qu'on leur a imprimées dès leur origine, ni à aucune des caufes que les modernes appellent méchaniques.

Ce vifcere ne doit fa contraction qu'à l'action du fluide nerveux que lui tranfmettent les nerfs cardiaques; car le fang qui s'y rend par les veines, ne peut que le dilater, & par conféquent s'oppofer à fa contraction. Le fang fe rend dans le tiffu du cœur par les veines coronaires, dans le temps de fa contraction; d'où il fuit que cette affluence eft l'effet, & non point la caufe de fa contraction.

Il y a plus, ou l'action du fluide nerveux dépend des forces du cerveau, ou d'un moteur animé qui préfide fur lui. Si les forces du cerveau qui font circuler le fluide nerveux, font méchaniques, elles reçoivent tout leur mouvement de l'action du fang qu'y envoient les arteres, & de la force élaftique de la fubftance moelleufe. Tel eft le fentiment de *Boerhaave*, (Difr.

cours huitieme) qui dit, que le cœur a besoin pour agir de l'action des nerfs, que c'est elle qui le met en mouvement, & que les nerfs ne reçoivent cette faculté que du cervelet. Il faut donc attribuer sa force au sang artériel que le cœur envoie dans le cervelet; la cause précede donc l'effet, elle en dépend cependant, & cet effet reproduit sa cause, *pag.* 111.

Mais les forces que le cœur imprime aux colonnes sanguines, sont comme les orifices des arteres qui sortent de l'aorte; & comme les orifices des carotides & des vertébrales ensemble égalent à peine la troisième partie de l'orifice de l'aorte, à peine le sang conserve-t-il dans la tête la troisième partie des forces que le cœur lui a imprimées. Le cervelet dans les enfans nouveaux nés n'est que la neuvieme partie du cerveau, & la cinquante-septieme de tout le corps; comme donc la quantité de sang doit être proportionnée au volume des parties qu'il arrose, il s'ensuit que celui qui se porte dans le cervelet est la neuvieme partie de celui qui afflue dans le cerveau, & la cinquante-septieme partie de celui qui se rend

dans tout le reſte du corps. La force des
parties dépendant du ſang qui y afflue,
& de la vîteſſe & de la grandeur des
vaiſſeaux, il s'enſuit que la force du
ſang qui afflue dans le cervelet eſt la
cinquante-ſeptieme partie de celle que
le cœur imprime à toute ſa maſſe ; &
puiſque la partie eſt moindre que le
tout, la force que le fluide nerveux contenu dans le cervelet peut recevoir du
ſang qui s'y trouve, eſt à celle que le
cœur eſt obligé de déployer comme 1
à 57, je veux dire, 57 fois plus petite.
Toute cette force du fluide nerveux
contenu dans le cervelet eſt employée à
contracter le cœur ; & comme le cœur,
ni aucune machine quelconque n'a de
force, & ne produit d'effet qu'autant
que le moteur lui en communique, il
s'enſuit que le fluide nerveux ne peut
communiquer au cœur que la cinquante-
ſeptieme partie de la force dont le cœur
a eu beſoin dans la contraction précédente ; & par conſéquent ſi le cœur
n'agit que par l'entremiſe du fluide nerveux qui s'y rend par les arteres, l'effet
ſera plus grand que ſa cauſe, & il ne
ſe mouvra qu'au moyen de la force &
du mouvement qu'il a communiquée

au fluide nerveux ; de forte qu'il devra
fa force à fa force même, ou fon mouvement à fon mouvement, & par conféquent le mouvement du cœur fera
un effet fans caufe, ce qui eft abfurde.
Il faut donc néceffairement que le mouvement du cœur à chaque battement
foit produit par un moteur animé, lequel venant à manquer, comme cela
arrive après la mort, fa contraction
ceffe, ce mouvement augmente lorfqu'il agit, comme il arrive dans les paffions violentes, & il diminue lorfqu'il
eft oppreffé, comme cela arrive dans
la crainte.

On peut démontrer ce que je viens
de dire, d'une autre façon : Le fang fort
du cœur avec une vîteffe capable de
lui faire parcourir vingt pieds par feconde fur un plan horizontal ; (*Hæmaft. pag. 300. n°. 40.*) en fuppofant
l'orifice de l'aorte de 97 lignes. Afin
donc que le fluide nerveux contracte
le ventricule gauche du cœur, il faut,
fuivant les principes de l'Hydraulique
& nommément de la *Phoron. prop. 31.*
que fa force foit du moins la même que
celle de la colonne du fang qui fort du
cœur ; car les forces qui font mutuel-

S iv

lement en équilibre dans les fluides, font comme le produit de la vîtesse doublée, des orifices & de la densité des fluides. Si l'on suppose donc la même densité dans le sang que dans le fluide nerveux, & que l'orifice des nerfs cardiaques qui s'ouvrent dans le ventricule gauche du cœur pris ensemble, soit la millieme partie de celui de l'aorte, il s'ensuivra que la vîtesse du fluide nerveux sera 31 fois plus grande que celle du sang dans l'aorte, ou de 620 pieds par seconde; & comme, suivant *Keill*, la vîtesse du sang dans les dernieres artérioles est 5230 fois plus petite que dans l'aorte, il s'ensuit que la vîtesse que le fluide nerveux reçoit du sang qui circule dans le cerveau, est 162130 fois plus petite qu'il ne faut pour contracter le cœur.

COROLLAIRE. Les obstructions qui se forment dans les vaisseaux capillaires ralentissent le mouvement du cœur, & par conséquent celui du sang dans le cervelet. Comme donc le mouvement fébrile, du moins dans les fievres aiguës, suppose une augmentation de forces de la part du cœur, & que le mouvement de celui-ci ne peut augmen-

ter à moins que la vîteſſe du fluide nerveux n'augmente, ſi le mouvement du
ſang diminue, il eſt abſurde de vouloir
que celui du fluide nerveux augmente,
ou de prétendre que la fievre eſt cauſée par les obſtructions, quelque principe méchanique qu'on allegue.

On m'objectera que le fluide nerveux
étant infiniment plus rare & plus ténu
que le ſang, il acquiert par la preſſion
un mouvement plus rapide, parce que
les vîteſſes imprimées par la même force
à pluſieurs fluides de denſité inégale
ſont en raiſon inverſe des racines de
ces mêmes denſités. Je ne m'oppoſerai
point à ce ſentiment. Suppoſons donc
que la denſité du fluide ſoit un million
de fois moindre que celle du ſang, ſa
vîteſſe ſera dix mille fois plus grande :
mais la force des fluides de denſité inégale eſt en raiſon compoſée de la doublée de la vîteſſe & de la ſimple de la denſité. Comme donc la denſité du fluide
nerveux eſt un million de fois plus petite, quand même le quarré de la vîteſſe de-
viendroit un million de fois plus grand,
l'un compenſe l'autre, & la force qui
réſulte de l'un & de l'autre, n'eſt pas
plus grande que ſi l'on ſuppoſoit la mê-

S v

me denfité dans le fang que dans le fluide nerveux. En voilà affez pour contenter les Modernes, qui ignorant les mathématiques, veulent expliquer les maladies d'une façon méchanique.

Sydenham prétend que les fievres & les maladies inflammatoires compofent les deux tiers des maladies qui affligent l'humanité. La quarantieme partie des hommes meurt de la fievre ou avec la fievre. Graunt *medicals obfervat. on the bills of mortality.*

I. Ephemera ; *l'Ephémere, Courbature.*

CARACTERE. C'eft une efpece de fievre continue, qui ceffe pour l'ordinaire d'elle-même en moins d'une demi femaine.

Les Latins l'appellent *Diaria*, parce qu'il y a plufieurs efpeces qui fe terminent en vingt-quatre heures. Gordon. *lil.* p.3.*Ephimera;* les Italiens *Effemera;* Gilbert l'Anglois *Effimera;* les François, *Fievre éphémere;* quelques Arabes *Febris inflativa,* fievre accompagnée d'enflure.

Symptomes.

Dans les fonctions animales. L'atta-que subite, le plus souvent avant la pointe du jour; elle n'est précédée d'aucune lassitude notable ; le mal de tête vient subitement, & oblige le malade de se mettre au lit.

Dans les fonctions vitales. Le pouls est plein, libre, prompt, fréquent, la respiration fréquente, le battement des tempes est le même que celui des arteres.

Dans les excrétions. La sueur s'exhale en forme de vapeur, sur-tout dans le déclin de la maladie, l'urine ne change presque point.

Dans les qualités. Elle commence par un froid léger, mais sans frisson ni frissonnement, ce qui la distingue de la rougeole.

Elle est suivie d'une chaleur douce & vaporeuse.

La rougeur s'empare de tout le corps; elle commence par le visage, qui s'enfle quelque peu, ce qui lui a fait donner le nom de fievre tuméfiante (*febris inflativa.*)

Ordre des symptomes. Nul prélud les principes ou occasions procatartiques ont lieu pour l'ordinaire, comme l'erreur dans les alimens, les topiques, &c.

L'attaque survient presque sans bâillement, sans frissonnement, sans assoupissement; elle est subite, de maniere qu'elle est aussi forte que dans la vigueur, avec une fréquence modique, une chaleur douce, vaporeuse; la maladie, comme dit *Lommius*, vient tout à la fois; la maladie est dans son état pendant environ un jour, ou tout au plus, pendant deux ou trois, sans aucune incommodité considérable; enfin, elle se termine quelquefois par une hémorrhagie, & le plus souvent, par une transpiration ou des sueurs copieuses.

Les principes procatartiques sont ceux qui peuvent ralentir quelque peu le mouvement du sang, & qu'un travail d'un ou deux jours peut détruire ou chasser, de sorte que la nature ne se trouve jamais accablée d'une si légere incommodité; elle déclare aussitôt la guerre à la matiere morbifique, pressentant confusément qu'elle ne tardera pas à lui céder; elle l'attaque sans beaucoup d'appareil, & la met en fuite sans trouble & sans délai.

La nature seule guérit presque toujours la fievre éphémere ; & l'on a rarement besoin d'appeller le Médecin. Il est plus aisé de la guérir que de la connoître, parce qu'on n'a pas le temps de distinguer si elle deviendra synoque ou continue. L'abstinence, une boisson aqueuse chaude & le repos, suffisent pour la guérir.

1. *Ephémere pléthorique ; éphémere causée par l'opilation, par le vin, par la suppression de la perspiration, par des alimens chauds,* Avicenne, *tom. 2. pag. 16. Ephémere avec enflure,* des Auteurs. B.

Principes. La pléthore est en raison composée de la directe des alimens que l'on prend, & de l'inverse de ceux qu'on rend ; d'où il suit qu'elle est d'autant plus grande, 1°. qu'on prend une plus grande quantité d'alimens dans un temps donné ; 2°. que les forces coctrices sont plus grandes ; 3°. que les alimens sont plus succulens. Les alimens sont ou solides ou liquides. Ces derniers passent presque tous dans le sang ; & plus ils sont agréables & spi-

ritueux, & plus on en fait ufage; de
forte qu'on eft plus fujet à commettre
des excès dans le boire que dans le
manger. Cependant les mets délicats,
les friandifes, les viandes affaifonnées
& qui flattent le goût, contribuent à
la pléthore, parce qu'on en mange
beaucoup, & qu'on les digere aifément. Tels font les alimens qui par
eux-mêmes ne caufent point de pléthore, à moins que la quantité qu'on
en prend n'excede celle que l'on rend.

La diminution abfolue ou relative
des éjections, contribue auffi à la pléthore. Ces éjections font ou ordinaires, & fe font par la voie de la perfpiration, des urines, des fueurs, des
felles, de la femence; ou extraordinaires, comme par un faignement de
nez, par une hémorrhagie du fondement, de la matrice, par une évacuation de pus, de fanie, par des cauteres, des ulceres, des fiftules, par la
faignée. La pléthore augmente 1°. en
raifon de la quantité de matiere qu'on
a coutume de rendre, & qui refte dans
le corps; puis donc, comme l'obferve
Sanctorius (*aphor.* 10. *fect.* 3.) que l'é-
vacuation qui fe fait par la perfpiration,

est seize fois plus grande que celle qui
se fait par les selles; il s'ensuit que la
pléthore que cause le défaut de perspiration, est seize fois plus grande que celle
que cause la constipation; 2°. à proportion de la facilité avec laquelle la
matiere supprimée se mêle avec le sang;
par exemple, la suppression du flux
menstruel occasionne une plus grande
pléthore que celle de l'urine, parce
qu'il faut quelques jours à celle-ci pour
remplir la vessie & les ureteres, &
pour réfluer dans la masse du sang; au
lieu que le sang menstruel réflue aussi-
tôt dans les veines hypogastriques;
3°. en raison de la durée de cette suppression; par exemple, si un ulcere
cesse de fluer pendant deux jours, il
passe deux fois plus de pus & de sanie
dans la masse du sang, que si l'écoulement n'avoit cessé qu'un jour.

Sanctorius prétend que la masse des
fluides, & par conséquent le poids du
corps augmente de trois livres en hiver, sans que la santé en souffre, &
que plus un homme est robuste, moins
il se ressent de l'augmentation du poids
des fluides. On saura que le pouls est
plus grand & plus fréquent après qu'on

a mangé, que lorſqu'on eſt à jeun; & ſuivant l'obſervation du Dr. Robinſon, cette fréquence eſt beaucoup plus conſidérable après un grand repas, qu'après un médiocre. Suppoſons que le nombre des battemens du pouls d'un homme à jeun, ſoit à celui d'un homme qui a mangé, comme ſoixante-dix à ſoixante-ſeize; il y a toute apparence que ſa grandeur augmente dans la même proportion; & comme l'un & l'autre augmente pendant quelques heures ſans cauſer de maladie, il s'enſuit que la force du cœur peut pareillement augmenter d'un ſixieme pendant quelques heures, ſans en occaſionner aucune; & par conſéquent que le poids ſuperflu qui donne lieu à l'éphémere, eſt de plus de trois livres dans les ſujets robuſtes, lorſque la perſpiration eſt interceptée. Comme la quantité de matiere qui ſe diſſipe par la perſpiration ou dans une nuit, & à plus forte raiſon dans une journée, monte à plus de trois livres (*Sanctor. ſect. 3. aphor. 1. 10. 69, &c.*) il n'eſt pas étonnant que l'éphémere ſe guériſſe d'elle-même à l'aide d'une tranſpiration abondante.

Un homme à jeun rend dans l'eſpace

d'une nuit, par la tranfpiration, environ
dix-huit onces des alimens qu'il a pris
(*Sanctor. aphor. 2. fect. 3.*) & lorfqu'il
a bien répu, & que la digeftion fe fait
bien, quarante onces; & par conféquent la tranfpiration d'un homme à
jeun, eft à celle d'un homme qui a
mangé, comme neuf à vingt. Un homme fain, & qui ufe d'alimens, pefe
tous les matins autant qu'il pefoit la
veille; fi donc il fait diete le lendemain,
non-feulement il pefera moins que le
jour précédent, de la quantité d'alimens dont il s'eft abftenu, par exemple, de cent-neuf onces, mais encore
de toute celle qu'il rendra ce jour-là par
la tranfpiration & par les autres voies,
laquelle eft d'environ quarante-neuf
onces : fi donc il a coutume de prendre cent-neuf onces d'alimens ; s'il
refte à jeun un jour entier, il pefera
dix livres moins qu'il ne pefoit le jour
précédent après avoir mangé; ce qui
doit s'entendre de ceux qui ne font
qu'un feul repas par jour.

Ceux qui font de l'exercice en marchant jufqu'à fuer, diffipent par la
tranfpiration dans l'efpace d'une demi-
heure, huit ou neuf onces, ou huit

fois davantage que s'ils se fussent tenus en repos en été, & un homme gras & replet dissipe par un pareil exercice trente fois davantage que s'il se fût tenu en repos en été. Comme donc l'éphémere n'augmente pas moins la chaleur & la sueur que l'exercice que l'on fait en marchant, & procure une transpiration proportionnée; il y a tout lieu de croire qu'elle diminue le poids du corps dix fois plus que n'auroit pu faire l'état de santé.

En été la perspiration est à l'urine, comme 2 à 1; lorsqu'on marche ou qu'on va à cheval, comme 4 ou 5 à 1, & par conséquent l'augmentation de la perspiration que causent la chaleur & l'exercice excede la diminution de l'urine; d'où il suit que quoique l'éphémere diminue la quantité de cette derniere, le poids du corps diminue infiniment plus par la transpiration, & que celle qui dure un jour, équivaut à plusieurs saignées.

Je fus attaqué le 14 Septembre 1752 à cinq heures du matin d'une fievre éphémere pléthorique; elle étoit forte, & elle n'eut aucun avant-coureur, à l'exception de l'insomnie, d'une chaleur brûlante, d'une déglutition difficile, d'une grande pesanteur de tête. Je fus saigné deux fois, & la fievre me quitta la nuit suivante.

Lorsque je m'endormois, j'étois agité dans mes rêves de pensées importunes au sujet d'un objet qui me causoit du chagrin ; je pouvois à la vérité les chasser en m'abstenant de dormir ; mais elles revenoient dès que je me livrois au sommeil.

Lorsque je me porte bien, les battemens de mon pouls se montent à 71 par chaque minute, & dans cette fievre, ils montoient à 94 le matin, & à 98 vers le soir. La chaleur de l'air étoit de 17 deg. & celle de mes pieds de 35 & au-delà, mesurés sur le thermometre de M. de Réaumur. Je rendis à peine trois onces de sang par minute, par l'ouverture qu'on me fit à la veine.

Le nombre des respirations pendant la fievre étoit de 27 en deux minutes, de sorte que lorsque le cœur me battoit 196 fois, je respirois 27 ; le nombre des respirations étoit la septieme partie des battemens du cœur.

2. *Ephemera nauseativa* Avicennæ, *tom. 2. pag. 3. Ephem. ex crapula ; ex satietate ; ex cacochylia ; à cruditate,* Sennert. *Ephemere d'indigestion,* B.

La dyſpepſie, ou la difficulté de digérer les alimens eſt en raiſon compoſée de la débilité de l'eſtomac, de la
quantité & de la réſiſtance des alimens
que l'on prend.

La *débilité* de l'eſtomac eſt d'autant
plus grande, qu'il fait moins d'effort
pour ſe contracter, ſoit à cauſe qu'il eſt
ramolli par des ſubſtances oléagineu-
ſes, par le trop grand uſage des boiſſons aqueuſes tiedes, ſoit à cauſe d'une
aneſthéſie ou une diminution de ſentiment occaſionnée par les vices des
nerfs, du cerveau, par l'étude, le chagrin, les paſſions, qui font prendre un
autre cours au fluide nerveux, ſoit à
cauſe de la rigidité & de la phlogoſe
du ventricule.

La *quantité* des alimens que l'on
prend ſe meſure par leur poids & par
le nombre de repas que l'on fait, &
elle eſt par conſéquent comme leur
volume & leur peſanteur ſpécifique
pris enſemble.

La *difficulté de digérer* eſt proportionnée à la ténacité & à la viſcoſité des
alimens, de la cacochylie, ou du ſuc
gaſtrique qui enduit le ventricule, à
leur crudité, à leur dureté, au défaut

de tranfpiration, & à la fenfibilité de l'eftomac ; car dans le cas où il eft indifpofé, qu'il eft affecté d'une phlogofe, ou que fon irritation eft trop forte, il a autant de peine à digérer les alimens mous, qu'il en a à digérer les plus durs lorfqu'il eft fain.

Les alimens dont on ufe font fujets à fermenter ou à fe corrompre ; les alimens fujets à fermenter font les végétaux cruds, acides, tels que les fruits d'été, les falades, les fubftances farineufes, le pain mal levé, la pâtifferie, les vins nouveaux ; de là le ptyalifme, les rapports acides, les picotemens d'eftomac, les coliques, les flatuofités, les pefanteurs dans l'épigaftre, les naufées, &c. Les alimens fujets à fe corrompre font, la chair des animaux carnaffiers trop cuite ou trop macérée ; celle des oifeaux de proie & des poiffons de même efpece, leurs œufs, leurs bouillons, leurs gelées ; les végétaux âcres dont les fleurs font en croix ou en ombelle ; les mets où il entre de l'épicerie, & que l'on mêle avec d'autres ; lefquels caufent des rapports nidoreux & fétides, du dégoût pour les viandes, l'amertume de bouche, la puanteur de

l'haleine, des naufées, des vomiffemens bilieux, des cardialgies, des pefanteurs d'eftomac, de tête, &c. Les
fucs cruds & acides épaiffiffent le fang,
obftruent les vaiffeaux ; de là la réfiftance que le cœur & les vaiffeaux rencontrent, & que l'éphémere furmonte
& détruit en augmentant les ofcillations des vaiffeaux.

Les fucs âcres, bilieux, putrides,
de mauvais goût offenfent les vaiffeaux
fanguins, & obligent la nature à exciter une fievre éphémere, qui les diffipe par la tranfpiration, la fueur, les
urines & la diarrhée.

3. *Ephemera à frigore ; Diaria 8.* de
Foreftus, qui voyageant par un vent
froid, en fut lui-même attaqué. *Diaria
ex balneo frigido, pluviâ frigidâ ; Diaria
ex mœrore, terrore,* &c. *Ephémere caufée
par le froid ; par un bain froid, par une
pluie froide, par le chagrin, la frayeur,*
&c. B.

Le froid intercepte non-feulement la
tranfpiration, d'où s'enfuit la pléthore;
il fige & condenfe encore les humeurs,
& fait qu'elles oppofent plus de réfiftance au cœur. La nature y remédie
par un effort & une attrition fébrile,

qui conſtitue la fievre dont nous parlons. La triſteſſe & la crainte produiſent le même changement dans le corps;
car l'un & l'autre empêchent la tranſpiration. *Sanctor. ſect. 7. aphor. 8. 9. &
15*, & la tranſpiration interceptée, la
moindre choſe nous jette dans la frayeur
& la triſteſſe. *Aphor. 8.*

4. *Ephémere cauſée par la chaleur,
l'inſolation, les poéles, les étuves, les
vapeurs, les bains chauds, &c. par la
colere, la fureur, un exercice violent, un
travail exceſſif, les veilles, les ſudorifiques, les cordiaux, les liqueurs ſpiritueuſes, &c.* B.

La chaleur eſt en raiſon compoſée de
la ſimple de la quantité des particules
ignées & alcalines, de la ſimple de la
denſité des fluides & de la tenſion des
ſolides, & de la doublée de la vîteſſe
de leur choc.

La *quantité* des particules ignées augmente par l'inſolation, les étuves, les
boiſſons chaudes, ſpiritueuſes, par l'u-
ſage des alimens ſalés, poivrés, épi-
cés, alcaleſcens, des ſubſtances cardiaques, ſudorifiques, âcres.

La *tenſion* des ſolides eſt proportionnée aux forces contractives du cœur,

à la réfiftance que le fang rencontre
en circulant dans les vaiffeaux capillaires, au ton naturel des fibres, où à
l'augmentation de ce même ton par le
travail, les paffions, &c.

La *viteffe* eft comme la racine des
forces qui contractent le cœur & les
mufcles dans les fievres, les travaux,
les paffions, la courfe, l'équitation, la
vocifération, &c.

Les principes extrinfeques de la chaleur, tels que l'infolation, les bains
trop chauds, donnent lieu à cette fievre. La chaleur directe du foleil eft
double de celle qui eft réfléchie, ou
de celle que l'on mefure par le thermometre. Cette chaleur en été monte
au foixantieme degré du thermometre,
& comme elle double de celle du fang,
elle eft capaple de le coaguler & d'é-
paiffir la lymphe qui fe trouve dans le
voifinage de la peau, de picoter les
fibres nerveufes & d'y caufer une phlogofe. Cette chaleur diffipant les parties
les plus fluides, épaiffiffant le refte,
& irritant la peau, fuffit pour caufer
une fievre éphémere.

Le foleil caufe tous les jours en hiver des maux de tête, des rhumes,
lorfque

lorfque le froid vient à intercepter la
tranfpiration de la matiere que la chaleur avoit mife en mouvement.

5. *Ephemera lactea* Riviere ; *Ephemera
puerperarum, nutricum, à lactis refluxu,
à lacte fuppreffo ; La fievre de lait, le
poil,* appellé vulgairement *arcouffel.* B.

Environ trois jours après qu'une
femme a accouché, pour peu qu'elle
remue dans fon lit, elle fent un certain froid dans tout le corps, lequel
ceffe & revient par intervalles, & qui
l'incommode beaucoup. Ses mamelles
deviennent douloureufes, s'enflent,
& rendent de la férofité. Le lait fem-
ble fortir par différents endroits des
aiffelles, elles fe refferrent enfuite de
même que le corps de la mamelle, &
cette férofité prend fon cours par le
mamelon, fur-tout fi l'enfant le fuce.
Les femmes donnent à cet écoulement
de lait le nom d'*éponge.* Les lochies
continuent cependant leur cours, mais
elles font moins abondantes. Les grains
des mamelons deviennent rouges, fe
diftendent, fe noirciffent & deviennent extrêmement douloureux. Les
Languedociens appellent ces tumeurs
canegres. Il fe forme affez fouvent plu-

Tome II.   T

fieurs tumeurs fur le corps des mamelles que l'on diftingue par le tact, mais qu'on ne fauroit voir ; elles caufent de la douleur pour peu qu'on les preffe, mais tous ces fymptomes difparoiffent au bout de deux ou trois jours, au moyen d'un lait plus abondant & d'une fueur copieufe, très - vaporeufe, qui fent mauvais, & qui reffemble à celle du lait caillé. Les nourriffes font fujettes au même accident lorfqu'elles prennent du froid. Les femmes qui accouchent pour la premiere fois ont fouvent des rhagades aux mamelons, que les François appellent *tendrieres* & *gerçures.*

L'enflure, la tenfion, la douleur des mamelles, l'abondance de lait qui furvient enfuite, & tous les autres fymptomes, prouvent que le lait qui étoit deftiné à nourrir le fœtus dans la matrice, reflue dans le fang lorfque ce vifcere fe refferre, & que le but que la nature fe propofe en excitant une fievre éphémere, eft de dilater les vaiffeaux des mamelles en y envoyant une plus grande quantité de fang ; & de préparer une voie au chyle après qu'il s'eft converti en lait. Celui

ci fe forme dans les glandes des mamelles , parce qu'ayant à peu près la
même pefanteur fpécifique que le lait
& le couloir , elles le féparent du fang
en le pompant. Il ne s'y formoit point
auparavant , parce que les tubes arté-
rieux lymphatiques n'étoient point affez dilatés ; l'éphémere prépare la voie
à ce fluide par un effort utile , mais qui
n'eft pas toujours vif & impétueux.

6. *Ephémere caufée par la phlogofe ,
la douleur ,* Freder. Hoffman , *cap.* 14.
*Ephémere caufée par une plaie , une frac-
ture , une luxation , une chute d'un lieu
élevé , une contufion ,* &c. *Ephémere traumatique* Freder. Hoffman, *cap.* 14. *pag.*
186. B.

Lorfqu'une partie fouffre une plaie ,
une contufion , une diftraction violente, le fang s'y arrête , s'épanche , ou
ne circule plus. Dans ce cas , le cœur
rappelle toutes fes forces par une efpece de fympathie , afin de le réfoudre
& de l'atténuer , lors fur-tout qu'une
paffion violente a contribué à l'épaiffir
& à le ralentir , & cette réfolution fe
fait en peu de jours , lors fur-tout que
l'on a recours à la faignée , qu'on emploie les potions chaudes délayantes ,

& qu'on applique fur la plaie & la contufion les remedes convenables.

7. *Ephemera fudatoria ; Ephem. An-
glica peftilens* Raimund. Fortis; *Sudor
anglicus* Sennert. *Hydropyreton* de quelques-uns , vulgairement la *Suette* ou
fouette ; *Hydronofus* Forefti ; *fwealing
ficknefs* en Anglois; *fudoriferus morbus*,
des Hollandois ; *éphémere maligne*, de
Juncker, *pag. 468.* A.

Symptomes. Abattement exceffif des
forces, défaillances, anxiétés, cardialgie, douleur de tête.

Le pouls fréquent , vîte , inégal, la
palpitation de cœur très-forte , opiniâtre; elle continue même quelquefois quelques années après la fievre.

La fueur continuelle , copieufe , utile , elle fe termine avec la maladie.
Chaleur incommode.

Hiftoire. Cette maladie parut pour la
premiere fois en Angleterre en 1486,
& la ravagea pendant quarante ans.
Elle parcourut depuis l'Allemagne , la
Hollande, la Zélande , le Brabant, la
Flandre , le Danemarck , la Norwege,
la France, depuis 1525 jufqu'en 1530.
Elle augmentoit en automne, elle ceffoit en hiver, & elle revenoit au prin-

temps. Elle commença à se manifester dans la Capitale, & de cinq à six cents personnes qu'elle attaquoit journellement, à peine en échappoit-il cent. On trouva enfin le moyen de la faire cesser par l'usage des cordiaux, en se garantissant du froid, en se tenant en repos, & en se procurant des sueurs abondantes. Cette même fievre est devenue derniérement épidémique à Beauvais en Picardie, & l'on s'est très-bien trouvé de la saignée. Nous attendons qu'on en donne l'histoire. Vous la trouverez dans l'Histoire du regne de Henri VII, par *Verulame.* Voyez à la troisieme Classe, en quoi cette maladie differe de la fievre suette miliaire.

8. *Ephemera menstrua,* Ramazzini; *Ephem. medica.* Voyez Valescus de Taranta-Philonio, & l'*Hist. de la Médec.* de Freind. *pag.* 163.

Les filles qui commencent à avoir leurs ordinaires, lors sur-tout qu'elles sont d'un tempérament vif, sanguin, & qu'elles ont les fibres tendues & élastiques, sont attaquées tous les mois, lorsque leurs regles commencent d'une fievre éphémere, accompagnée d'un froid léger & passager, de vapeurs hys-

T iij

tériques, de maux de tête, & d'autres
symptomes qui réfultent de la preffion
& de la réaction du fang. *Valefcus de
Taranta*, Profeffeur à Montpellier, a
connu une fille qui eut pendant trente
ans une fievre éphémere, qui commençoit le trentieme jour du mois.

9. *Ephémere anniverfaire*, Ettmuller.
Sleidan, *des maladies incurables*, *pag.*
14. *Ephémere de naiffance*. B. P.

Valere Maxime, *l. 1. cap. 8.* & Pline,
libr. 7. hiftor. natur. cap. 51. rapporte
qu'Antipater de Sydon, Poëte, avoit
tous les ans le jour de fa naiffance une
fievre éphémere, de laquelle il mourut dans un âge fort avancé.

10. *Ephémere hématydrotique*, Georg.
Agricola ; *accompagnée d'une fueur de
fang*, Lycofthen. *de prodigiis*, Schenck.
obf. pag. 766. Elle étoit épidémique,
& elle fit beaucoup de ravage. A.

11. *Ephémere dichomene*, Deidier,
*obferv. confult. 14. tom. 2. Fievre dicho-
mene*, ou *menftruelle double*. B. P.

Cette fievre éphémere revient tous
les quinze jours. Le Dr. Gibert, Médecin de la Faculté de Montpellier, l'a
obfervée, & il rapporte le cas d'un
nommé Deider, qui l'eut tous les quinze

jours pendant trois mois. Elle étoit accompagnée de dypſnée, de mouvemens convulſifs, de ſoif, d'une urine trouble, de démangeaiſons exceſſives, de la fréquence du pouls, & du gonflement de l'hypochondre droit.

Pratique de l'Ephémere.

Comme l'éphémere ſe termine ordinairement dans un jour par la ſueur, c'eſt un ſigne que la matiere morbifique a ſon ſiege dans les vaiſſeaux ſanguins, d'où elle peut être évacuée dans ce court eſpace de temps par les ſueurs. La circulation du ſang eſt quinze mille fois plus rapide dans les grandes arteres, que dans les vaiſſeaux capillaires; & *Keill*, de qui nous tenons cette obſervation, compte quarante ordres de ramifications artérielles. Mais comme l'Anatomie & l'Hydraulique nous apprennent que la circulation ſe ralentit dans les vaiſſeaux à proportion qu'ils s'éloignent du cœur, & que le nombre qui exprime l'ordre des ramifications, marque à peu près l'éloignement où elles ſont du cœur; il y a bien lieu de croire que la matiere mor-

bifique qui eſt dans les rameaux du
dixieme ordre, eſt dix fois plus éloignée du cœur que celle qui eſt dans
l'aorte, & que le ſang doit être dix
fois plus de temps à l'évacuer, vu
qu'il faut qu'elle retourne dans la veine-
cave & dans l'aorte, pour pouvoir
être évacuée; ce qui, ſuivant l'hypotheſe, demande dix fois plus de temps
que ſi elle circuloit en droiture par les
artérioles terminées par les veines ſanguines.

Prenons pour exemple les maladies
aiguës, qui ſont les plus longues de
toutes, parce que la matiere morbifique a ſon ſiege dans le ſyſtême arté-
rieux, & qui ne ſe terminent qu'au
bout de quarante jours; au lieu que les
chroniques ont le leur dans les vaiſſeaux lymphatiques ou dans les veines
ſanguines; il s'enſuivra de là que la
matiere morbifique des premieres a
ſon ſiege dans la quarantieme diviſion
des arteres, & celle des ſecondes, dans
la premiere; & par conſéquent que le
nombre de jours qu'elles durent, répond à celui qui exprime la diviſion ou l'ordre de ramifications. Cette
hypotheſe pourra être admiſe lorſque

la médecine aura fait plus de progrès, & que l'expérience l'aura confirmée; mais jufqu'alors elle ne mérite pas beaucoup de croyance. Si cela étoit, la matiere morbifique de l'éphémere réfideroit dans de plus gros vaiffeaux ou dans le fang, dont elle retarderoit le mouvement, & fes molécules auroient un volume qui l'empêcheroit de pénétrer dans les vaiffeaux du fecond ordre, & à plus forte raifon dans ceux du troifieme, jufqu'à ce qu'elles fuffent atténuées; & tel eft l'état du fang lorfqu'il eft trop abondant, ou que fes globules rouges font en trop grand nombre. Comme ils oppofent une plus grande réfiftance au cœur, ils nuifent aux fonctions vitales, & par les lois de la fympathie, ils ont befoin d'être réfouts & convertis en lymphe, pour que la fanté fe rétabliffe; & voilà juftement ce que fait l'éphémere.

Si le Médecin veut fuivre la route que la nature lui marque, il doit dans *l'éphémere pléthorique*, 1°. interdire au malade la viande & les bouillons, pour que la tranfpiration foit plus abondante, & que la maffe du fang diminue; en obfervant cependant de lui donner

T v

quelque potion aqueuſe tiede pour le
défaltérer, & empêcher que la chaleur
ne rende le ſang trop viſqueux. Au cas
que la tranſpiration ne ſoit point auſſi
abondante qu'on le ſouhaite, on lui
fera prendre en guiſe de thé quelque
potion diaphorétique faite avec le thé,
la véronique, le capillaire, &c. & pour
aider celle des inteſtins, on prendra le
temps qu'il ne ſue point, pour lui donner un clyſtere émollient.

2°. Rien n'eſt meilleur pour diminuer la tranſpiration que de s'expoſer
tout nud à un air ou à un vent froid,
& de changer ſouvent de place dans le
lit ; le malade doit donc reſter dans ſa
chambre ou au lit avec ſes hardes ordinaires, pour ne point fatiguer inutilement ſes muſcles, & réſerver ſes forces
pour les fonctions vitales.

3°. Si le mal de tête, ou la douleur
des membres eſt conſidérable, & le
pouls plus fort qu'à l'ordinaire, & que
le Médecin ſoupçonne que la fievre
peut continuer juſqu'au ſecond ou au
troiſieme jour, il ſaignera le malade
du bras, pour appaiſer la violence de
la fievre & calmer la douleur. Il ſuffit de
tirer demi-livre ou dix onces de ſang

aux adultes dans le temps que la fueur eſt arrêtée.

4°. Au moyen de la faignée, de la diete, & d'une gymnaſtique convenable, la fievre ſe termine pour l'ordinaire dans un jour, ou tout au plus dans quatre par la fueur ou une hémorrhagie, quoique plus rarement. Pour déterger les premieres voies, il faut le lendemain, ou le furlendemain, ſi l'ephémere a duré quelque temps, purger le malade dans la matinée, & le remettre peu à peu à ſon premier régime.

5°. Si le malade eſt jeune, la fievre longue, & la faim confidérable, il ne faut point lui preſcrire une diete auſſi rigide, mais lui faire prendre quelques bouillons.

6°. Si le malade eſt jeune, vigoureux, ſanguin, accoutumé à la faignée, ou ſujet à quelque hémorrhagie, il faut le faigner une ou deux fois, & ne point ménager ſon fang.

L'éphémere d'indigeſtion exige outre les fecours qu'on vient d'indiquer, 1°. que l'on procure au malade, par le moyen de quelque potion chaude & abondante, le vomiſſement que les nauſées paroiſſent demander, & ſi cela

T vj

ne fuffit pas, qu'il fente des pefanteurs
dans l'épigaftre , compliquées de cardialgie, de pefanteur de tête , d'amertume de bouche , & que fon pouls foit
élevé , on lui donnera une livre d'eau
légérement émétique dans laquelle on
fera diffoudre deux, trois ou quatre
grains de tartre ftibié; afin de l'aider à
vomir. On lui donnera le lendemain
matin un purgatif doux, délayant qui
ne puiffe point l'échauffer. La cure aura
beaucoup plus de fuccès, fi l'on a foin
de le faigner la veille , dans le temps
que la chaleur fébrile eft la plus forte ,
vu que ce remede eft indiqué par les
fignes dont on a parlé; enfin, la fievre
étant terminée, on le purgera une feconde fois, ainfi qu'on a coutume de
le pratiquer.

A l'égard de la fievre de lait, il faut prendre garde 1°. que l'accouchée, qui ne doit
fe nourrir pendant environ une femaine
que de bouillons pris de quatre en quatre heures, ne fe gorge point de foupe
les premiers jours , comme cela n'eft
que trop ordinaire, & ne s'allume point
le fang avant d'accoucher par le trop
grang ufage des liqueurs fpiritueufes.
2°. La fievre s'étant déclarée , il faut

avoir foin de la garantir du froid, car pour peu qu'elle prenne l'air, elle fent auffi-tôt un friffonnement. 3°. Pour préparer la voie au lait, on la fera tetter par un enfant, comme les gens de la campagne le pratiquent, par une femme, ou par un petit chien, ou bien elle fe tirera elle-même le lait deux fois par jour avec un fyphon, pour que la fecrétion fe faffe plus aifément.

4°. Pour éviter toute réfiftance de la part des mamelles, l'on appliquera deffus des linges chauds, on les oindra avec de l'huile d'amande douce, & on les enveloppera de coton. 5°. Après que la fievre aura ceffé, la mere allaitera elle-même fon nourriffon, afin que ce lait féreux & délayant le débarraffe plutôt du méconium; d'ailleurs la mere eft plutôt délivrée de la fievre & de l'incommodité des lochies. 6°. On la purgera légérement environ neuf jours après, & on la remettra peu à peu au régime ordinaire.

La *fuette* exige, outre les précautions qu'on a indiquées, que l'on appaife la cardialgie dont elle eft accompagnée, avec des cardiaques, tels que l'eau de fleurs d'orange, de canelle, le vin pur avec la confection d'hyacinthe, d'alker-

mès, la thériaque, que l'on entretienne
la fueur avec ménagement , & au cas
qu'elle languiffe , qu'on l'excite avec
les cordiaux dont je viens de parler ,
& avec des fudorifiques.

II. SYNOCHA ; la Synoque.

C'eft un genre de fievre continue
qui s'étend pour l'ordinaire jufqu'au
feptieme jour, Galien. *de differ. febr. p.*
272. Tom. 2.

Synocha Gardon. cap. 5. *de febre fan-*
guineâ. Gilberti Angl. *fol. 28.*

Synochus imputris, Galen. lib. **2.** *de*
differ. febr.

Synoqne fimple Riviere, chap. 2. *Con-*
tinente non putride Lommius , *pag. 2.*

Septimanaria Fr. Platerus , *claff.*
Dolores.

Synocha febris, *continens catexochen*
dicta, Juncker. *tab. 57.*

Fievre continente ou fynoque Stahl ,
cafuale minus, *cafus 87.*

Les malades font appellés *feptimani ,*
femainiers.

Les fymptomes font les mêmes que
dans l'éphémere, avec cette différence,
que la fievre ne vient pas tout à coup ,
mais augmente de jour en jour juf-

qu'au troisieme, quatrieme, ou cinquieme, après quoi elle conserve toute
sa vigueur jusqu'au déclin. La lassitude,
le mal de tête, l'abattement des forces
musculaires, augmentent de même
jusqu'à ce que la maladie soit dans sa
plus grande force, & alors les symptomes, comme la céphalalgie, la pesanteur de tête, la rougeur du visage,
la chaleur du corps, la vîtesse du pouls,
laquelle vient de sa plénitude & de sa
fréquence, deviennent plus violens,
l'assoupissement est plus profond & accompagné du battement des tempes.

Elle se termine le septieme jour,
ou par une hémorrhagie de nez, si le
malade est sanguin & pléthorique, ou
par une perspiration insensible, comme
cela est arrivé au Professeur *Wedelius* ;
ou par le sommeil, comme dans le cas
du Professeur *Stahl* (classe. de febr.
pag. 1.) ou par la sueur.

La synoque est accompagnée d'une
chaleur continuelle qui ne diminue
jamais, & quoiqu'il y ait quelquefois
rémission pour une heure, elle n'est
qu'accidentelle, elle n'est ni constante,
ni de son essence, & le malade n'en
reçoit presque aucun soulagement,

Stahl. Son principe ou son occasion est
un sang ordinairement pur, mais ou
trop abondant, ou surchargé de la sérosité qui sort par la perspiration, ou
rempli de particules ignées, ou légérement épaissi par son séjour. Dans le
premier cas, la nature le résout en une
sérosité perspirable, en excitant un
mouvement fébrile ; dans le second,
elle ne fait que tenter la secrétion continuelle de la sérosité ; dans le troisieme,
la boisson que le malade est obligé de
prendre pour calmer sa soif, tempere
son ardeur, & la nature dilatant les
couloirs de l'urine & de la sueur, elle
procure l'évaporation des particules
ignées ; dans le quatrieme, elle diminue sa viscosité en augmentant la
chaleur.

La synoque est plus dangereuse que
l'éphémere, par ce qu'elle est plus
violente & de plus longue durée. Car,
comme les efforts de la nature sont
proportionnés au mal physique qu'elle
ressent, ou au danger dont elle est
menacée, toutes les fois qu'ils sont
réglés, comme dans cette maladie,
plus la fievre est violente & opiniâtre,
plus elle est obligée de les redoubler &

de les continuer pour changer la matiere morbifique, & plus il y a lieu de croire qu'elle nuit à l'économie animale.

Plus il y a de vices à la fois, comme l'épaississement du sang & la pléthore, plus la maladie est dangereuse, & plus il faut d'efforts pour la surmonter, & si les forces viennent à manquer, le malade perd la vie.

1. *Synoque pléthorique; Synoque qui se termine le septieme jour*, Fred. Hoffmann. obf. troisieme. *Fievre du sang*, Avicenne T. 2. pag. 43. *Synoque simple*, Fr. Hoffmann. *de febr. pag. 110 & 111. Synoque sanguine*, Sennert *de febr. lib. 2. cap. 10. Synoque avec enflure*, Heurnius *de febr.* D.

Elle differe de l'éphémere pléthorique, 1°. par sa durée, car elle s'étend au-delà du quatrieme jour; 2°. en ce que la sueur n'est pas constante vers la fin de la maladie; 3°. en ce que les symptomes sont plus violens dans l'état: on remarque sur-tout que la respiration est prompte, fréquente, le pouls prompt, fréquent, avec assoupissement.

Elle differe de la synoque putride, en ce qu'elle n'est accompagnée d'aucun figne notable de corruption, la langue n'eft point jaune, le malade n'a point la bouche fale, fon haleine ne fent point mauvais, il n'a ni naufées ni vomiffement, &c. Elle fe termine plus vîte, les yeux font plus rouges, les veines plus gonflées, les tempes battent, elle commence prefque fans friffon.

Cette fievre a pour principe une pléthore agitée, ou un fang plus abondant & échauffé, que les paffions violentes, des exercices immodérés, des alimens chauds ont mis en mouvement, par où l'on voit la part que peut y avoir la fuppreffion de quelques évacuations, celle par exemple du flux hémorrhoïdal, du flux menftruel, de la perfpiration, de la faignée à laquelle on eft accoutumé, de même l'excès de nourriture; & quoique vers la fin de la maladie on apperçoive des fignes d'une fabure putride, ils font plutôt l'effet que les principes de la maladie.

2. *Synoque ardente*; *Synoque bilieufe*, Sennert. *lib.* 2. *cap.* 19; *Synocha caufodes* Manget, *Biblioth. med. Synochus caufonides* Gilbert. Angl. fol. 56. *Fievre cholérique*, Fred. Hoffman. *des fievr. f.* 4. *chap.* 2. *obf.* 5. A.

Elle attaque les perfonnes délicates, bilieufes, fanguines & maigres, qui menent une vie laborieufe, qui font beaucoup d'exercice, qui ont les paffions vives, qui reftent long-temps expofées au foleil & à la chaleur, & qui ufent d'alimens & de remedes qui échauffent. La chaleur eft plus vive & plus violente, la foif plus ardente que dans la pléthorique ; l'urine eft plus ténue eft plus âcre. Elle differe de la fievre tierce ardente, en ce que fa rémiffion périodique n'eft point fpontanée.

3. *Synoque putride* Sennert. A.

Quoique la chaleur dans la fynoque putride foit plus douce que dans les autres fievres de même efpece, elle ne laiffe pas que d'être très-vive en comparaifon de celle qui accompagne la fynoque pléthorique. Ajoutez à cela que dans la putride l'urine eft rouge, épaiffe & trouble, fans fédiment, crue, ou du moins légérement cuite au commencement ; le pouls eft d'ailleurs le même que dans les autres fievres putrides. Enfin, tous les fymptomes, tels que la douleur de tête, l'inquiétude l'infomnie, &c. font plus grands que dans la pléthorique.

Le pouls eſt non ſeulement grand, mais encore véhément., prompt, fré-quent, inégal & irrégulier.

4. *Synoque tragique*, (*Synocha tra-gœda*) Ramazzini, *conſtit. epidem.* pag. *184*. A.

On trouve dans Lucien (*de conſcri-bend. hiſtor.*) une narration très-curieuſe de certaine fievre tragique, ſi l'on peut l'appeller ainſi, qui attaqua de ſon temps les Abdéritains preſque dans l'inſtant. Archelaüs Poëte tragique ayant repré-ſenté dans le cœur de l'été & devant un grand concours de peuple l'Andro-mede d'Euripide, quantité de perſon-nes ſortirent du théâtre extrêmement échauffées, & furent attaquées d'une fievre violente, qui ſe termina le ſep-tieme jour par une ſueur & un ſaigne-ment de nez, mais qui leur laiſſa une manie des plus extraordinaires & des plus ridicules qu'on eut jamais vue. Toutes, à ce que dit l'Auteur, repré-ſentoient des Tragédies, récitoient des vers ïambes, déclamoient à haute voix, & chantoient l'Andromede d'Euripide, de ſorte qu'on ne voyoit dans toute la ville que des acteurs pâles & décharnés, qui ne devoient leur talent qu'à la maladie dont ils étoient attaqués. Nous avons vu de nos jours les habitans d'une ville dont les maisons sont très-petites, attaqués pendant les fortes chaleurs de l'été d'une fievre dont la vue avoit quelque chose d'effrayant, par l'agitation d'esprit dont elle étoit accompgnée. Elle se termina le septieme jour par des sueurs dont on fut redevable à la saignée. Ceux qui vivoient dans des rues étroites & à couvert du soleil, s'en ressentirent moins que les autres, mais il résulta un très-grand avantage de cette fievre, & ce fut que la chaleur & la sueur ayant dilaté les pores de la peau, quantité d'habitans qui avoient la gale, en furent délivrés, & jouirent depuis d'une santé parfaite. *Ramazzini.*

5. *Synoque catharreuse*, Fred. Hoffmann, *de febr. sect. 4. cap. 1. observ. 5. Catharre épidémique compliqué de fievre* Georg Henisch. *comm. in Aretæum,* pag. 315. Fievr. Epid. ann. 1580. Riviere, *observat. X. pag. 137.* A.

Cette fievre affligea en 1580 dans l'espace de six semaines presque toutes les nations de l'Europe, & à peine un vingtieme des habitans en fut-il exempt, fur-tout en Saxe. Elle fe manifefta par une langueur extraordinaire, par une oppreffion & une palpitation de cœur, par la vîteffe & l'inégalité du pouls. & par une pefanteur de tête. La fievre ayant augmenté, elle jeta les malades dans la langueur & l'abattement; les uns veilloient fans ceffe, les autres tomboient dans un profond fommeil; il leur tomba de la tête fur la poitrine une humeur âcre & faline, qui les faifoit touffer, & qui caufoit dans les extrémités des douleurs vagues & poignantes. Elle commença par un friffonnement & une chaleur générale qu'on n'appercevoit point au tact, mais qui étoit continuelle & accompagnée de la rougeur des yeux & d'enflure. L'urine étoit d'abord légere, mais elle s'épaiffiffoit dans la fuite; les uns rendoient du fang par le nez, les autres avoient des fueurs copieufes, par lefquelles la fievre fe terminoit pour l'ordinaire le quatrieme jour; il y en eut cependant dans qui elle dura jufqu'au feptieme ou neuvieme, mais ce ne fut pas le plus grand nombre. *Henifch.*

6. *Synoque fcorbutique*, Linden. *de fcorbuto 1756.* Sydenham, *pap. 39.* A.

Un enfant dont le pere & la mere étoient scorbutiques, fut attaqué d'une fievre aiguë continue, accompagnée d'une puanteur d'haleine si grande, qu'on ne pouvoit entrer dans sa chambre; il mourut au bout de la semaine. Il convient de donner à ces sortes de maladies une limonade minérale faite avec quelques gouttes d'esprit de vitriol délayé dans l'eau, jusqu'à ce qu'elle ait acquis une acidité agréable, un léger purgatif, du vin rouge, &c. La crême de tartre, le vinaigre avec le sel de tartre leur conviennent aussi. Ils doivent en prendre quatre onces trois fois par jour, & y joindre l'esprit de *Minderer.*

7. *Synoque douloureuse ; Fievre symptomatique causée par les douleurs* Freder. Hoffman. *de febr. symptomat. pag.* 187. *tom.* 2. A.

La fievre synoque ou éphémere non-seulement accompagne les douleurs & les phlogoses inséparables des plaies, des brûlures, des tumeurs phlegmoneuses, des bubons vénériens tandis qu'ils suppurent, les piqûres des tendons; mais même les maladies de douleur, telles que la goutte, le rhumatisme, la néphritique, la douleur du

fondement caufée par les hémorrhoïdes & autres vices femblables.

Sa cure exige des faignées réitérées,
une diete légere, délayante & adouciffante; les fyrops compofés avec de
l'eau de lys, de fleur de nénuphar, le
coquelicot & le laudanum, auxquels
on doit joindre les fomentations émollientes & réfolutives, les cataplafmes
anodins faits avec la mie de pain, le
lait & le fafran. Les cathartiques ne
valent rien, à moins qu'il n'y ait des
faburres dans les premieres voies, &
dans ce cas on doit en employer de
minoratifs & d'antiphlogiftiques.

8. *Synoque céphalalgique*, *obf. par*
M. Razoux, Médecin de Nîmes, *Jour-*
nal de Médecine, Novembre 1758. pag.
415. Céphalalgie vermineuse. A.

C'eft une fievre ardente continue,
dans laquelle le pouls eft plein, véhément, la peau feche, brûlante, le vifage haut en couleur, les yeux enflammés, la douleur de tête ou de front
continue, (elle va en augmentant depuis le commencement de la maladie)
la langue nette; nulle léfion d'eftomac,
nul figne de faburres. Après fix faignées
copieufes, & autant de purgatifs, non-
obftant

obſtant les narcotiques anodins & les tiſanes nitreuſes, la maladie ne laiſſa pas de continuer; & alors, ſoupçonnant des ſaburres, j'eus recours à l'émétique, lequel fit rendre à la malade en éternuant & en vomiſſant par les narines deux vers qui étoient nichés dans les ſinus frontaux, & dès ce moment elle fut guérie de ſa fievre & de ſes maux de tête.

Les vers avoient ſept à huit lignes de long ſur trois de large, ils étoient blancs, diſtingués par des anneaux & tout-à-fait ſemblables à ceux que l'on trouve dans les ſinus frontaux des moutons, & dont M. de *Réaumur* nous a donné la deſcription dans ſon *Hiſtoire des inſectes*, *tom. 4. pag. 555.* Cette femme avoit bu la veille de l'eau d'un ruiſſeau où l'on avoit abreuvé des moutons. Ces vermiſſeaux ſont armés de piquans rouges, de griffes & de cornes; ils ſont extrêmement agiles & inquiets, & ils jettent les moutons dans une phrénéſie qui les fait bondir, & donner de la tête contre les arbres.

6. *Synoque miliaire; Synochus miliaris.* Suette. D. Boyer, *Mémoires de l'Académie des Sciences*, *1752.* Ludwig.

Tome II. V

Comment. tom. 3. Voyez *la Suette mi-*
liaire.

III. *FIEVRE CONTINUE;*
Synochus.

C'eſt un genre de fievre continue
qui s'étend juſqu'à deux ou trois ſemaines, & dans laquelle le pouls, du
moins dans l'état, eſt plus fort qu'il ne
l'eſt pour l'ordinaire.

Synochus Galen. *Continente putride,*
Lommius, *lib. 1. pag. 2.*

Fievre putride, Riviere; *Synochus pu-*
tride, appellée *fievre continente,* Pitcairn,
de febr. 24.

Fievre continue putride, Boerhaave,
aphor. 730.

Elle differe de l'éphémere & de la
ſynoque, 1°. en ce qu'elle commence
le plus ſouvent par le friſſon & par un
plus grand froid; 2°. qu'elle augmente
plus long-temps; 3°. qu'elle ſe termine
au bout de deux ou trois ſemaines. On
a peine à la diſtinguer du typhus au
commencement; elle differe cependant
de celui-ci par une odeur qui lui eſt
propre; d'ailleurs la foibleſſe des membres eſt moindre, elle eſt plus forte,

le pouls plus plein & plus fréquent que dans l'état de fanté, la chaleur eft auffi plus forte ; au lieu que dans le typhus la chaleur, l'urine, le pouls ne different en rien de ceux d'un homme fain, le pouls eft même fouvent plus foible, la langue fale, mais non noire, fi ce n'eft dans quelques efpeces.

Elle differe de la fievre hectique par la rapidité de fon mouvement, par la violence des fymptomes, par la foibleffe qui eft extrême dès le commencement, par la faleté de la langue, &c.

Elle eft plus rare que l'éphémere putride, avec laquelle on la confond pour l'ordinaire ; elle n'eft jamais homotone, ni paracmaftique, ni épacmaftique, mais elle eft toujours plus foible au commencement & à la fin que dans l'augment & dans l'état; de forte que les divifions que les Anciens en ont faites, me paroiffent inutiles.

Symptomes.

Dans les fonctions animales. Dans la vigueur, l'affoupiffement ou un léger délire ; dans la fuite, l'ennui, le dégoût, la difficulté du mouvement muf culaire, l'abattement des forces, qui oblige le malade de rester couché, souvent dans une situation horizontale ou sur le dos, mais moins que dans la fievre nerveuse. Ajoutez à cela les douleurs des lombes, la pesanteur de la tête & du ventricule, la cardialgie & le vertige.

Dans les fonctions vitales. La respiration fréquente & plus grande qu'à l'ordinaire, ou relative au pouls, difficile, entrecoupée.

Dans les fonctions naturelles. Le dégoût des alimens solides, & sur-tout des viandes & des bouillons, la soif des liqueurs froides & aigrelettes, à moins qu'il n'y ait assoupissement ou délire; l'aversion pour le tabac & le vin.

Dans les excrétions. L'haleine & la transpiration fétides; dans les convalescens, elles ont l'odeur du musc ou telle autre odeur singuliere; la salive est visqueuse & en petite quantité; l'urine rouge, trouble, avec un sédiment blanc dans le déclin; les déjections bilieuses, jaunâtres.

Dans les qualités. Le visage n'est ni si rouge que dans l'éphémere, ni si

plombé que dans la fievre nerveuſe ;
la chaleur eſt plus ſeche & plus mordante que dans l'éphémere , plus intenſe que dans le typhus dans le cours
de la maladie ; au commencement le
froid & le friſſon , ſans tremblement
pourtant, à moins qu'on ne change de
place.

Il eſt fâcheux qu'aucun Auteur, comme l'obſerve *Stahl*, n'ait diſtingué les
eſpeces des fievres, ſi ce n'eſt pas un
préjugé de corruption & de malignité,
ce qui fait qu'il eſt très-difficile de rapporter celle qu'on obſerve à leur eſpece & à leur genre. Il eſt arrivé de là
qu'aucun Auteur ne ſépare l'hiſtoire de
la maladie, de la théorie philoſophique
qu'il a adoptée , ſuppoſe toujours la
cauſe connue , & s'efforce d'en déduire les ſignes caractériſtiques, ce qui
eſt une erreur de très-grande conſé-
quence en Médecine.

Les Galéniſtes attribuent toutes les
fievres humorales à la corruption, à
l'exception de l'éphémere & de l'hectique ; la premiere , ſelon eux , étant
cauſée par l'efferveſcence des eſprits ;
& la ſeconde , par la chaleur des ſolides ; d'où vient que ſelon eux, la fie-

vre putride eſt une claſſe de fievres
qui contient toutes les exacerbantes,
toutes les intermittentes & toutes les
continues, à l'exception de deux. Les
Modernes ont réduit la claſſe des Anciens à un ſeul genre auquel ils donnent le nom de fievre putride ou continue, ce qui détruit la Pyrétologie des
Anciens.

Quant à moi, je mets une grande
différence entre ce que l'opinion a imaginé au ſujet des cauſes, & ce que
l'obſervation nous en a appris, & je
prétends qu'on ne doit point diſtinguer
les eſpeces par les cauſes, mais ſeulement par les ſymptomes. Peu importe
à l'hiſtoire des fievres que nous ſachions
comment elles ſont entretenues par la
corruption ; cela ne regarde que leur
connoiſſance philoſophique, dont l'hiſtoire peu très-bien ſe paſſer. Les Modernes ſe permettent ce qu'ils ne paſ-
feroient point au moindre Botaniſte ;
ils veulent que l'hiſtoire qu'il nous donne des plantes ſoit fondée ſur le témoi-
gnage des ſens, plutôt que ſur les ca-
prices du raiſonnement.

J'avoue qu'il faut beaucoup de temps
& de travail pour réduire toutes les eſ-

peces de fievres à leurs genres, conformément à leurs symptomes, & pour
débrouiller leurs caracteres idiopathi-
ques, & que la vie d'un Médecin n'est
point assez longue pour espérer d'en
venir à bout. Il faut cependant le faire
si l'on veut se distinguer dans sa pro-
fession, & débrouiller cette suite infi-
nie de maladies qui se présentent dans
la pratique. *Sydenham, cap. 11. p. 28.*

Galien admettoit deux especes de
synoque, la sanguine & la bilieuse.
Sydenham qui n'étoit attaché à aucune
hypothese, en a observé un plus grand
nombre, & il ne croit pas qu'il soit
facile de le déterminer.

Le synochus putride, dit Riviere,
n'est distingué par aucun paroxysme,
en quoi il differe des remittentes, &
entr'autres de la quotidienne continue;
car on ne doit point attribuer à ceux-
ci les chaleurs passageres que causent
les bouillons, le mouvement, ni les
autres changemens auxquels nous donnons le nom de *boufées*; ni encore
moins cette accélération du pouls que
l'on remarque dans les personnes sai-
nes, & qu'on appelle fébricule de la
soirée; car si cela étoit, comme les

V iv

Modernes le prétendent, il n'y auroit point de fievre continente, elles feroient toutes remittentes, ou exacerbantes.

1. *Synochus fanguin* Galien, 2. *method. cap. 3.* Riviere, *pag. 304. Fievre continue des années* 1661 & 1664, à Londres, Sydenham, *cap. 4. pag. 29. Fievre dépuratoire* du même.

On diftingue cette efpece, 1°. par le vomiffement qui furvient au commencement, & par la diarrhée qui vient vers la fin, à moins que le Médecin ne les prévienne, ce qui lui a fait donner le nom de putride; 2°. par la féchereffe & la noirceur de la langue; 3°. par la foibleffe fubite & exceffive des membres; 4°. par la féchereffe des parties externes, fi l'on en excepte la moiteur qui furvient dans le déclin; 5°. elle s'étend jufqu'au quatorzieme ou au vingtieme jour. Elle differe de la fievre nerveufe, en ce que, quoique les forces foient extrêmement abattues, le pouls dans la vigueur de la maladie eft plus plein, plus fréquent, plus fort, & la chaleur elle-même plus grande que dans les perfonnes qui font en fanté, & qu'il n'y a aucune apparence de pourpre.

Il est vrai que lorsqu'on la traite mal, il survient divers symptomes qui peuvent confondre le diagnostic de l'espece; mais on ne doit faire attention qu'à ceux que la maladie produit lorsqu'on la laisse à elle-même. Au reste, cette espece, si l'on en excepte le temps où elle est dans sa force, subsiste depuis le commencement jusqu'à la fin avec la même effervescence, l'urine est toujours ténue ou épaisse, ce qui marque beaucoup de crudité.

Lorsque la diarrhée survenoit dans le déclin, la maladie devenoit plus opiniâtre, & duroit plus long-temps.

Procédé Curatif.

Lorsque le malade est extrêmement jeune ou âgé, & qu'il releve de quelqu'autre maladie, il faut lui faire une saignée légere, ou même ne le point saigner du tout. S'il est vigoureux & sanguin, il faut commencer par le saigner, & même réitérer la même opération jusqu'à deux ou trois fois, proportionnellement à ses forces & à l'intensité de la maladie. Toute sa nourriture doit se réduire à des bouillons,

V v

qu'on lui donnera toutes les quatre heures, ou à leur défaut, à quelques crêmes légeres & fluides. Au cas que les bouillons augmentent la chaleur & la fievre, ainsi qu'il arrive aux perfonnes bilieuses, on le mettra à la tifanne d'orge, ou à telle autre décoction femblable.

Au cas que la pefanteur de l'épigaftre, les naufées, la cardialgie, indiquent l'émétique, il faut le faire précéder par la faignée, il en produira plus d'effet. Si le fujet eft adulte, il fuffira de fix drachmes de vin émétique, dans lequel on mettra une drachme d'oxymel fcillitique, & de fyrop de fcabieufe. On le lui donnera à jeun, & on le délayera avec un ou deux verres de tifanne. Il convient même qu'après chaque vomiffement, il boive un grand verre d'eau de poulet ou d'eau tiede, ou bien on délayera trois ou quatre grains d'émétique dans un ou deux verres d'eau, qu'on lui fera prendre dans l'efpace d'un quart-d'heure; une moindre dofe d'émétique fuffit dans notre climat, à moins que les fujets ne foient extrêmement forts & robuftes, comme peuvent être les foldats, les crocheteurs; & dans ce cas, on leur fait boire fucceffivement une once & demie ou deux onces de vin émétique dans trois verres d'eau tiede, en laiffant un quart-d'heure entre deux, ce qui les vuide parfaitement.

On purge alternativement le malade les jours fuivans, avec une infufion de féné dans une décoction de tamarin, à laquelle on joint la manne; le foir on lui donne un julep, ou une émulfion faite avec le fyrop de pavot blanc; on donne dans les jours intermédiaires des clyfteres laxatifs, que l'on réitere au befoin; on doit s'arrêter & obferver vers le dixieme jour. La fievre diminue pour l'ordinaire, les urines font cuites, il furvient des fueurs falutaires, & la fievre ceffe le quatorzieme jour. On termine la cure par la purgation.

2. *Synochus accompagné de fueur. Fievre continue épidémique*, qui régna à Londres en 1665 & 1667. *Sydenham,* pag. 63. A.

La douleur de tête plus forte que dans la premiere efpece, & le vomiffement plus violent. La plupart avoient la diarrhée; on la prévenoit dans la premiere efpece par le moyen de l'émétique ; mais cé remede l'augmentoit dans celle-ci, fans pour cela que le vomiffement ceffât ; les parties exter-nes étoient feches ; mais lorfqu'on fai-foit précéder la faignée, la fueur fur-venoit & appaifoit les fymptomes dans quelque temps de la maladie que ce fût, ce qui n'arrivoit point dans la premiere efpece avant le quatorzieme jour. Le fang étoit ordinairement de la même couleur que celui des fujets pleurétiques, ou affectés de rhuma-tifmes.

3. *Synochus variolique. Fievre vario-lique continue des années 1667 & 1669.* Sydenham, *pag. 99. Synochus vario-lique.* A.

Cette efpece commença avec une petite vérole épidémique, & continua & finit avec elle. Dans l'une & dans l'autre, on fentoit une douleur dans la foffette du cœur ; pour peu qu'on la preflât, la douleur de tête, la chaleur du corps, les pétéchies fe manifefterent ouvertement ; l'altération n'étoit cepen-dant pas confidérable.

La langue étoit la même que celle des gens qui fe portent bien, elle étoit quelquefois blanche, & rarement fe-

che ; les fueurs devinrent abondantes
dès le commencement de la maladie,
fans procurer aucun foulagement.

Les fudorifiques & les potions chaudes, augmentoient le délire & la phré-
néfie ; les pétéchies devenoient plus
abondantes, & les autres fymptomes
plus violens : l'urine étoit louable, mais
fans aucun foulagement.

Lorfque cette maladie étoit mal traitée, elle duroit fept à huit femaines,
à moins que la mort ne furvint. Le
Ptyalifme étoit affez abondant vers la
fin, lors fur-tout que le malade n'ayant
point été purgé, & ayant pris beaucoup de potions délayantes, s'expo-
foit au froid, mais il étoit falutaire.

A l'exception des éruptions, les autres fymptomes ne différoient en rien
de ceux de la petite vérole.

Cure. La méthode de guérir cette
efpece eft très-facile. Elle confifte,
1°. à réitérer la faignée, de même que
dans les maladies inflammatoires, quand
même il y auroit diarrhée. 2°. A donner au malade un clyftere rafraîchiffant,
ou tous les deux jours, ou de deux
jours l'un. 3°. A lui donner quatre ou
cinq fois par jour un julep, compofé

avec l'eau de laitue, de pourpier, le
fyrop de limon. 4°. A lui donner pour
boiſſon ordinaire du petit lait ou de
l'eau d'orge; & pour nourriture, de la
bouillie d'orge, des panades, des pommes. 5°. Après que la ſueur a ceſſé, à
le faire lever tous les jours pour modérer la chaleur, cette maladie ne recon-
noiſſant d'autre matiere morbifique,
que la trop grande efferveſcence du
ſang.

4. *Synochus dyſſenterique. Fievre (dyſſenterique) continue des années* 1669,
juſqu'en 1672. Sydenham, *pag.* 116. A.

Je diſtingue cette eſpece de la dyſſenterie, en ce qu'à l'exception du flux de
ſang & des tranchées, elle avoit les
mêmes ſymptomes que la dyſſenterie
qui régnoit auparavant, le même ordre
de ſymptomes, la même iſſue, &c. au
lieu que la fievre continue dyſſenterique a pour ſymptome un flux de ventre ſanguinolent & des tranchées; ce
qui eſt moins notable que les ſymptomes purement fébriles.

Cette eſpece étoit rarement compliquée de tranchées; les fueurs étoient
peu conſidérables, mais la cephalalgie
des plus cruelles; la langue étoit blan-

che & humide, il survenoit des aph-
thes à la fin causés par la chaleur du régime & l'opiniâtreté de la maladie.

La cure se réduit à évacuer la matiere
âcre qui auroit dû causer la dysenterie
par les couloirs du bas-ventre, & à l'a-
doucir; mais comme les forces ne sont
pas si abattues que dans la dysenterie,
on doit faire moins d'usage des pare-
goriques, de peur de concentrer la matiere morbifique. Les bouillies d'orge,
d'avoine, les panades doivent faire
la nourriture du malade, & la petite
biere tiede sa boisson ordinaire. Après
l'avoir purgé une ou deux fois, on
peut lui permettre la viande de poulet;
la troisieme purgation, après un jour
d'intervalle, termine ordinairement la
maladie; mais lorsque les forces languissent, comme cela arrive aux hystériques, il convient, après que la fievre
a cessé, de leur donner le laudanum &
de leur faire prendre l'air. Cette méthode guérissoit la maladie, sans qu'on fût
astreint à aucun régime. Ces fievres
sont mortelles, lorsqu'elles viennent à
être compliquées d'un carus, par le
mauvais emploi qu'on a fait des sudorifiques.

5. *Synochus pleurétique ; Fievre pleuré-tique*, Sydenham ann. 1673. A.

Cette efpece eft pandemique à Montpellier dans le temps que j'écris ceci. Elle a commencé avec l'équinoxe du printemps, & elle continue encore au commencement du mois de Mai. Elle a commencé par un froid notable accompagné de friffonnement & de laffitude ; le lendemain, d'une douleur poignante légere fous la mamelle droite le plus fouvent, qui ne change point par la preffion, avec chaleur, toux humide, les crachats font peu fanguino-lens, & les fueurs peu abondantes. La langue eft blanche ; ceux qui font dans la fleur de l'âge & d'un tempérament vif, ont le délire, les autres en font exempts. Les fymptomes pleurétiques ceffent environ au bout de huit jours après quelques faignées, mais la fievre continue, & la chaleur augmente quelquefois ; mais il n'y a point de vrais paroxyfmes, qui commencent par le froid. La fievre s'étend fouvent depuis le quatorzieme, jufqu'au vingtieme jour.

Cure. On donnera un bouillon au malade toutes les quatre heures ; &

pour boiſſon ou une décoction de chicorée, ou une infuſion de capillaire.

On le ſaignera une ou deux fois le
premier jour; les adultes ont ſouvent
beſoin d'être ſaignés quatre ou ſix fois.
Après la ſeconde ou la troiſieme ſaignée, c'eſt-à-dire vers le troiſieme jour
de la maladie, on le purgera avec deux
ou trois onces de manne, & un grain
ou deux de tartre ſtibié, que l'on fera
diſſoudre dans un verre d'infuſion de
fleurs de violette, ou de décoction de
feuilles de chicorée, ou bien, après
une heure d'intervalle, on lui donnera
deux verres de cette décoction avec un
grain de tartre ſtibié & deux onces de
manne. Ce remede excite quelquefois
un vomiſſement dans lequel les adultes
même rendent des vers; le reſte des
matieres s'évacue par le bas; on réitere
la ſaignée le lendemain, ſi on le juge
à propos, de même que les cathartiques
de deux jours l'un; & quoique le malade ait la toux, que ſes crachats ſoient
ſanguinolents, & que ſon ſang ſoit
couvert d'une croûte blanche, il convient de mettre infuſer dans les premiers, & à plus forte raiſon dans les derniers purgatifs une ou deux drachmes

de follicules ou de feuilles de féné, auxquelles on ajoute quelques onces de manne, ce qui produit un très-bon effet.

On lui donne tous les foirs un julep parégorique; après quoi il furvient des fueurs critiques, des crachats épais & abondans, & la maladie ceffe.

Voyez à l'article des maladies inflammatoires en quoi cette fievre differe de la pleuréfie.

6. *Synochus ardent*, Riviere *prax. lib. 17. fect. 2. cap. *. pag. 304. Synoque bilieufe*, Galien 2. *de la différ. des fievres chap. 2. & 3 des crifes*. Fievre continue premiere efpece, van Swieten *maladie des armées*. A.

Elle eft caufée, fuivant *Galien*, par une bile corrompue dans les gros vaiffeaux, & elle eft de la famille des fievres ardentes. Lors, dit *Riviere*, que la partie la plus ténue & la plus chaude du fang, qui approche de la bile jaune, domine fur les autres parties & fe corromp, il en réfulte un Synochus putride. Il y a une fievre ardente, continue-t-il *pag. 305*. appellée fynochus bilieux & fynochus ardent dont l'accès dure depuis le commencement jufqu'à la fin, & qui est causée par une bile putride qui occupe tous les vaisseaux qui sont dans le voisinage du cœur.

Elle differe du *tritæophia causus*, ou de la fievre ardente périodique de *Riviere*, dont les paroxysmes reviennent tous les trois jours.

Elle attaque les jeunes gens bilieux & qui font beaucoup d'exercice surtout en été; elle est accompagnée d'une chaleur continue qui monte au trente-troisieme du thermometre de M. de *Réaumur*, d'une soif continuelle & d'une insomnie qui tourmentent le malade.

Sa cure est la même que celle de la fievre ardente, & elle consiste à modérer l'ardeur du sang dès les premiers jours par des saignées réitérées, des émulsions ou des potions aigrelettes nitreuses, ou des limonades végétales ou minérales, composées suivant la prescription de Sydenham, avec l'esprit de vitriol ou le sel dissous dans une grande quantité d'eau, de maniere que la langue sente à peine son acidité. Les cathartiques ne sont utiles qu'après que la fievre est appaisée; ils doivent être antiphlogistiques, & composés avec

les tamárins, la caffe, les fleurs de
violettes, la manne, le fel poly-
chrefte, &c.

Il faut fur-tout que le malade refpire
un air libre, qu'il fe leve tous les jours ;
au cas que fes forces le permettent, du
moins qu'il refte couché fur fon lit la
tête un peu élevée, pour tempérer
l'ardeur du fang, & l'empêcher de fe
porter dans cette partie. Il prendra tous
les jours des clyfteres rafraîchiffans, des
juleps compofés avec de l'eau de laitue,
de pourpier, le fyrop de nénuphar,
de violettes, & le foir on ajoutera aux
émulfions du fyrop de nénuphar ou
de pavot.

Le fang que l'on tire au commencement de la maladie eft couvert d'une
croûte blanche, & par conféquent inflammatoire. Les anciens l'appelloient
corrompu, & lui attribuoient la putréfaction qui regne dans cette efpece de
fievres. *Riviere* lui-même qui en fut attaqué, *obferv. 94. pag. 97*, l'appelle *conti-*
nue putride, & il en fut guéri au bout de
trois jours, par le moyen de deux faignées & d'un lavement, fans employer
aucun cathartique. Ceux-là donc fe
trompent qui confondent les fievres

putrides avec les méfentériques, & qui prétendent les guérir indiftinctement avec des cathartiques réitérés. Les méfentériques qui font caufées par les faburres des premieres voies, exigent il eft vrai beaucoup de cathartiques, mais elles appartiennent aux fievres putrides malignes, au lieu que les putrides des anciens font plus inflammatoires; d'où vient que fuivant Sennert, *de febr. lib. 2. cap. 3.* les fignes de la fievre putride font une chaleur brûlante, une foif ardente & infupportable, la féchereffe ou la noirceur de la langue, le délire ou telle autre chofe d'approchant.

Les autres efpeces de fievres continues qui méritent notre attention, font les fuivantes.

7. *Synochus rheumatifans*, Sydenham, *ann.* 1675. A.

Elle caufe des douleurs dans différentes parties du corps, & enflamme le fang. On la guérit de même que les autres fievres inflammatoires, comme la pleurétique, la variolique, l'ardente. *Sydenham* ne nous donne ni fon hiftoire ni fa cure.

8. *Synochus hiemalis* Sydenham, *poft-*

fcriptum in traFtatù de hydrope, pag. 505.
il feroit mieux de l'appeller *fynochus
catharreux.* A.

Le malade reffent les deux premiers
jours, tantôt du froid, tantôt de la châ-
leur, des maux de tête, des douleurs
dans les membres & des inquiétudes.
Il a la langue blanche, le même pouls
que dans l'état de fanté, mais fes forces ne font point auffi abattues que
dans la fievre nerveufe. La toux exifte, mais non point les autres fymptomes de la péripneumonie d'hiver, comme un mal de tête violent, le refferre-
ment de la poitrine, la difficulté de
refpirer ; le fang eft cependant pleurétique.

Cette fievre, lorfqu'on emploie un
régime chaud, dégénere en fievre nerveufe ; car aux fymptomes précédens
fe joignent le délire, l'affoupiffement,
un pouls languiffant & déréglé, la féchereffe de la langue, des taches rouges & livides.

La cure confifte à évacuer par la faignée l'amas de pituite qui s'eft formé,
& à la détruire par des purgations réitérées. On tirera dix onces de fang au
malade, & le lendemain on le purgera

doucement avec une once de manne & de fyrop folutif de rofe délayé dans une infufion de feuilles de féné & de rhubarbe dans une décoction de tama-rins, & après quelques jours d'inter-valle on le repurgera pour la troifieme fois. On lui donnera tous les foirs à fon coucher une once de fyrop de pa-vot, & les jours qu'on ne le purgera point, une décoction pectorale, un ju-lep béchique, ou un éclegme, ou une émulfion. Il fe levera quelquefois, il s'abftiendra de la viande, & ne pren-dra que du bouillon.

9. *Synochus anniverfaria* Bexivenii apud Seidelium, *de morbis incurabilibus, pag. 14.* Synochus anniverfaire. B.

Un Architecte appellé Jean étoit at-taqué tous les ans le jour de fa naiffance d'une fievre caufée par la putréfaction de la bile, laquelle obfervoit fon pé-riode, & ne paffoit point le quator-zieme jour. Il parvint à une extrême vieilleffe, & la fievre l'ayant repris, il en mourut le même jour qu'il étoit né.

10. *Synochus fpermatica* Sinibaldi. Synochus fpermatique. B.

Elle eft caufée par une rétention de femence; elle attaque les perfonnes

chaftes & qui vivent dans le célibat,
& les jette dans la tristesse & l'insomnie.

11. *Synochus tarantata.* Voyez *les
Mémoires de l'Académie de Paris,* 1707
& 1708. A.

Les Muficiens ne font pas les feuls
qui ayent été guéris de cette fievre par
le fon des inftrumens ; j'ai connu moi-
même un malade attaqué d'une autre
efpece de fievre compliquée d'un violent mal de tête qui le prenoit tous les
deux jours, qui en fut foulagé par le
bruit d'un tambour qu'on battoit tous
les jours dans fa chambre pendant quelque temps. J'étois préfent à ce fpecta-
cle, qui étoit auffi affligeant pour moi,
que divertiffant pour les autres ; car il
y alloit de la vie d'un parent, qui guérit heureufement par ce fecours & à
l'aide de quelques autres qu'on employa.

12. *Synochus foporofa* Guarinon. *conf.*
301. Riviere, *obferv. pag. 134.* Sydenham, *febr. contin. ann. 1670. pag. 119.*
Synochus foporeux.

L'affoupiffement commence par un
délire obfcur, auquel fuccede la ftupeur
& l'affoupiffement, lequel étant caufé
par un régime chaud, ne put être guéri
par

par Sydenham qu'à l'aide des remedes dont je parlerai à l'article de la cataphore fébrile. *Voyez* Sydenham, *Schedula monitor. pag. 517. & febr. contin. pag. 138 & 141.* On soulage le malade en lui rasant la tête, ou en appliquant dessus un épispastique.

13. *Synochus scorbutica* Sennert, *de scorbuto.* Synochus scorbutique.

Lorsque cette fievre survient dans le second degré du scorbut, on la guérit avec des acides, de légers cathartiques, & par l'usage du vin blanc. Si la colliquation survient dans le troisieme, elle est suivie, au rapport du Docteur Lind, de taches pourprées, d'une dissolution putride & de la mort.

14. *Synochus miliaire*, *à Carouge en Normandie, Janvier 1754. Journal de Médecine, Avril 1756.* Gerard Docteur en Médecine. A.

Cette fievre étoit au commencement médiocre, & précédée de frissonnement, de lassitude & enfin de chaleur. Le pouls étoit petit, foible, irrégulier, la langue saine au commencement & seche à la fin avec une soif ardente, des nausées, des douleurs vagues, l'a-

Tome II. X

grypnie , & une foibleffe extrême des membres.

Les déjections fréquentes , féreufes, fétides , vermineufes , les urines pâles avec un fédiment vifqueux.

Le fang tantôt diffous dans la palette, & tantôt nageant dans une grande quantité de lymphe ; la peau couverte de taches rouffes , des boutons blancs, ou rouges & blancs.

Le terme entre quinze à vingt jours par folution , rarement jufqu'au trentieme. Les fignes de mort étoient dans quelques-uns les mêmes que ceux de la fanté dans d'autres , comme une conftriction du larynx avec étranglement.

Cure. Les remedes qui conviennent dans cette maladie , font , le tartre ftibié dans une décoction de tamarins, quelques dofes de fel fédatif, le petit lait , ou l'eau panée avec le nitre pour boiffon. Dans le cas où il n'y a point de diffolution à craindre , la faignée, les véficatoires aux jambes , & le fel fédatif dans la décoction de bardané pour boiffon. Cette maladie fut plus pernicieufe en été & en hiver que dans les autres faifons.

Elle étoit caufée par un virus miliaire caché, lequel caufe plufieurs autres maladies, qui ont été inconnues dans le fiecle paffé. Seroit-ce la même efpece que la nouvelle fievre de Sydenham ?

15. *Synochus caufé par le virus de la gale.* A.

C'eft une fievre ardente qui fe termine au bout de fept jours par l'éruption de la gale, & qui eft occafionnée par le virus de la gale qu'on inocule au bras. *Voyez* la quatrieme efpece d'*anæfthéfie*, où il eft fait mention de l'heureufe réuffite d'une gale inoculée.

IV. *TYPHUS* Hippocrat. *primus & fecundus de internis affect.* Foefii, 553. *Typhodes* Pr. Alpin. *Febris mali moris, febris nervofa,* par les Anglois. *Fievre nerveufe, la Fievre continue maligne.*

C'eft un genre de fievre continue, qui s'étend au-delà de deux femaines & fouvent de trois, dans laquelle la chaleur & l'urine font prefque les mêmes que dans les perfonnes faines, la force & la fréquence du pouls font aussi les mêmes, quoique la foiblesse des membres soit extrême.

Elle differe du synochus avec lequel elle a beaucoup d'affinité, en ce que le pouls est aussi rare, ou du moins s'il est aussi fréquent, il est néanmoins plus petit que dans l'état de santé. On l'appelle maligne & de mauvais caractere, parce que sans causer aucune altération dans le pouls ni dans l'urine, elle attaque le malade à la sourdine, & excite les symptomes les plus graves, tels que l'assoupissement, le délire, la cardialgie, les exanthemes & les convulsions, quoiqu'au commencement elle soit fort douce & n'ait rien de dangereux. Je sai qu'on a coutume, sur-tout en France, de mettre au rang des fievres malignes toutes celles qui sont accompagnées de symptomes graves extraordinaires, tandis que d'autres prétendent qu'on ne doit donner ce nom qu'à celles qui sont causées par des miasmes contagieux ou venimeux ; mais pour éviter toute équivoque, je donnerai à ce genre le nom de typhus, & je désignerai les autres especes par l'épithete de malignes.

Elle differe des maladies exanthémateufes, en ce que dans le typhus les
exanthêmes font produits par la trop
grande chaleur du régime, ou ne furviennent que dans l'état de la maladie,
qu'ils confistent en de fimples taches,
& qu'il ne fe forme jamais de tumeurs,
quoiqu'il furvienne quelquefois des parotides, au lieu que dans les maladies
exanthémateufes, il furvient des éruptions miliaires pareilles à celles de la
petite vérole & de la rougeole, des
bubons, &c. même avant l'état de la
maladie.

Enfin, dans les autres genres de fievres le pouls eft prefque le même que
dans l'état naturel, à la fréquence près,
& la foibleffe des membres exceffive,
ce qui diftingue les efpeces les unes
des autres; cependant le typhus forme un genre à part, dont on ne peut
dénombrer les efpeces qu'à l'aide de
plufieurs obfervations. Vifoni, dans
fon Traité *dell'ufo delle battiture*, prétend qu'on doit exclure cette maladie
de la claffe des fievres, parce qu'il lui
a plu de faire confifter l'effence de la
fievre dans la fréquence du pouls, &
de la comprendre dans la définition

arbitraire qu'il en a donnée. Hippocrate dans plufieurs endroits *des coa-*
ques, donne l'épithete de *cacoethes* à
ces efpeces de fievres.

Une maladie eft appellée maligne,
1°. lorfque l'attaque eft fuivie d'un
abattement fpontané des forces ; 2°.
lorfque fes fymptomes ne répondent
point aux ftades de la maladie ; 3°. ni
aux fignes externes, par exemple, à
la chaleur, à l'urine, au pouls. Il y a
des fievres malignes continues, comme les typhus, d'autres rémittentes,
& elles font les plus fréquentes, comme la quotidienne continue, la tierce
maligne.

1. *Typhus carcerum* D. Pringle. *Jail*
diftempers ; Maladies des prifons ou d'hô-
pital, Huxham, *de aëre, pag. 82. Fie-*
vre des prifons. A.

Commencement. La chaleur, le friffonnement fe fuccedent alternativement avec anorexie, & reviennent le
foir fans friffonnement, la chaleur du
corps, un fommeil interrompu qui ne
délaffe point ; peine & trouble dans
le cerveau, dans le fynciput ; peu ou
point de foif, le pouls fréquent ; les
malades vont & viennent, & fi on

les faigne, le pouls diminue, & le délire furvient, en quoi elle differe des fynoques.

Augment. Viennent les laffitudes, les naufées, des douleurs dans le dos, des douleurs & une confufion d'idées dans la tête, l'efprit & les forces font extrêmement abattues, le pouls eft agité & plein; mais fi l'on fait une faignée copieufe, le pouls devient plus fréquent & plus petit, le délire furvient, le fang eft épais au commencement & dans le progrès.

Les urines varient, elles font tantôt troubles, tantôt liquides, tantôt pâles; mais à la fin, fi la maladie prend une bonne tournure, elles font ordinairement épaiffes & fédimenteufes. Si le malade s'expofe au froid, le pis qui lui arrive eft une diarrhée non critique, les feces font colliquatives, ichoreufes, putrides.

La chaleur de la peau eft âcre & mordante, & laiffe pendant quelques minutes une fenfation dans les doigts du Médecin. La peau eft feche, à moins que le malade ne fue; la fueur fétide, la bouche eft mauvaife, & l'haleine fi puante, que le malade s'en apperçoit avant de

X iv

tomber dans le délire ; fa langue eſt
feche, couverte de fillons profonds,
enfuite, jaune, verdâtre.

La fievre des priſons ou des hôpitaux
eſt une maladie de putridité, très-dan-
gereuſe & fouvent contagieuſe ; elle
commence par le froid & le friſſonnement fuivi d'une chaleur légere ; le
froid & la chaleur reviennent par
intervalles ; il y a anorexie entiere,
fommeil inquiet qui ne foulage point
le malade ; il fent une douleur fourde
au fynciput ; le pouls eſt preſque femblable au pouls fain ; la peau eſt un peu
feche. Les malades languiſſent pendant
quelques jours dans cet état, inhabiles
à toute affaire, ils ne font pas cependant encore alités. Leur langue eſt rarement feche, le plus fouvent molle,
& couverte d'une croûte jaunâtre. Le
malade a envie de dormir, il dort cependant peu, quoiqu'il paroiſſe plongé
dans un fommeil profond.

La maladie ayant fait quelque progrès,
les mains tremblent, l'ouie s'obſcurcit,
la voix devient débile, le pouls foible ;
le malade déſire des choſes fortifiantes
telles que le vin ; tous les fymptomes
font plus violens la nuit, enfin il pa-

roît dans différens temps de la maladie des taches pourprées irrégulieres.

Les fignes de mort font la perte fubite des forces, la foibleffe de la vue, la fituation horizontale accompagnée de la rétraction des genoux, les efforts du malade pour fortir du lit, les aphtes noires, les pétéchies livides, les éphélides livides répandues fur le corps; la diarrhée violente avec des matieres plombées ou noirâtres, qui augmente la foibleffe du malade.

La furdité n'eft point d'un mauvais augure; il arrive même fouvent que les convalefcens deviennent fourds, & qu'ils rendent quelquefois du pus par l'oreille; les diarrhées bilieufes, les urines épaiffes font utiles dans cette maladie, fur-tout fi les forces fe foutiennent. L'éruption de petites puftules rouges multipliées, ou même miliaires blanches, eft d'un bon augure, fi en même temps l'expectoration eft aifée, & que les urines dépofent un fédiment épais; une fueur douce qui foulage, le gonflement des parotides, font utiles ainfi que les aphtes blanches.

Cette maladie eft occafionnée par des miafmes putrides qui s'infinuent

X v

dans le corps, & qui s'exhalent d'un endroit clos & étroit, tel qu'un vaiſſeau, une priſon, un hôpital, où ſe trouve renfermé un grand nombre de perſonnes.

La cure conſiſte à corriger la putridité, à renouveller l'air, à entretenir la propreté des malades. La ſaignée eſt rarement utile; ſa répétition eſt nuiſible, même aux ſujets robuſtes, elle abat les forces, & provoque le délire.

Si le malade éprouve des nauſées, un poids à l'épigaſtre, ſi ſa langue eſt muqueuſe & jaunâtre, il faut le faire vomir avec la poudre d'ipécacuanha, en lui faiſant boire enſuite beaucoup d'eau tiede. Le ſoir du même jour on lui fera prendre un bol préparé avec une drachme de thériaque, & dix grains de ſel de corne de cerf, en buvant par-deſſus un verre de petit lait. On prépare ce petit lait en faiſant bouillir deux livres de lait récent, avec quatre onces de vin blanc; on ſépare le caillé & on prend la colature. Au défaut de ce petit lait, on fera uſage d'une décoction fébrifuge, à chaque livre de laquelle on ajoutera deux onces de vin, & demi-once d'oxymel ſimple. Le petit lait ci-deſſus ou cette décoction, ſera la boiſſon ordinaire du malade.

Le malade prendra toutes les ſix heures une poudre compoſée de dix grains de racines de ſerpentaire de Virginie, de dix grains de racine de contrayerva, de demi-drachme d'écorce du Pérou, & de quatre grains de camphre, en buvant par-deſſus de ſa boiſſon ordinaire.

Si la langueur eſt extrême, ſi les taches pétéchiales ou miliaires diſparoiſſent, il ſurvient ſouvent des anxiétés extrêmes, & des convulſions qui ſe terminent par une mort prompte. Il faut alors broyer dans un mortier de verre une drachme de camphre, avec vingt gouttes d'eſprit de vin rectifié, en y ajoutant deux onces de ſucre pur, qui ſoit ſec, & enſuite dix onces de vinaigre de vin odoriférant. On conſervera cette mixture dans un vaſe de verre bien bouché, & on en fera prendre au malade une cuillerée toutes les heures, en buvant par deſſus trois onces de ſa boiſſon ordinaire; il continuera l'uſage de cette mixture, juſqu'à ce qu'il ſe ſente ſoulagé, & que les puſtules ou taches reparoiſſent; & alors on ne lui fera prendre ce remede

X vj

que de quatre en quatre heures ; s'il survient une sueur légere & universelle , elle le soulagera. Si le ventre est resserré dans le cours de la maladie , on fera usage de lavemens: aussi-tôt que la convalescence est établie , il faut faire respirer au malade un air pur. *Van Swieten, des maladies des armées.* Le musc à la dose de seize grains, a sauvé la vie à plusieurs malades que cette espece avoit mis à deux doigts de la mort. *Reid. transact. philos.* N. 474.

L'ouverture de plusieurs cadavres, faite par Pringle, a démontré que la fievre maligne des prisons , étoit le plus souvent entretenue par le céphalitis, & par une suppuration séreuse du cerveau & du cervelet. Cependant le céphalitis vulgaire est accompagné d'une forte fievre, au lieu que la fievre est foible dans le typhus. *Pringle observ. sur les maladies des armées, tom. 2. chap. 6. §. 4.*

2. *Typhus nervosus ; nervous fever.* Huxham, *Essai sur les fievres,* 1752. *Febris nervosa,* Huxham, *de aëre, pag. 147. Fievre nerveuse. Hectica maligna nervosa* Willis. *Hectique nerveuse maligne,* A.

Commencement. Cette fievre se manifeste d'abord par une espece d'indifférence pour toutes sortes de choses, par de légers frissons, par des feux passagers au visage, & par une lassitude universelle, pareille à celle que l'on éprouve après un violent exercice. Ces symptomes sont accompagnés d'assoupissement & d'abattement d'esprit, d'une douleur & pesanteur de tête, & du vertige.

Augment. Le dégoût vient ensuite sans aucune altération considérable, mais avec de fréquens efforts pour vomir, lesquels ne produisent d'autre effet que l'évacuation de quelque peu de phlegme insipide. Le malade jouit à la vérité de temps à autre de quelque répit; mais les symptomes reviennent avec plus de violence à l'approche de la nuit; la pesanteur de tête, le vertige & la chaleur augmentent, le pouls devient plus fréquent, mais plus foible, & la respiration plus embarrassée. On sent dans la partie postérieure de la tête, un engourdissement excessif, une froideur & une douleur sourde, & quelquefois une douleur violente sur son sommet, laquelle s'étend le long de la future coronale. Ces douleurs vont ordinairement avec les fievres lentes nerveuses & font presque toujours suivies du délire. Le malade reste souvent cinq à six jours dans cet état, il est extrêmement pâle & défait. L'inquiétude & l'agitation où il est l'empêchent de dormir, quelque envie qu'il en ait, & dans le temps qu'il paroît dormir le plus profondément il se plaint de ne pouvoir fermer l'œil. Le pouls durant tout ce temps-là est fréquent, foible & inégal, quelquefois ondoyant & même intermittent, un moment après extrêmement agité ; le malade a les oreilles froides ; l'urine est communément pâle & souvent limpide, fréquemment de la couleur du petit-lait, sans sédiment, ou si elle en a, il ressemble à du son éparpillé ; la langue est couverte d'une mucosité blanchâtre, elle devient seche, pleine de crevasses, le malade n'est point altéré.

Etat. Le vertige, la douleur & la pesanteur de tête augmentent vers le septieme ou le huitieme jour, elles sont accompagnées d'un tintement d'oreilles continuel, du délire, d'oppression, de langueur, d'anxiété & de syncopes;

pour peu que le malade tente de se lever, une sueur froide se répand auffi-tôt
fur son front & fur le dos de ses mains,
quoiqu'il ait les joues & la paume des
mains brûlantes, & disparoît avec la
même promptitude qu'elle est venue.
Lorsque l'urine devient plus pâle & plus
limpide, il tombe dans un délire accompagné d'un tremblement & d'un foubrefaut universel des tendons. Le délire
n'est presque jamais violent & ne confiste que dans une confusion d'idées.

La langue est seche dans le milieu,
bordée d'une bande jaunâtre & affectée
d'un tremblement. C'est un mauvais
figne lorsqu'elle s'humecte & que la
falive augmente.

La difficulté d'avaler est auffi un dangereux symptome, sur-tout lorsqu'elle
est accompagnée du hoquet.

Il survient souvent vers le neuvieme, dixieme ou onzieme jour, des
fueurs copieuses fur tout le corps,
lesquelles font froides & gluantes aux
extrémités, & accompagnées de déjections ténues & colliquatives, qui
épuisent le malade; mais une diarrhée
modérée fait cesser l'affoupissement &
le délire.

A mesure que les forces s'affoibliffent, le pouls devient fréquent & ondoyant, le délire dégénere en un coma
profond & mortel; les déjections, les
urines & les larmes, s'écoulent sans
qu'il en ait aucun sentiment; les tremblemens & les convulsions accélerent
sa mort.

Ainsi meurent les malades après
avoir langui quatorze, dix-huit ou
vingt jours. Tous perdent l'ouie &
le sentiment vers la fin de la maladie;
la plupart s'abandonnent à des frayeurs
immodérées; il y en a même qui se
privent du sommeil par la crainte qu'ils
ont de mourir.

C'est un bon signe lorsque la surdité
aboutit à un abscès dans l'oreille, &
que les parotides viennent à suppuration.

Cure. Comme cette maladie est causée par l'affoiblissement des nerfs, par
un sang appauvri, par des évacuations
excessives, par la tristesse, par des
veilles & des études immodérées, par
des salivations trop copieuses, par
l'usage trop fréquent des purgatifs, &
par l'usage immodéré des femmes, &c.
on doit employer pour la guérir des

fortifians & des cardiaques, je veux dire des alimens doux & délayans, & s'abstenir de la faignée & des opiates. On commencera la cure par un léger vomitif, qu'on fera fuivre tous les trois jours de quelques lavemens. Le bouillon de poulet, la gelée de corne de cerf, les panades, le vin rouge, le jus d'orange ou de limon, réparent parfaitement les forces; & loin de les diminuer par des fudorifiques, il convient de les entretenir en donnant trois fois par jour au malade des juleps & des cardiaques tempérés. Les Anglois font dans l'ufage d'appliquer des véficatoires fur les cuiffes, les jambes & les bras des malades; & je crois qu'ils ont leur utilité en cas d'affoupiffement & de délire.

Il furvient le feptieme ou le neuvieme jour de la fievre, une éruption miliaire, qu'il faut entretenir avec des cordiaux, des délayans & du vin rouge; il modere la fueur fans empêcher l'éruption. Il n'y a point d'évacuation d'un plus favorable augure, qu'une falivation copieufe fans aphtes; de même qu'il n'y en a point de plus nuifible, que des fueurs trop abondantes.

3. *Typhus comateux* ; *Fever of spirits*, Quincy, *Essai* 2. *Fievre maligne*, *avec assoupissement*, Riviere. *Obs. comm.* 4. *pag.* 134. A.

Le pouls dans cette espece est mou, inégal, sans fréquence ; le malade, quand on l'interroge, répond qu'il se porte bien, son sommeil est accompagné d'un délire continuel, mais obscur ; il est pâle, sa chaleur est à peu près la même qu'en santé ; il survient rarement parmi nous des taches pétéchiales, & plus rarement des taches miliaires ; il y a douleur de tête gravative dans le commencement, avec une prostration totale des forces, la langue & les levres se couvrent de croûtes noires ; la situation du malade est le plus souvent horizontale, sa langue & ses narines sont seches. La maladie se termine pour l'ordinaire la troisieme semaine ; la puanteur de la bouche & de l'haleine est particuliere à cette maladie.

La cure de cette maladie varie beaucoup. *Van-Swieten* & *Huxham*, célebres dans l'art de guérir, ne purgent presque point le malade après l'avoir fait vomir, comme il paroît par le traitement qu'ils prescrivent pour le *typhus*

des prisons ; mais les Médecins de Montpellier font d'abord faigner le malade
au bras & au pied, fuivant l'indication
que préfente le commencement de la
maladie; enfuite après l'avoir fait vomir, ils lui prefcrivent une tifanne
royale ou purgative, à prendre de
deux jours l'un; il y en a même qui
purgent le malade plufieurs jours de
fuite dans le commencement; mais
mon expérience jointe à celle de plufieurs autres, m'a appris que les malades qu'on purge doucement & beaucoup plus rarement, & à qui on fait
ufer d'apofemes faits avec la laitue, la
chicorée, l'endive, d'une décoction de
prunes, de pommes cuites, de crêmes,
de riz, de limonade dans le commencement, & d'eau teinte de vin à la
fin, en leur donnant des lavemens
de temps en temps, guériffent très-
bien par cette méthode, au bout de
trois ou quatre femaines.

Je vois actuellement une Demoi-
felle, qui depuis le cinquieme jour de
fa maladie jufqu'au vingtieme, fe con-
duifit à fa maniere, ne voulant prendre ni médecine ni lavement, mais
buvant beaucoup d'eau froide, mêlée

avec peu de vin, beaucoup de limonade & de décoction de prunes ; elle
ne prit pour sa nourriture que des prunes cuites & du riz, & presque point de
bouillon ; le quinzieme jour la noirceur
de la langue & des levres disparut,
le délire & l'assoupissement cesserent,
le pouls devint fréquent & moins foible, la faim se fit sentir, & les forces
commencerent à renaître, enfin la malade devint convalescente par le secours de la nature seule ; on lui avoit
fait cependant trois saignées dès le
commencement, elle perdit aussi alors
beaucoup de sang par le nez, & elle ne
fut purgée qu'une fois.

Une jeune femme pléthorique, dont
le mari étoit malade, étant obligée de
partager ses soins entre lui & ses enfans, après avoir passé plusieurs nuits
sans dormir & sans prendre de la nourriture, fut attaquée d'une fievre continue maligne, qui dura soixante jours
sans aucune intermission, & qui la
rendit comme hébétée. La crise ne se
fit que le soixantieme jour, & elle
rendit sans tousser douze livres de crachats blancs & écumeux, après quoi
elle récouvra la santé, assurant qu'elle

n'avoit reffenti ni douleur ni incommodité pendant tout le cours de fa maladie. RIVIERE.

4. *Typhus hyftérique vermineux.* A.

Une fille adulte tomba malade. Les fix premiers jours elle eut le même pouls que lorfqu'elle étoit en fanté; elle fe plaignoit de maux de tête; elle craignoit de mourir; elle avoit des palpitations de cœur, & des oppreffions de poitrine paffageres. Ayant pris deux onces de manne, elles lui cauferent un vomiffement, à la fuite duquel elle rendit quantité de vers par la bouche. Le feptieme jour fon pouls devint petit & inégal, & accompagné d'un froid & d'une chaleur vagues. On eut recours aux vermifuges & aux cordiaux. Le douzieme jour ayant eu une querelle avec un parent au fujet d'un héritage, elle tomba dans une léthargie pendant laquelle elle avoit les yeux demi-ouverts, le vifage cadavereux, l'angle interne des yeux chaffieux, larmoyant, la langue feche, noirâtre; & elle mourut dans cet état le quinzieme jour de fa maladie.

5. *Typhus caftrenfis*, Boerhaave, *confult. pag.* 209. *de febre caftrenfi Hun-*

garica. Fievre continue maligne des camps. A.

C'eſt une autre eſpece de fievre épidémique, infiniment plus dangereuſe & plus funeſte que celle dont je viens de parler, & que peu de Médecins connoiſſent. Elle conſiſte dans une petite fievre qui abbat ſur le champ les forces, ſans qu'il paroiſſe au dehors aucun mauvais ſigne. La chaleur eſt plus douce & preſque imperceptible, mais ſouvent accompagnée du froid des extrémités, d'une reſpiration embarraſſée, courte, & d'anxiétés. Le pouls eſt extrêmement agité, foible & imperceptible, ténu, inégal & preſque nul; l'urine n'eſt point rouge, mais preſque toujours blanche, trouble, ſans ſédiment ou variée. La ſoif, la ſéchereſſe de la bouche, de la langue, du palais, l'inquiétude, les anxiétés, le délire, ſont plus légeres.

Cette fievre eſt ſi cachée, qu'on ne la connoît que par l'abattement des forces, de ſorte qu'on pourroit dire avec Hippocrate, qu'elle a quelque choſe de ſurnaturel.

Cure. Dès que cette fievre ſe manifeſte, le malade doit quitter le lit, s'asseoir sur un fauteuil, se couvrir modérément, & se garantir de la chaleur. On lui appliquera sur la tête, les mains, l'épigastre, des fomentations composées avec parties égales d'eau & de vinaigre, indépendamment des épispastiques qu'on doit lui appliquer jour & nuit sur les pieds & sur la nuque, & qui doivent être composés avec du vieux levain, du sel & du vinaigre; on lui donnera pour boisson de l'eau d'orge avec du jus de citron, d'orange, le rob de groseille, de cerises noires, de sureau, &c. dont il usera copieusement. Lorsque la sueur se sera manifestée, on tâchera de l'entretenir sans violence. Sa nourriture consistera en pain avec un peu de vin, & autre chose semblable, & on lui donnera les remedes les plus propres à prévenir la corruption & la trop grande dissolution des humeurs; par exemple, les suivans.

R. De feuilles de rhue, de scordium, de chacun deux poignées; d'écorce de citron deux onces, de suc de citron trois onces, ou demi-once de vinaigre, d'eau commune quatre livres. Filtrez la liqueur & ajoutez-y de rob de

fureau quatre onces, d'eau de canelle
diſtillée une once. Le malade boira une
once de cette liqueur toutes les heures
tant le jour que la nuit, à moins que
le ſommeil ne l'empêche de le faire.

Cette fievre, malgré l'agitation du
pouls, n'eſt autre choſe qu'une eſpece
de fievre continue maligne. Les ſignes
pathognomoniques pris à part ne ſont
pas ſi certains pour déſigner les eſpeces que le concours des ſymptomes.

6. *Typhus Ægyptiaca* Proſp. Alpi-
nus, *Febris maligna Ægyptiorum*; Fievre maligne des Egyptiens. A.

Cette fievre regne en automne; elle
ſe manifeſte par un vomiſſement bilieux,
des cardialgies, des anxiétés, leſquelles
ſont ſuivies de déjections fétides, qui
varient ſuivant les ſujets; de cacoſitie,
d'adypſie, de la rudeſſe, de la ſéché-
reſſe & de la noirceur de la langue;
le pouls, l'urine, la chaleur ſont les
mêmes que dans la ſanté : les étrangers y ſont plus ſujets que les naturels
du pays, & elle eſt cauſée ou par l'u-
ſage de l'eau que l'on conſerve dans
les citernes & qui s'y corrompt, ou
par les exhalaiſons qui s'élevent des
lacs & des marais.

Méthode

Méthode curative du Typhus, par Hecquet.

Si la fievre, qui est presque insensible au commencement, & dans laquelle l'urine, le pouls, la langue, la peau, ne souffrent presque aucune altération, malgré la foiblesse & l'insomnie qui l'accompagnent, après une légere céphalalgie suivie de cardialgies, sans aucune tension dans les hypocondres, est suivie tout-à-coup de soubresauts dans les tendons du carpe, soit en dormant, ou tandis que l'on tâte le pouls, accompagnés du tremblement des levres, du bégayement, d'inquiétudes pendant le sommeil, de délire, de rêves, de soubresauts du corps, &c. tous ces signes annoncent beaucoup de malignité.

On commencera par la saignée du bras ou du pied, pour passer ensuite à celle de la jugulaire. Le malade prendra du petit lait ; & ensuite une décoction aqueuse de quinquina, dans deux livres de laquelle on dissoudra une once de vin émétique & quèlques drachmes de sel d'Epsom. On y joindra quelques légers hypnotiques & les lavemens d'eau fimple, & la fievre maligne ceffera.

7. *Typhus iderodes; Fievre jaune d'A-mérique*, Lining. Vandermonde, *Mai* 1758. Le Siam d'Haller.

Premier période. Commencement. Souvent trois jours avant que la fievre commence, céphalalgie, lumbago, douleur arthritique, fur-tout dans les genoux & les mollets, anorexie, laffitude, afthme, après quoi la fievre fe manifefte par les friffons; le pouls eft plein, fréquent & fouvent dur, & accompagné de la pulfation des carotides.

La chaleur ne paffe pas le cent deuxieme degré du thermometre de Farenheit; elle continue pour l'ordinaire deux jours fans rémiffion, avec une fueur légere qui ceffe le troifieme jour.

La refpiration eft très-petite, elle augmente pour peu qu'on remue, ou qu'on mange; la langue eft humide, rude, blanche, noirâtre dans le milieu vers le fecond jour, la foif modérée.

Le troifieme jour, après quelque rémiffion de la part de la fueur, de la chaleur & du pouls, furviennent les naufées & le vomiffement.

Les hypocondres ne font ni durs, ni tendus.

Affoupiffement le premier jour, les douleurs fe renouvellent, l'efprit eft abattu, le malade foible, il a le vifage rouge, les yeux enflammés, & il ne peut fupporter la lumiere. Il a rarement le délire, les déjeétions ne font point encore noires, le fang eft vermeil & fans férofité.

Le fecond jour, inquiétude, agitation continuelle, nulles douleurs; les excrémens noirs & durs, conftipation, infomnie continuelle, les urines abondantes, pâles, avec quantité de fédiment le premier jour, mais troubles le fecond, avec un fédiment brun, le troifieme jour fanguinolentes.

Au bout de foixante-douze heures au plus, le pouls devient rare, la chaleur ceffe fans aucune évacuation critique. Dans le cas où la fueur eft excitée pendant trois jours par des diaphorétiques doux & délayans, le danger s'évanouit avec la fievre; les autres font extrêmement affoiblis, ont les yeux jaunes, & ici commence le fecond période de la maladie.

Second période. Le pouls eft plus tar-

dif, plus mollet & prefque infenfible,
& alors l'ictere, le vomiffement, le délire, l'agitation augmentent.

La chaleur eft la même que celle des
perfonnes faines, le pouls s'affoiblif-
fant, le froid s'empare du malade; il a
le vifage, la poitrine & les extrémités
livides.

La peau, lorfqu'on s'expofe au froid,
eft vifqueufe, & lorfqu'il fait chaud,
humide; la refpiration eft lente, la langue nette, rouge à l'extrémité & dans
les angles; le malade eft avide d'eau
froide fans être altéré.

Le vomiffement ou les naufées augmentent, au point que le malade ne
peut rien garder dans le corps; les uns
rendent du fang, les autres une bile
noire comme de la poix par la bouche;
point de fommeil, ou, s'il y en a, il
eft interrompu, ce qui les affoiblit extrêmement. L'inquiétude dont ils font
agités, les empêche de refter au lit;
fi on leur demande des nouvelles de
leur fanté, ils répondent pertinemment.

A peine ont-ils levé la tête de deffus
l'oreiller, que le pouls s'éteint, le froid
s'empare d'eux, ils font couverts d'une
fueur gluante, ils ont les levres, le

visage, les extrémités, les ongles livides, tant leur foiblesse est grande.

Le délire revient & augmente, lors sur-tout que le pouls est petit & profond.

L'ophthalmie augmente aussi, mais sans douleur.

Lorsque l'ictere ne se manifeste point dans le second période de la maladie, il s'empare des yeux & de tout le reste du corps. Il s'en trouve dans qui l'ictere est concentré dans les yeux; mais à l'approche de la mort, il se répand aussi-tôt sur le cou & la poitrine.

Le cou & la poitrine sont couverts de taches rouges livides, mais rarement les extrémités.

Les femmes ont des écoulemens menstruels abondans avant le temps. Le sang est tellement diffous, qu'il se fraie un passage, non-seulement par la bouche & les urines, mais encore par le nez, les oreilles, les yeux, les véficatoires, & quelquefois aussi, quoique plus rarement, par les pores de la peau.

Quelques malades sont constipés; d'autres ont la diarrhée; les uns rendent des matieres noires, liquides avec

douleur, les autres noires, tenaces
comme de la poix, & ceux-ci se trouvent foulagés lorfque l'écoulement eft
modéré.

Les urines font copieufes, de couleur de fafran dans les ictériques ; dans
les autres, pâles avec beaucoup de fédiment ; dans d'autres, troubles & fanguinolentes.

Ce période eft ordinairement de fept
à huit jours.

Troifieme période. Il y a efpoir de
guérifon, lorfque tous les fymptomes
diminuent, que le pouls devient plus
plein, & que les forces reviennent ;
mais pour l'ordinaire ils augmentent
& il en furvient d'autres ; le pouls eft
encore plus petit & plus inégal, les
extrémités deviennent froides & livides, le vifage eft rarement animé, il
y en a qui l'ont plombé ; les taches
augmentent au point, que le cou &
la poitrine en deviennent noirs ; la
palpitation de cœur eft violente, on
fent une chaleur dans la région du
cœur ; la refpiration eft difficile & afthmatique, le malade inquiet, agité ;
il a le vifage, le cou, la poitrine couverts de fueur, le fang lui fort par le

nez, la bouche & les oreilles; il a
peine à avaler, il a le hoquet, des
foubrefauts des tendons, un fommeil
profond & un délire continuel; pendant les douze heures qui précedent fa
mort, il perd la parole & le pouls;
dans celles qui font les plus aiguës,
les convulfions mettent fin à la tragé-
die, les taches augmentent après la
mort, & la corruption s'empare du
corps.

Lorfque l'air eft extrêmement chaud,
ces trois périodes s'achevent dans l'efpace de deux ou trois jours.

L'épidémie & la contagion augmentoient dans la Caroline méridionale,
lorfque l'air étoit chaud, & diminuoient
lorfqu'il étoit froid, & les fymptomes
& le danger à proportion.

La maladie eft encore pire, lorfqu'on
n'a pas foin de renouveller l'air, que
la force naturelle eft plus grande, &
que les fujets font étrangers, craintifs,
actifs, & affoiblis par quelque maladie
précédente.

Tous ceux qui arrivent au dernier
période payent tribut à la nature.

Dans le premier période, céphalalgie,
lumbago, ophthalmie qui empêche de

supporter la lumiere, rougeur du visage; plus ces symptomes sont violens, plus la maladie est violente & aiguë; plus le premier période est court, plus le second l'est; car si la véhémence du pouls diminuoit avant le troisieme jour, la mort arrivoit le cinquieme. La profondeur du pouls le troisieme jour, annonce des symptomes plus dangereux; plus la foiblesse est grande au commencement, plus le malade est en danger. Plus le sédiment de l'urine est abondant les premiers jours, plus il y a à craindre pour lui.

Dans le second période, lorsque les yeux jaunissent le second jour, le malade meurt le quatrieme; s'ils jaunissent vers la fin du troisieme, la maladie se termine heureusement, ou plus tard, comme le treizieme ou le quatorzieme jour : plus la jaunisse est étendue & rapide, plus elle est dangereuse; c'est un mauvais augure, lorsque la rougeur des yeux, de même que celle qui est autour des vésicatoires augmente.

Le vomissement noir est pour l'ordinaire mortel; mais la mort est prochaine, lorsque les taches des levres

& des ongles deviennent livides; il en eft de même lorfque le vifage devient livide ou pâle.

Les déjections fréquentes, copieufes, noires, qui n'apportent aucun foulagement, font mortelles; toute hémorrhagie, à l'exception de celle du nez & du vagin, eft d'un mauvais augure; l'ifchurie annonce une mort prochaine.

La fievre jaune eft contagieufe. Elle attaque fur-tout les blancs, ceux principalement qui viennent des pays froids; les Indiens, les Métis, les Mulâtres, à l'exception des enfans, ne l'ont qu'une fois; les Negres en général en font exempts.

On la définit une fievre dans laquelle la véhémence du pouls ne dure que deux ou trois jours, comme dans l'éphémere; elle ceffe fans aucune évacuation critique, & elle laiffe après elle une foibleffe extrême; le pouls eft fi petit, que pour peu qu'on remue, ou qu'on refte debout, il difparoît; elle eft auffi-tôt fuivie d'un ictere univerfel, nulle fréquence du pouls, nulle chaleur. Elle fut épidémique dans la Caroline depuis la fin d'Août 1748, jufques vers la mi-Octobre.

Y v

8. *Typhus exhaustorum* D. Dellon. D.
M. *iter in Indias Orientales.* Les Por-
tugais appellent ceux qui en sont attaqués *Esfalfados.*

- Les Indiens qui s'épuisent avec les
femmes sont très-sujets à cette maladie.
Elle consiste dans une fievre continue,
dans laquelle le pouls est tantôt fort
& plein, & tantôt foible & presque
imperceptible. Les urines sont rouges,
mais limpides ; la peau est seche & brûlante ; la soif est excessive, avec insomnie & nausées. On la guérit à l'aide
des analeptiques, d'alimens nourris-
sans, & de bon suc, tels que les œufs,
les panades, les bouillons. On doit
boire son vin peu trempé, sans craindre que la fievre & la chaleur augmentent, vu qu'il n'y a rien de meilleur
pour la guérir.

9. *Typhus à manipuera ?*

La manipuera n'est autre chose que
le suc de la manioque (du jatropa ma-
nihot ou mandihoca de Pison), dont
les Américains font sécher la racine
pour en faire du pain. Ce suc étant
pris intérieurement, fait enfler le corps,
& cette enflure est compliquée de douleurs d'estomac, de rapports, de nau-

fées & de tenefme ; la vue s'obfcurcit, il furvient des vertiges & des maux de tête continuels, le froid s'empare des extrémités, il eft fuivi de fyncopes & de la mort de ceux qui en ont mangé.

Le feul antidote que l'on connoiffe contre ce poifon, eft la fleur du nhambi, feroit-ce celle de la gantelée? & la graine *bixæ urucu*, qu'on appelle vulgairement *roucou*. On doit commencer par les émétiques, & employer enfuite le poivre réticulé, le fuc de limon & d'ananas. *Guill. Pifon. Hift. natur. l. 5. cap. 17.*

V. FIEVRE HECTIQUE, FIEVRE LENTE; *Hectica.*

C'eft un genre de fievre continue, qui, femblable aux maladies chroniques, par des progrès lents fans aucune diminution confidérable des forces, & avec une fréquence de pouls modique, dure plufieurs femaines & même plufieurs mois, & dans laquelle le pouls devient plus fréquent après qu'on a mangé.

On la confond d'ordinaire avec la quotidienne continue tabide & lente, laquelle augmente tous les jours, fur-

Y vj

tout vers le foir , fans aucune caufe
évidente ; mais il y a entre elles la même différence, qu'entre les exacerbantes & les continues. Les Grecs l'ont appellée hectique , ou habituelle , prétendant que la chaleur conftante dont
elle eft accompagnée , avoit fon fiege
dans les folides.

On la diftingue du tabes & de la pthi-
fie , en ce que dans celles-ci les vifceres
font viciés , au lieu que dans la fievre
hectique , il n'y a ni abcès ni ulcere dans
aucune partie du corps.

Galien & fes fectateurs , de même
que *Sydenham* l'appellent *hectique*. Junc-
ter. *tab. 68*. Fred. Hoffmann. *tom. 2*.
pag. 175. Fievre lente ; ce dernier la
diftingue de la quotidienne continue.

Galien (*de different. febrium, lib. 1.*
p. 263.) admet deux efpeces de fievres
lentes ; favoir, celle que nous venons
de définir , & une autre, qui, felon
lui, eft un vrai tabes, ou une fievre
inféparable du tabes ; c'eft notre fievre
quotidienne continue.

Hippocrate n'a point employé le nom
propre de ce genre ; mais, fe fervant
d'un nom claffique, il l'a nommée continue & lente ; mais il convient de don-

ner à chaque maladie un nom générique diftinct. Et comme le nom d'*hectique* qu'on donne à cette maladie eft très-ancien, & que celui de *fievre lente* eft un nom d'ordre & non point de genre, il faut préférer le premier au fecond lorfqu'il eft queftion de défigner ce genre.

Elle differe du typhus en ce que fes fymptomes font moins violents, & de moindre durée, & en ce que les malades peuvent refter debout, & ne font prefque pas obligés de demeurer au lit.

1. *Hectica infantilis* Sydenham, pag. 524. *Lenta Febris infantum*, Fred. Hoffmann. tom. 2. pag. 177. *Fievre hectique, lente des enfans.* L.

Les enfans languiffent & perdent l'appétit, fans qu'on apperçoive en eux aucune chaleur confidérable; leurs membres & leur tronc s'amaigriffent à vue d'œil.

Cure. Mettez infufer deux onces de bon rhapontic dans deux livres de petite biere; bouchez bien la bouteille, & faites-leur en boire tant à leurs repas, qu'hors de leurs repas. Lorfqu'il n'y aura plus de biere remettez-en pour la troifieme fois deux autres livres, & fa vous craignez qu'elle ne les lâche trop pour la premiere fois , vous pouvez n'employer qu'une once de rhapontic, cette dofe fuffira. Sydenham, *fchedula monitor. pag.* 524.

2. *Hectica vefpertina , feu febricula vefpertina* , Morgan. *Animal œconomy, propof.* 15. *Fievre Hectique , ou fébricule du foir.*

Il confte par plufieurs obfervations que le pouls de tous les hommes , quelque fains qu'ils foient d'ailleurs, eft plus fréquent après qu'ils ont mangé , de forte que fi l'artere bat 66 fois dans une minute le matin lorfqu'on eft à jeun, elle battra 84 fois après qu'on a dîné , ce qui eft dans le rapport de 100 à 129 , ou à peu près comme 10 à 13.

Cette fréquence continue jufqu'à minuit , mais elle décroît infenfiblement , de forte que le nombre des pulfations une heure après le dîné , eft au nombre de fois que l'artere bat à onze heures du foir , comme 84 à 78 à peu près.

Comme fuivant les principes de *Morton* , lorfque la fréquence du pouls eft la plus grande , celle du foir eft à celle du matin dans le rapport de 8 à 7; il s'enfuit que la force que le pouls a le foir, eft à celle qu'il a le matin comme 111 à 100. La vîteffe du fang de même que le diametre des arteres font auffi plus grands le foir que le matin; & comme la force des membres diminue principalement le foir, il s'enfuit, par la définition que nous avons donnée de la fievre, que cet état feroit fébrile, fi l'altération étoit confidérable. Cependant, quoique cet état foit commun à tous ceux qui fe portent bien, on ne laiffe pas de l'appéller *fébricule du foir*, & c'eft elle qui nous conduit à la fievre hectique de la vieilleffe, ou à la mort.

Il fuit de ce qui précede, que le pouls n'eft jamais plus rare que le matin lorfque nous dormons, & que notre pouls lorfque nous fommes à jeun, eft moins fréquent que durant la digeftion; d'où il fuit que celle-ci ne peut fe faire fans quelque efpece de fébricule, parce que ce qui paffe dans la maffe du fang a befoin d'une trituration réitérée pour pouvoir fe convertir en fang.

3. *Hectica chlorotica, febris alba* Horftii *part.* 2. *lib.* 1. Moron. *in directorio;*

febris virginea Sennert , *de morbo virgi-
neo ; febris amatoria. Hectique chloroti-
que , fievre blanche , fievre virginale , fievre
amoureuse.*

C'eſt une fievre continue ſans redoublement laquelle eſt plus forte le ſoir
que le matin. Elle eſt ordinairement
accompagnée de la pâleur du viſage ,
de la difficulté de reſpirer , lorſqu'on
monte un eſcalier , de laſſitude , de
maux de tête , d'œdématie , de pica &
de palpitation. *Voyez* Chloroſe. On la
guérit parfaitement avec le ſyrop cha-
lybé ou la limaille de fer , laquelle atténue la lymphe épaiſſe qui croupit dans
les vaiſſeaux , lorſque les regles viennent à ceſſer , exempte la nature de ce
travail , & fait ceſſer la fievre.

4. *Hectica ſyphilitica* , Raim. Fortis ;
Mercurialis , tom. 3. fol. 22. Lenta febris
Aſtruc. *des malad. vénér.* liv. 4. chap. 3.
Fievre hectique vérolique. C.

C'eſt une petite fievre chronique
qui augmente le ſoir , ſur-tout dans le
printemps , & qui eſt accompagnée de
douleurs nocturnes , de petites ſueurs
le matin , & qui eſt entretenue par ces
douleurs même , par des nodus & des
gommes. Lorſque les os s'abcedent ,

elle dégénere en fievre quotidienne continue.

On la guérit avec les bains, la diete blanche, & autres remedes semblables, pourvu qu'on y joigne les spécifiques contre la vérole, autrement elle épuise, desseche & consume le malade.

5. *Hectica scrophulosa*, Bonet *in Sepul-chreto*, *tom. 3. pag. 146---153.* Voyez *Fievre hectique scrophuleuse.* Russel *de tabe glandulari hist.* 23. C.

Elle ne differe point de la phthisie scrophuleuse de *Morton.* S'il y a déja suppuration, c'est une fievre quoti-dienne continue, & elle aura les mêmes paroxysmes; s'il n'y en a point, on pourra la guérir avec l'eau de la mer.

6. *Hectica à calculis*, Bonet *Sepul-chret. lib. 4. pag. 121. tom. 3. observ. 21. Fievre hectique causée par le calcul.*

François Figueros Médecin de Séville, mourut d'une fievre lente accompa-gnée de dysurie, d'urines fuligineuses, de tenesme, de soif, de la rudesse de la langue, & d'un pissement dans lequel il rendoit du sable. Des calculs qu'il avoit dans la vessie lui causerent cette maladie, & on ne le sut qu'après qu'on l'eut ouvert.

Il arriva la même chose à un sexa-
génaire, lequel rendoit son urine sans
dysurie, mais qui ne digérant plus,
tomba dans une langueur & une fievre
lente qui le mirent au tombeau. On
lui trouva dans la vessie un calcul qui
pesoit 14 onces. Cas de la fievre hectique causée par le calcul des reins,
Bonet. *Sepulchret. lib.* 4. *sect.* 1. *obs.* 21.

7. *Hectica hydropum*, Bonet. *Sepul-
chret. lib.* 4. *sect.* 1. *Fievre hectique des
hydropiques.* C.

Elle est causée par un épanchement
d'eau dans différentes parties du corps,
mais sans aucun signe d'hydropisie de
poitrine ni d'ascite, autrement ce seroit
l'une ou l'autre de ces maladies.

*Fievre Hectique par une hydropisie de
poitrine. ibid. observ.* 14. 4. 13. 6.

*Fievre Hectique causée par une hydro-
pisie du péricarde. ibid. obs.* 12. 6.

Dans ces especes, on a trouvé une
eau noirâtre & corrompue dans l'une
ou l'autre cavité de la poitrine, sans
que les poumons fussent endommagés,
Coiter. On a aussi trouvé les vésicules
des poumons remplies d'une eau jaunâtre, ou le péricarde rempli d'une eau
salée, un anévrysme dans le cœur, &
les poumons endurcis.

8. *Fievre Hectique causée par la mala-*
die du pays ; Hectica nostalgica. C.

Cette espece est très-fréquente dans
les maisons où l'on éleve les orphelins.
Ces pauvres enfans se voyant privés
de leurs parens, éloignés de leur pays,
pleurent, languissent, s'affoiblissent, perdent l'appétit, tombent dans une fievre
lente & dépérissent peu à peu. Le seul remede qu'il y ait à ce mal, est de les renvoyer chez leurs parens ou dans leur
patrie, car les évacuans. qu'on emploie
pour calmer la diarrhée & leur rendre
l'appétit, sont inutiles, & souvent nuisibles. Plusieurs ont aux jambes des taches
noires ou livides ; ils restent au lit immobiles & taciturnes, & ont du dégoût
pour toutes choses.

Scholie. La fievre hectique nerveuse
de *Willis*, la fievre hectique pestilen-
tielle de *Sennert*, la fievre hectique qui
dégénere du synochus de *Juncker*, paroissent appartenir au typhus.

Les fievres hectiques causées par un
apostême, une fistule, un ulcere de quelque viscere ou de quelque partie, appartiennent au tabes, ou à la phthisie.
Celles qui sont causées par un squirre
au foie, à la rate, dans le pancréas, dans

la matrice , appartiennent aux douleurs
de la rate , au flux hépatique , aux douleurs du foie , aux fleurs blanches, &c.
vu qu'elles font fuivies de fymptomes
plus notables que la fievre.

Les fignes génériques de la fievre
hectique font 1°. une fébricule fi légere,
que les malades ne la fentent point, à
moins qu'elle ne foit parvenue à fon
dernier degré ; 2°. la féchereffe de la
peau , une chaleur feche & âcre, qu'on
ne peut apperçevoir avec le thermometre ; 3°. une ou deux heures après
avoir mangé, la chaleur & la fréquence
du pouls augmentent ; 4°. le pouls eft
plus petit que dans l'état de fanté.

9. *Hectica verminofa*, Fred. Hoffman.
t. 2. p. 187. *Fievre hectique vermineufe.* C.

Les enfans qu'on a fevrés font fujets
à des fievres vermineufes de différentes
efpeces, lefquelles font fort anomales,
mais qui le plus fouvent font quotidiennes continues ou hectiques. Telle
eft la quotidienne continue compliquée
de la toux, & celle que caufe la den-
tition.

La fievre hectique vermineufe differe des autres en ce qu'elle n'augmente ni le foir, ni après les repas,

& qu'elle eſt ſouvent accompagnée d'un flux de ventre, & de déjections griſes ou cendrées; l'urine eſt trouble avec un ſédiment pareil à du limon, ce qui n'eſt point dans les autres fievres hectiques. D'ailleurs, l'haleine a une odeur toute particuliere, & comme diſent les nourriſſes, elle ſent l'aigre; les enfans rendent des vers, le nez leur démange, il leur vient des feux paſſagers au viſage, ils ſentent des douleurs poignantes vagues dans le bas-ventre. L'enfance fournit elle-même les ſignes de cette fievre, mais les adultes n'en ſont point exempts, & elle eſt précédée par l'uſage des ſucreries.

On la guérit avec des cathartiques & des anthelminthiques. Les meilleurs purgatifs & les meilleurs vermifuges qu'on puiſſe employer, ſont les ſtibiés donnés en petite doſe, entr'autres le ſyrop de Glauber, l'infuſion des feuilles ou des follicules de ſéné avec la manne, le ſyrop de fleurs de pêcher, l'eau de neuf infuſions, le ſyrop de roſes ſolutif; car, lorſqu'on a affaire à des enfans, il faut uſer d'artifice pour leur faire prendre les remedes dont ils

ont befoin; d'où vient qu'on eft fouvent obligé d'en venir à quelques grains
de tartre ftibié, diffous dans une grande
quantité d'eau, ou d'aquila alba déguifés
avec de la bouillie. Lorfque la fievre
eft dans fa force, il faut, fuivant *Hoff-*
mann, s'abftenir des anthelminthiques,
& même des purgatifs trop forts, &
leur fubftituer les acides & les amers.
Il veut dans ce cas qu'on ufe des eaux
de Seltz, corrigées avec l'efprit de vitriol; mais elles ne me paroiffent convenir qu'aux adultes. Les meilleurs
vermifuges amers font le femen contra,
la tanaife, &c.

10. *Hectica cachectarum, à fcabie* Baglivi, *pag.* 215. C.

C'eft une fievre hectique, ou comme on dit, une fievre lente fymptomatique, qui attaque un grand nombre de cachectiques, fans aucune purulence, en quoi elle differe de la
phthifie & du tabes. Telle eft la fébricule lente de ceux qui relevent de
fievres aiguës, de phlegmafies, de
flux, de même que celles qui ont la
chlorofe, le fcorbut, la vérole, une
hydropifie, &c. Cette fievre fuit pour
l'ordinaire le pronoftic & la cure de
la maladie dont elle eft acceffoire.

11. *Hectica fluxuum*; *Fievre hectique*, *caufée par quelque évacuation*, par le *vomiffement*, River, cent. 4. obf. 1. par les *fleurs blanches*, ephem. nat. cur. cent. 7. obf. 27. C.

12. *Hectica lymphatica* Baglivi, *pag. 424. Fievre lymphatique*. Elle excite tous les foirs un redoublement accompagné d'une chaleur âcre, de perte de goût, de pefanteur de tête, & d'une efpece de fomnolence. Le matin la langue éprouve un goût dépravé, les dents font noires, la bouche fent mauvais. Il furvient enfuite une tenfion aux hypochondres, accompagnée de chaleur & de laffitude; cette efpece eft très-fréquente, & fe joint fouvent aux autres fievres, quand le malade prend trop de rafraîchiffans.

13. *Fievre lente nerveufe. Hectica nervea, febris lenta nervea*, Claud. Lorry, *de melancholiâ, pag. 176.* C.

Cette efpece n'eft point aiguë comme le typhus, mais chronique; elle furvient par degré à la mélancolie nerveufe invétérée. Si on ne la guérit promptement, elle dégénere en phthifie, ou en étifie nerveufe.

ORDRE SECOND.

FIEVRES RÉMITTENTES,

Appellées par Hippocrate *Syne-ches*, & *Pyreta Epanadida ;* par les Anglois, *Seasoning ;* par Tortus, *Proportionatæ ;* par Avicenne, *Paroxysmales ;* par Sennert, *Continues pério-diques ;* par Pringle & Hux-ham, *Rémittentes ;* par Mor-ton, *Pyretola*, *pag. 120. Con-tinentes ;* & dans la Patholog. method. *Exacerbantes*, ou *Fie-vres avec redoublement.*

Ce font des fievres qui ne quittent point le malade depuis le commence-ment jufqu'à la fin, & qui reviennent dans des temps détermités, & plu-fieurs fois de fuite avec friffonnement, bâillement, froid, ou tel autre effort fpafmodique, auquel fuccede la cha-leur ou tel autre fymptome, fans aucune

aucune caufe évidente, & fans aucun principe procatartique.

Ce retour fpontané des fymptomes, fans aucun principe évident, eft proprement ce que nous appellons *paroxyfmes*, en latin *exacerbatio*; il eft dans les fievres rémittentes ce qu'eft l'accès dans les intermittentes, & il differe du redoublement accidentel qui furvient dans les fievres continues ou continentes, enfuite de quelque paffion, de la nourriture qu'on a prife, de l'exercice qu'on a fait, ou de cette petite fievre du foir, dont j'ai parlé à l'article de la fievre hectique.

On appelle *rémiffion* l'intervalle qu'il y a entre les paroxyfmes, parce que la fievre ne ceffe point entiérement; comme cela paroît par la fréquence du pouls, qui excede celle des perfonnes qui fe portent bien, ou par l'abattement des forces, lequel eft plus confidérable que dans l'intermiffion des fievres intermittentes. Le *période* d'une maladie confifte en un paroxyfme ou un accès, & une rémiffion ou intermiffion.

Les continues du premier ordre n'ont qu'un feul redoublement, lequel

Tome II. Z

arrive dans le second stade de la maladie, au lieu que dans les rémittentes les paroxysmes reviennent en tout temps ; savoir, au commencement, dans l'accroissement, l'état & le déclin, ce qui leur est commun avec les accès des fievres intermittentes.

Celui qui connoîtra la cause des accès des fievres intermittentes, & celle de la fievre continue, & qui les réunira ensemble, comprendra sans peine celle des fievres avec redoublement. Leur principe n'est autre que la nature, laquelle connoissant le danger qu'il y a d'interrompre ses efforts, les renouvelle de temps en temps, mais tour à tour, afin de ménager ses forces & de ne point les épuiser tout à la fois, de peur que la matiere morbifique ne se corrompe par son trop long séjour, & n'acquiere une acrimonie sphacéleuse. Pour prévenir ce danger, elle redouble les battemens du cœur, pour la corriger & pour la chasser, ou bien elle accélere la circulation du sang, en cas qu'elle languisse, pour lui imprimer une vîtesse convenable, observant toutefois, comme nous le pratiquons dans les actions volontaires, de ne point prodiguer fes efforts tout à la fois, mais de les augmenter par degrés juf-qu'au temps où la maladie eft dans toute fa force, après quoi elle les ra-lentit peu à peu, comme nous le pra-tiquons dans nos travaux ordinaires. Elle tient à cet égard la même con-duite que les Chantres, lefquels ayant élevé la voix au plus haut ton où elle puiffe atteindre, & ne pouvant la fou-tenir dans cet état, font contraints de la baiffer, ce qui oblige le Maître du chœur de prendre un ton plus haut pour les remettre en train. On voit de même que les Pionniers commen-cent leur travail avec beaucoup de force & d'activité, mais qu'ils fe relâ-chent enfuite à mefure que leurs for-ces s'épuifent, ce qui les oblige à re-doubler leurs efforts, lorfqu'ils vien-nent à s'appercevoir de leur inaction.

Ceux qui comparent le foyer de la matiere morbifique à une fource pério-dique, qui fournit par intervalle une plus grande quantité d'eau, croient raifonner conformément aux lois de la méchanique, & fe félicitent de la découverte de cette nouvelle hypo-thefe; mais je crois avoir démontré

que quand même cette matiere morbifique exifteroit, ce que perfonne n'a
encore pu prouver, elle ne ferviroit
qu'à épaiffir le fang, & qu'à moins d'un
effort de la nature, elle ralentiroit le
mouvement du cœur au lieu de l'augmenter ; de forte que dans cette hypothefe même, il faut toujours en revenir aux efforts de la nature.

Tous les Praticiens ont obfervé que
certains accès des fievres intermittentes continuent & reviennent, auffi
long-temps que l'on réitere les cathartiques & les évacuans ; d'où vient
que Sydenham confeille de s'abftenir
de tout purgatif, dès qu'on eft une
fois venu au quinquina. Dans quelque endroit que fe trouve ce prétendu
foyer de la matiere morbifique, il faut
le diminuer peu à peu avec des évacuans, & par un régime févere ; mais
comme les effets font proportionnels
à leurs caufes, & que les accès reviennent à mefure que l'on diminue
ce foyer, il s'enfuit qu'on ne doit
point lui attribuer le retour des accès.
Au cas que ce foyer exifte, ce qui a
lieu dans plufieurs cas, il n'eft point la
caufe, mais le principe des accès ou
des paroxyfmes.

La fievre commence ordinairement par une contraction fpafmodique de la peau, laquelle eft fuivie du froid & du friffonnement, mais qui met en mouvement la matiere morbifique, la fait fortir des vaiffeaux capillaires, & la difpofe à une élaboration ultérieure par le moyen de la chaleur fébrile. J'ai démontré dans la théorie des fievres que cette coction & cette altération falutaires des fluides, font dues aux actions phyfique & mécanique de la chaleur fébrile, & du battement des vaiffeaux.

Peu importe aux Praticiens, dans l'état actuel où fe trouve la Médecine, de diftinguer les efpeces & les genres des fievres; ils les traitent toutes de la même maniere, foit qu'elles foient exacerbantes, ou continues, ou intermittentes aiguës, quotidiennes, tierces doubles, &c. on s'en tient à la faignée & aux cathartiques; & fi l'on en vient au quinquina, ce n'eft que dans les fievres avec redoublement, & dans les fievres intermittentes, qui réfiftent à ces remedes, & qui ne font point dues à un principe purulent. Cependant la Médecine s'en trouveroit beau-

coup mieux , fi à l'exemple des Bota-
niftes & des Aftronomes , les Nofolo-
giftes avoient foin de diftinguer les
différentes efpeces de fievres , de même qu'ils ont diftingué les étoiles &
les plantes.

VI. *AMPHIMERINA ;* Fievre putride maligne. *Hemitritæus ,*
Brendel. *Émitritée ,* appellée
par les Barbares *Latica ;* par
Avicenne , *Phlegmatica ;* par
les Grecs , *Amphimerina ;* par
Morton & Gorræus , *definit.*
Syneches ; par les Grecs modernes, fuivant Galien , *in epid.*
564. n. 11. Cathemerina &
Methemerina ; par les Latins ,
Quotidiana continua , Sennert.
la Quotidienne continue.

D'*amphi* autour , & *hemera* jour ,
parce que le paroxyfme revient tous
les jours. Elle differe de la *quotidienne,*
en ce qu'elle ne ceffe point entiérement dans la rémiffion ; & de la *tierce*
continue , en ce que la plupart des pa-

roxyſmes commencent par le friſſon.

La quotidienne continue eſt un genre de fievre rémittente, dont les paroxyſmes de chaque jour ſe reſſemblent; mais il eſt rare qu'elle ſoit régu-
liere. Elle diffère de la fievre continue
(*ſynochus*) & de la fievre hectique,
dont elle a toute l'âpreté, en ce que
les redoublemens ſe font ſentir ſans
aucune cauſe évidente, & qu'ils viennent avec le friſſonnement & le froid ;
de la quotidienne, en ce qu'elle n'a
point d'intermiſſion, & que le malade
ſe trouve fébricitant & extrêmement
affoibli dans la rémiſſion, ou en ce que
ſes intermiſſions ſont inſenſibles, &
qu'elle dégénere en rémittente. Elle ſe
manifeſte ſouvent ſous diverſes formes, lors ſur-tout qu'on trouble ſon
type par l'uſage indiſcret des médicamens.

La quotidienne continue eſt ou une
maladie eſſentielle ou accidentelle ,
c'eſt-à-dire, un ſymptome d'une autre, par exemple, du tabes, de la
phthiſie. Celle-ci eſt chronique, car
l'eſſentielle eſt toujours aiguë ; & ſi
quelqu'un veut l'appeller émitritée ,
je ne m'y oppoſerai point.

Z iv

1. Quotidienne continue latique. *Febris lymphatica continua* Ettmuller. *colleg. caf.* 21 Fievre continue lymphatique. *Phlegmatica periodica* Avicennæ, *lib. 4. fen. 1.* Phlegmatique périodique. *Quotidiana continua exquifita* Jonfton, *Idea univ. med.* Quotidienne continue exquife. A.

Les paroxyfmes de cette fievre font fort longs, & durent fouvent dix-huit heures; elle augmente tous les jours à l'approche de la nuit, le malade fent un froid léger dans les extrémités, & dans le paroxyfme, une chaleur douce, mais tenace. Elle eft fi opiniâtre, qu'étant abandonnée à elle-même, elle dure deux mois. On l'appelle latique (*latica*) à caufe de la chaleur cachée qui l'accompagne. *Voyez* Riviere, *obf.* 57. *centur. 1.*

Voyez la cure dans *Ettmuller*, à l'endroit cité, *pag.* 609. & celle des fuivantes dans *Torti*. Les efpeces fuivantes font malignes, leur type eft confus, & leurs fymptomes violens; d'où vient que *Mercatus* les appelle fievres tierces pernicieufes (*tertianæ perniciofæ*). On les appelle vulgairement *fievres malignes*, & lorfqu'elles font moins dangereufes, *putrides*.

2. *Amphimerina catarrhalis* Juncker.
tab. 67. Nenter, *cap.* 9. *tab.* 136. Fe-
bris catarrhalis Auctorum; *Fievre de rhu-
me* ou *catarrhale.* D.

Elle differe de la précédente par le
coryza, la douleur de dos, la toux,
l'enrouement, la dyspnée & l'angine
dont elle est accompagnée : elle commence par le froid, & par des frissonnemens vagues qui durent long-temps.

Les malades se trouvent plus mal le
soir, ils ont des frissonnemens, ils
toussent, ils ont la fievre, & ils sen-
tent des douleurs catarrhales plus violente. Cette maladie, lorsqu'on commence par la saignée, & qu'on use de
thé, ou d'autres boissons chaudes &
délayantes, & qu'on prend le soir des
narcotiques, fait son cours sans aucun
danger, & se termine par une douce
diaphorese. Celle que les Allemands
appellent catarrhale maligne, n'est souvent accompagnée d'aucun symptome
catarrheux, comme l'observe *Brendel.*

3. *Amphimerina epiala*, Galien. Fievre épiale. A.

C'est une fievre maligne pareille à
l'intermittente, dans les rémissions de
laquelle les malades font extrêmement

Z v

abattus, & ont le pouls plus fort &
plus fréquent, & dans les paroxyſmes
un tremblement ſpaſmodique, qui leur
coupe la voix, le pouls plus rare &
inégal, & lorſque les aſſiſtans les croient
tourmentés de la chaleur la plus violente, c'eſt alors qu'ils ont le plus de froid,
& que le friſſon eſt le plus grand. Les
paroxyſmes reviennent une ou deux
fois par jour, tantôt plus tôt, tantôt
plus tard, ils ne gardent aucun ordre,
& emportent le malade en peu de
temps. Elle attaque les vieillards &
les cachectiques qui ont quelques ſaburres.

Cette fievre eſt beaucoup plus fréquente en Italie qu'en France ; M. *Baux*
le pere a connu trois perſonnes qui
l'ont eue & qui en ſont mortes. Je
l'ai moi-même obſervée trois fois, dont
deux dans l'Hôpital général. Dans le
temps que la chaleur ſe manifeſtoit le
plus au dehors, les malades ſe plai-
gnoient du froid dans le temps de l'accès ; l'un échappa, j'ai oublié ce que
l'autre devint. Le troiſieme étoit tellement agité dans le paroxyſme, qu'il
ne pouvoit avaler aucune potion cor-
diale ; ſon pouls diminua environ au

bout de six minutes, & la chaleur fut
moins forte que dans le temps qu'il
avoit froid & qu'il avoit besoin de cordiaux ; il mourut au troisieme paroxyfme. Le malade étoit fort âgé & sujet à
une dysurie qui l'avoit obligé à prendre les bains domestiques sans s'être
suffisamment purgé. Les douleurs que
lui causoient la dysurie ne furent pas
plutôt calmées, qu'il fut attaqué d'une
fievre épiale, laquelle fut précédée d'un
sommeil léthargique la nuit d'auparavant. Il faut dans cette maladie, avant
de recourir au quinquina, faire d'abord
vomir le malade, & ensuite lui prefcrire des apofemes préparés avec les
feuilles de chicorée & de dent de lion,
& alternativement des potions purga-
tives ; le malade prendra dans ce paroxyfme quelque cordial, auquel on
affociera la thériaque, le bézoart, &c.

C'est à tort qu'on accufe Avicenne
d'avoir imaginé une fievre dans laquelle la chaleur regne au dehors &
le froid au dedans ; car lorfque le Médecin fent de la chaleur dans les parties externes, & que le malade a le
frisfon, il y a lieu de conclure que le
froid regne au dedans, & la chaleur

au dehors. A l'égard de ce que quelques-uns difent pour expliquer ce phénomene , que les particules froides fe
trouvent entremêlées avec les chaudes,
c'eft une fuppofition qui ne peut être
admife que par des Scholaftiques. Le
froid du thermometre n'eft pas néceffaire pour fentir celui que l'on éprouve
lorfqu'on rend la derniere goutte d'u-
rine ; lorfqu'on nous fait le récit de
quelque crime, le froid fe répand dans
nos membres , dans le temps même
qu'il ne regne point dans l'atmofphere , de même que nous fentons l'effet
d'une brûlure , fans que la chaleur du
thermometre nous en avertiffe. On
doit attribuer ce froid à la contraction
fpafmodique de la peau , & non point
comme les Anciens , à celui de la pituite vitrée.

Je traite actuellement une jeune fille
qui a une fievre épiale beaucoup plus
douce. Elle fe leve tous les jours, les
paroxyfmes durent dix à douze heures,
& commencent par un tremblement
& un friffon dont les affiftans ne s'ap-
perçoivent point. Le tremblement ceffe
enfuite, fa langue s'humecte & noircit,
& malgré tous les cathartiques que j'ai

mis en usage, les paroxysmes reviennent tous les jours depuis plus d'un
mois. Le pouls est moins fréquent dans
les intervalles que laissent les paroxysmes, mais la foiblesse de la malade ne
laisse aucun lieu de douter que la fievre ne continue.

4. *Amphimerina syncopalis*, Jonston,
idea univers. med. Sennert. *de febrib. Febris syncopalis*, Avicenn. *lib. 4. f. 1.* Forestus, *observ. 61. lib. 1.* Torti, *p. 192.*
Quotidienne continue syncopale. A. P.

Une fille de soixante ans, s'étant
purgée ensuite de quelques nausées &
de quelques cardialgies qu'elle avoit
eues, eut depuis lors la fievre tous les
jours, mais le paroxysme étoit plus
fort de deux jours l'un. Ayant pris un
purgatif, & même le quinquina à deux
fois, elle fut saisie d'une fievre syncopale, son pouls devint petit, rare comme dans l'état de santé, elle avoit les
pieds froids, elle tomboit en foiblesse,
& elle étoit continuellement assoupie.
Elle se trouvoit mieux le matin à son
réveil, le pouls revenoit ; mais vers le
soir, le froid, l'anxiété, les nausées & le
vomissement bilieux recommençoient.
On lui donna l'émétique, lequel opéra

très-bien, on la purgea de deux jours l'un, indépendamment des cordiaux, de la limonade & de l'eau de poulet qu'on lui fit prendre.

Voilà un genre de fievre étrange : ses paroxyfmes durent dix à douze heures, le pouls eft plus rare dans le paroxyfme que dans l'état de fanté, & les paroxyfmes ne fe terminent plus par la fueur.

5. *Amphimerina cardiaca; cardiaca febris*, Torti, *pag. 183. Febris fyncopalis humorofa*, Avicenne, *lib. 4. fen. 1. cap. 53. Quotidienne continue cardiaque.* A. P.

C'eft une fievre maligne aiguë, qui redouble prefque tous les jours, & qui eft accompagnée de défaillance & de fyncope dans le paroxyfme, & d'un vomiffement de bile de couleur de porreau ou de verd-de-gris. A mefure que la foibleffe augmente, les extrémités fe refroidiffent, le corps fe couvre d'une fueur froide, & les malades meurent pour l'ordinaire vers le quatrieme jour. Elle differe de la fyncopale par les douleurs cardialgiques.

Elle attaque les jeunes gens bilieux, fecs, cacochymes, & elle differe de la quotidienne continue causée par la réplétion, ou de la syncopale humorale d'Avicenne, laquelle est moins aiguë, à cause de la bile érugineuse. L'humorale, à ce qu'on dit, est produite par une pituite vitrée.

Il faut au plutôt prescrire l'émétique, mais un émétique doux & tempéré avec des cardiaques. *Serapion* se borne à l'eau chaude ou au syrop acéteux ; mais on a éprouvé que le tartre ou le vin stibié, délayé dans beaucoup d'eau, & mêlé avec l'eau thériacale, ou telle autre semblable, produisent de très-bons effets dans la rémission. Le paroxysme exige les cordiaux les plus forts. On mettra du jus de limon dans les bouillons. *Torti* vante beaucoup le quinquina.

6. *Amphimerina humorosa* Avicennæ, *lib.* 4. *fen.* 1. *cap.* 53. Paul. Æginet. *lib.* 2. *cap.* 37. *Febris syncopalis repletionalis* Forest. *obs.* 61. *& obs.* 29. *pag.* 89. *t.* 1. Voyez ce qui concerne la fievre syncopale *& sa cure dans* Torti, *pag* 192. A. P.

Elle diffère de la syncopale proprement dite ou diminuée, 1°. en ce qu'elle est moins aiguë ; 2°. en ce que plusieurs de ses paroxysmes suivent le type de la quotidienne, au lieu que ceux de la fyncopale diminuée fuivent celui de la tierce, fuivant Avicenne ; 3°. en ce que les naufées & la cardialgie font plus fortes que dans la fyncopale ; 4°. Elle eft entretenue par une cacochylie abondante & épaiffe, au lieu que la fyncopale l'eft par quelque peu de matiere âcre & venimeufe.

Paul Æginette veut que l'on guériffe les malades fans purgation & fans faignée. En effet, celle-ci eft contre-indiquée par la couleur pâle & livide du vifage, par la foibleffe & la rareté du pouls, dans le paroxyfme même, ce qui me paroît un figne propre aux fievres fyncopales épiales.

Paul & Avicenne prétendent que les malades ne fupportent point la purgation, & tombent en foibleffe, & quoiqu'ils en ayent befoin, leurs forces font fi épuifées, qu'ils ne peuvent la fupporter. De là vient que Paul s'en tient aux frictions générales continuées pendant des jours entiers, au vin miellé, à un lavement tout au plus, & à du pain trempé dans du bouillon ou du vin.

Foreſtus nous donne au juſte l'hiſtoire de cette eſpece, *obſer.* 29. *lib.* 3.
& veut qu'on emploie les frictions, à
l'exemple de Galien & de Paul : on
ne connoiſſoit point alors le quinquina.

7. *Amphimerina phricodes*, Galen.
iſagog. Marcell. Donat. *hiſtor. mirab.*
lib. 5. *cap.* 5. *Querquera*, Car. Piſonis.
Febris algida, Torti, *pag.* 193. où il
rapporte ſix hiſtoires de cette fievre.
Zerzera Caſtelli *Lexic. Febris horrida,*
algida & horrifica Latinis vel horrida.
Querquera du Grec *Karcaros*, Riviere.
Febris maligna, *obſer.* 56. *cent.* 3. A. P.

C'eſt le nom qu'on donne à une
eſpece de fievre dans laquelle le friſſon
ou le froid eſt continuel, & ſe fait ſentir tant au malade qu'au Médecin. Elle
eſt de plus compliquée d'un tremblement ſpaſmodique, d'où vient qu'elle
eſt encore quotidienne continue avec
redoublement.

Elle differe de l'hémitritée, en ce que
le paroxyſme eſt accompagné journellement de friſſons de longue durée,
au lieu qu'il ne l'eſt que de deux jours
l'un dans la premiere. *Voyez* Sennert,
de febr. lib. 2. *cap.* 21. & Riviere, *cent.*
4. *obſer.* 15.

Une femme fexagénaire avoit une fievre maligne fort approchante de l'hémitritée. Les paroxyfmes revenoient tous les jours, accompagnés d'un froid par tout le corps, lequel duroit douze ou quinze heures, indépendamment de la foibleffe que lui caufoit une diarrhée lientérique grisâtre. On donna à la malade le béfoardique jovial de Riviere, & elle fut guérie le onzieme jour.

Ettmuller, Van Helmont & Sylvius appellent fievres froides, celles qui font accompagnées du froid depuis le commencement jufqu'à la fin. Cette fievre commence pour l'ordinaire comme la tierce double, le malade devient enfuite froid & fans pouls, les paroxyfmes fe confondent; & lors, comme l'obferve *Torti*, qu'on néglige de lui donner le quinquina, il paye tribut à la nature. *Voyez Cardialgie fébrile.*

8. *Amphimerina hemitritæus;* appellée par les Latins *Semitertiana; Hémitritée; Hemitritæus legitimus* Auctorum. Riviere, *obferv. comm. 23. pag. 139.* A. P.

Comme l'obfervation nous apprend que le type des paroxyfmes eft inconftant dans les fievres de cet ordre, &

qu'ils n'en gardent aucun dans le même sujet ; il s'enfuit, comme l'obfervent *Brendel* & *Foreftus*, que l'hémitritée ne diffère point de la quotidienne continue, eu égard au type, d'où vient qu'on doit les regarder toutes deux comme étant du même genre.

L'hémitritée eft une efpece de fievre quotidienne continue, dont le paroxyfme revient tous les jours, & commence de deux jours l'un par un grand friffon, de même que fi la tierce étoit compliquée de la quotidienne continue. L'hémitritée légitime diffère de la fauffe, en ce qu'elle eft aiguë, & fe termine pour l'ordinaire le feptieme jour, au lieu que la fauffe eft chronique, *Stahl* en ayant vu une qui a duré des mois entiers (*de febrib. obferv. 43. pag. 121.*) & qui n'a été guérie que par les feules forces de la nature.

Elle attaque en automne les perfonnes friandes & qui font bonne chere.

On ne doit point juger par la fréquence feule du pouls, s'il y a intermiffion ou rémiffion dans la fievre ; car fi les forces fe trouvent extrêmement abattues après les paroxyfmes, s'il y a des fymptomes graves, tels que les veilles, les foibleſſes, encore que le pouls ne ſoit point fréquent dans la rémiſſion, la fievre ne laiſſe pas que d'être intermittente. *Voyez* Riviere, *obſerv. 23. de hemitritæo, pag. 139.*

Voyez deux obſervations de cette émitritée dans Balloni, l'une *conſil. 115. lib. 1. De febre ſemitertianâ,* où il y avoit aſſoupiſſement, délire & une douleur ſourde de côté, accompagnée d'une grande ardeur; & l'autre *in conſil. 29. lib. 2.*

9. *Amphimerina pſeudohemitritæus. Tertiana continua duplex,* Verlhof. *p. 62. Lipyria* Avicenn. *non Græcorum. Hemitritæus nothus* Galen. *faux émitritée.* Riviere. *obſ. 54. cent. 1. Hemitritæus minor* Schenckii. A. P.

Elle differe de la précédente en ce qu'elle eſt plus longue & moins violente. Voyez *Obſervat. 39. centur. 4.* Riviere, *de Epiſcopo Uzerienſi. Voyez* le diagnoſtic de cette eſpece dans Riviere, *obſerv. communic. 23. pag. 139.* Elle differe de la tierce fauſſe double, en ce qu'elle eſt accompagnée de lipothymie, d'inſomnie, & autres ſymptomes ſemblables, & que les forces ne reviennent point dans la rémiſſion.

Il me paroît qu'on peut rapporter à cette efpece la maladie que Riviere *obf. 23. centur. 4.* appelle *quotidienne continue, compliquée d'une tierce qua-druple.*

On peut auffi y rapporter *cette efpece rare d'émitritée*, dont parle Riviere *obf. 23. centur. 3.* Gerard, dit-il, fut attaqué dans le mois de Février, d'une fievre pituiteufe continue accompagnée des paroxyfmes de la tierce. Ils revenoient deux fois par jour avec le friffon, la fievre étoit forte & duroit plufieurs heures, & fe terminoit par une fueur douce, d'où vient qu'il regarde cette efpece comme une quotidienne continue, compliquée d'une tierce quadruple.

Riviere parle ailleurs d'une tierce triple, qui revenoit trois fois tous les deux jours.

Vous trouverez dans Fred. Hoffmann *Confult. 200.* la defcription & le diagnoftic d'un faux émitritée épidémique qui régna en 1720, & qu'il regarde comme une fievre intermittente.

10. *Amphimerina hungarica ; Hemitritæus peftilens,* Schenckius 1574. *Fievre quotidienne continue d'Hongrie ; émitritée peftilentiel.*

Febris hungarica feu caſtrenſis Juncker.
tab. 74. *Vermis cerebri* , Schenckius.
Fievre d'Hongrie ou des camps. A. P.

C'eſt une fievre aiguë maligne , pour
l'ordinaire épidémique , qui regne dans
les camps , & qui attaque en été les
ſoldats, ceux principalement qui ſont
pléthoriques. Elle commence par un friſſonnement & un mal de tête auquel ſuccedent une ſoif & une chaleur ardente ,
une ardeur autour de la région du cœur,
la ſécherſſe & l'enflure de la langue ,
ſouvent l'angine , le quatrieme ou le
ſeptieme jour, le délire avec des yeux
étincelans , le gonflement des veines
de la tête , & le ſoir le paroxyſme.
Ajoutez à cela un pouls plus fort que
dans les autres fievres malignes , les
ſaignemens de nez, l'inſomnie continuelle , le dégoût auxquels ſe joignent,
ſelon la diverſité des tempéramens &
des principes, le vomiſſement, la dyſſenterie, les pétéchies, les parotides, la
paralyſie , l'hémiplegie.

La cure de cette maladie qui dépend de
beaucoup d'ardeur & de putridité, pré-
ſente deux indications à remplir, qui ſont
1°. d'éloigner l'inflammation du cerveau
& de l'eſtomac , laquelle a fréquem-

ment lieu dans cette efpece. 2°. D'é-
vacuer les matieres putrides & fouvent
vermineufes qui fe trouvent dans les
premieres voies. C'eft pourquoi on
fera faigner plufieurs fois le malade
pour prévenir l'engorgement inflammatoire ; enfuite on lui prefcrira une
boiffon délayante, laxative, rafraîchiffante, des bouillons de poulet ou veau,
des lavemens émolliens, & enfuite laxatifs, dont on continuera l'ufage jufqu'à ce que la douleur de l'eftomac foit
diffipée, & fon ardeur tempérée, de-
forte qu'on puiffe recourir aux cathartiques; lorfque le pouls eft ramolli, que
l'épigaftre ne fouffre plus par la preffion, on doit prefcrire alors des purgatifs qui ne foient point irritans. Par
exemple, on fait infufer deux pincées
de follicules de féné avec des fleurs de
mauve & de violette dans une décoction
de tamarins ou de pruneaux, pour deux
dofes, à chacune defquelles on ajoutera
de la manne ; on peut auffi y ajouter des
antivermineux, des acides &c. Les premieres voies ayant été fuffifamment
purgées, on obfervera la voie que la
nature paroît fuivre.

Quoique cette efpece foit appellée

catarrhale, elle est cependant rarement accompagnée de symptomes catarrheux, elle fait naître le plus souvent le pourpre symptomatique ou des tumeurs aux glandes parotides; les convalescens sont sujets à l'espece de phrénésie qui attaque les personnes épuisées.

11. *Amphimerina tussiculosa. Fievre vermineuse, & catarrhale des enfans; coqueluche des enfans.*

Cette fievre fut épidémique au mois de Mai 1760, parmi les enfans. Elle redoubloit tous les jours, & elle étoit compliquée d'un crachement de sang, d'une toux violente, qui les étouffoit presque, & ils rendoient des vers par la bouche.

On la guérit avec des cathartiques & des vermifuges que l'on répete alternativement. *Voyez* coqueluche.

12. *Amphimerina miliaris. Voyez* Sydenham, *pag. 520. Journal de Médecine,* 1758, *pag. 275. Fievre quotidienne continue miliaire.* A.

Cette fievre miliaire est causée par le venin caché de la miliaire, & excite toutes les nuits un paroxysme approchant de celui de la quotidienne intermittente. Elle résiste au quinquina. Elle fut bénigne

nigne les huit premiers jours ; elle af-
fecta ensuite la tête, & occasionna une
hémorrhagie funeste, & ce ne fut qu'à
l'éruption des exanthemes miliaires
blancs qu'observa le D. Marteau, que
l'on connut le caractere de cette maladie.

13. *Amphimerina singultuosa.* Fievre
maligne avec hoquet ; *febris continua &
maligna,* Riviere *cent. 1. obf. 47.* idem
*obf. 78. centur. 3. Singultus, Febris lyn-
godes* Walschmidd. A. P.

L'Evêque de Nîmes fut attaqué en
1629, à l'âge de 50 ans, de cette fievre
maligne, laquelle étoit accompagnée
de hoquet & de nausées. Elle redoubloit tous les matins, & elle duroit sept
heures. Les urines étoient rouges &
troubles ; les déjections liquides, bilieuses ; l'insomnie continuelle ; le sang
pleurétique. La fievre augmenta le cinquieme jour, nonobstant deux saignées
qu'on lui fit, avec des anxiétés & des
fueurs qui n'avoient rien de critique.
Il furvint le septieme jour une fueur
critique copieuse. Un autre malade qui
avoit la même fievre n'ayant reçu aucun foulagement de plusieurs saignées
qu'on lui avoit faites & de divers purgatifs qu'il avoit pris, on lui donna le

douzieme jour de sa maladie deux grains de laudanum dans une émulsion, dans laquelle on avoit mis une once de sel de prunelle, & il fut guéri au bout d'une heure.

14. *Amphimerina anginosa* Huxham de aëre III. *Febris petechizans*, Nenter; *Influenza*, Huxham *de aëre pag.* 104. *Febris catarrhalis maligna sive petechizans*, Juncker *tab.* 71. en François *grippe, folette &c. Angina epidemica*, Forest. *lib.* 6. A.

Cette espece est entiérement la même que celle dont *Riviere* donne la description *obs.* 9. *comm. pag.* 136. C'est une maladie épidémique qu'on appelle vulgairement *coqueluche*, avec cette différence que chez nous elle n'étoit compliquée d'aucune pétéchie, au lieu que chez les Anglois & le Allemands, les fievres malignes font ordinairement accompagnées de pétéchies. Cette fievre, au rapport du Journal de Médecine, fut épidémique à Condom en 1750.

Cette maladie emporta en 1757 un grand nombre de personnes. Il en mouroit 4, 7 ou 14 par jour. La toux étoit compliquée d'angine, d'insomnie, de lumbago, de coryza. Ceux qui après avoir été saignés & avoir pris des bé-chiques, rendoient une sueur fétide, en échappoient; la plupart mouroient d'inanition.

A Condom, l'angine étoit compli-quée d'ulceres, de ptyalisme & de pétéchies; la diarrhée ou spontanée ou artificielle, & le nitre furent extrê-mement salutaires. Elle avoit beaucoup d'affinité avec l'esquinancie maligne de *Straussius*, ou au Lacq d'*Aëtius*. Cette espece differe du pourpre, en ce que les taches de la peau dans la quo-tidienne continue sont accidentelles. On l'attribue à la chaleur du climat. *Voyez* Pourpre.

Les Allemands appellent souvent catarrhale une quotidienne continue maligne, dans laquelle on n'apperçoit, comme l'observe *Brendel*, aucun symp-tome de catarrhe; du moins l'écoule-ment de nez, le larmoiement, le fris-sonnement ont un principe différent.

Les fievres quotidiennes continues malignes, de même que les tierces con-tinues, sont des maladies très-rares chez nous, & on les confond sous le nom générique de fievres putrides ou

Aa ij

malignes. Celles qui redoublent de deux jours l'un avec peu ou point de froid, si ce n'est au commencement de la maladie, sont des tierces continues ; celles qui redoublent tous les jours, & dont les paroxysmes sont semblables, sont des quotidiennes continues, & celles dont les paroxysmes reviennent alternativement, & sont accompagnés d'un froid plus considérable, des hémitritées. On ne peut mieux faire que de lire ce que *Baglivi* a écrit au sujet des fievres hémitritées & des tierces continues, *lib. 1. pag. 59.*

15. *Amphimerina peripneumonica* ; Quotidienne continue péripneumonique, laquelle fut épidémique à Toulon en Provence en 1757. *Journal de Médecine.* A.

Cette maladie régna dans le printemps, & se manifesta par une toux incommode & par une fievre quotidienne continue aiguë qui redoubloit deux fois par jour, & dans laquelle le froid & la chaleur se succédoient alternativement. A ces symptomes se joignoient l'oppression de poitrine, des crachats sanguinolents, une douleur de côté, & pour l'ordinaire un vomiſſement violent, lequel duroit deux ou trois jours, & dont la matiere étoit gluante & amere; la plupart avoient des ſueurs abondantes & opiniâtres, le pouls plein, fréquent, mollet, la langue blanchâtre, humide & pâteuſe, des maux de tête & des douleurs entre les deux omoplates. Ceux à qui la maladie étoit funeſte mouroient le cinquieme, ou le ſeptieme jour; mais on vint à bout de la guérir par la méthode ſuivante.

Curation. On commencera par ſaigner deux fois ou environ le malade, & on lui preſcrira une tiſane délayante compoſée avec le capillaire & la régliſſe, après quoi on lui donnera quelques grains de tartre ſtibié dans une décoction de caſſe & de tamarins, leſquels procureront une évacuation copieuſe de matiere gluante par haut & par bas; on lui preſcrira les jours ſuivans des cathartiques minoratifs.

Les émétiques appaiſent tous les ſymptomes, ceux même qui ſont inflammatoires.

Cette épidémie fut cauſée par les variations du froid & de la chaleur qui régnerent pendant un mois; les mati-

nées & les soirées étoient extrêmement
froides, & le reste du jour fort chaud;
les femmes en furent exemptes.

16. *Amphimerina spasmodica;* Quotidienne continue spasmodique. *Voyez*
le Journal de *Vandermonde*, Août
1757. A. P.

Transport & délire dans le paroxysme, la tension de la verge dans la rémission, mais sans augmentation de
volume (ce qui arrive aussi dans la
dysurie calculeuse) le bas ventre plat &
tendu, le regard fixe, la parole monosyllabe, difficulté d'urine, la bouche
seche, la langue hors de la bouche,
point de chaleur, spasmes généraux &
soubresauts des tendons.

Cette fievre céda au quinquina; elle
avoit succédé à la quarte.

17. *Amphimerina mimosa; Febris exacerbans Tymorensis*, elle est endémique
dans les Indes; Bontius *de medic. Indorum, cap. 15.*

Ceux qui vont aux Isles de Solor
& de Tymor pour y couper du bois
de santal, sont attaqués d'une espece de
fievre putride dont les redoublemens
durent quatre heures, & durant lesquels les malades font des gestes ridi-

cules & imitent les actions qu'ils fai-
foient étant en fanté, & révelent tout
ce qu'ils ont dit ou fait pendant leur
vie, fans en excepter même les chofes
que l'on cache avec le plus de foin,
ce qui divertit beaucoup les affiftans.
Ils ont de plus une boulimie qui leur
fait dévorer dans le délire tout ce qu'on
leur préfente, fans en excepter les
chofes les plus fales & les plus dé-
goûtantes.

On attribue principalement cette
fievre à l'odeur virulente des fantaux,
aux brouillards, au froid & aux fruits
dont on ufe avant qu'ils aient acquis
leur maturité. Cette Ifle eft fituée au
dixieme degré de latitude méridionale;
le temps y eft très-variable, & de là
vient que le corps n'eft jamais dans
une affiette parfaite, & que les habitans font foibles & languiffans.

Cùm modò frigoribus, calido modò ftringimur æftu,

Témpore non certo, corpora languor habet.

Curation. On commencera par donner au malade un lavement & un purgatif doux, après quoi on le faignera
jufqu'à défaillance au cas qu'il foit plé-

thorique ; on lui appliquera des ventouses sur la nuque, les épaules & la tête, après la lui avoir rasée. Les habitans brûlent l'artere temporale avec une lame de fer rouge, ou avec une méche, ce qui produit un effet étonnant ; ils pratiquent la même chose pour la céphalalgie. On passe ensuite aux vomitifs préparés avec l'antimoine ou le sel de vitriol. On fait cesser l'insomnie avec l'extrait de safran, & l'on y joint les sudorifiques & les diurétiques tels que le bézoart, la rapure de la corne de rhinoceros, & l'on appaise la chaleur avec des syrops rafraîchissans.

18. *Amphimerina phrenetica*, Bontius *de medic. Indor. cap.* 14. C'est une fievre épiale. Marcat. *de tertianá*. Quotidienne continue compliquée de phrénésie. A.

Le paroxysme revient tous les jours, mais sans aucun type certain ; il est accompagné d'un délire phrénétique continuel, d'insomnie, d'un vomissement de matiere verdâtre, d'un froid excessif au dehors & d'une chaleur ardente au dedans, & d'une soif excessive.

Cure. On commencera par un lavement émollient, par un purgatif composé avec les tamarins & la pulpe de

caffe, & l'on faignera enfuite copieufe-
ment le malade. On lui oindra tout le
corps avec de l'onguent, & on lui
rendra le fommeil avec des narcotiques.

19. *Amphimerina paludofa* ; *Amphim.*
Scorbutica Bartholini *de medicina Dano-*
rum ; *Fievre bilieufe ou putride des pays*
bas & marécageux, Pringle *maladie des*
armées, tom. 1. pag. 260 & 314. A. P.

Ces fortes de fievres font fort fréquentes dans les pays bas & marécageux, lors fur-tout que la chaleur eft
confidérable dans les mois de Juillet &
d'Août. Elles font caufées par les exha-
laifons putrides qui s'élevent des plantes & du poiffon corrompus.

Cette fievre eft fouvent rémittente
au commencement, mais elle dégénere vers la fin en une tierce intermittente, fur-tout à l'approche de l'hiver,
qui eft le temps où la corruption diminue. Elle fe manifefte rarement par le
froid, mais fouvent par une céphalalgie, une chaleur brûlante, une foif
exceffive, l'oftéocope, le lumbago,
la laffitude & l'anxiété, des cardialgies
fréquentes, des coliques d'eftomac,
lefquelles font fuivies d'un vomiffement de bile verte, jaune, de très-mau-

vaife odeur. Le pouls eft ordinairement petit, mais il augmente par la faignée. La céphalalgie eft fouvent fi fubite & fi violente, que les malades courent lés champs comme des maniaques; mais à mefure que la fievre diminue & que la fueur fe manifefte, la douleur ceffe périodiquement. D'autres ont le délire dans le paroxyfme, & l'on a vu des foldats fe jeter dans la riviere & la traverfer à la nage pour gagner l'hôpital. Il y en a qui ont des déjections par haut & par bas, & qui rendent des vers. Les fueurs fentoient auffi mauvais que celles des moribonds, & les cadavres étoient couverts de pétéchies. Le pouls étoit très-régulier, même à l'agonie; & fi la fueur furvenoit le neuvieme jour, la fievre fe changeoit en tierce; s'il furvenoit une diarrhée au bout de trois femaines, elle devenoit quotidienne.

Curation. Elle differe peu de celle de la quotidienne continue bilieufe. 1°. On doit ménager les faignées, quoique la fievre tire plus fur la continue, comme le Synochus, & rarement fur les intermittentes; car elle eft plus putride que phlogiftique; & à moins que le délire ou tel autre fymptome n'indiquent une inflammation locale, on doit moins réitérer la faignée que dans la fievre bilieufe, autrement fa malignité augmente. 2°. Les vomitifs & les cathartiques font de tous les remedes ceux qui conviennent le plus ; les premiers font fouvent ceffer la maladie, mais le tartre ftibié a cela de bon, qu'il ne refferre point. 3°. Après les remedes généraux, il faut paffer au quinquina, du moment qu'il y a quelque intermiffion ; & pour prévenir les rechutes, le malade en doit prendre tous les jours une drachme en automne, pour obvier aux obftructions des vifceres que caufent les fréquentes rechutes. 4°. Le malade doit ufer d'une diete antifeptique, fe nourrir modérément, & s'abftenir fur-tout des alimens fujets à fe corrompre, tels que font les herbes, les fruits, les chofes flatueufes, la petite biere récente. Le plus sûr eft d'ufer de corroborans, tels que les liqueurs fpiritueufes, prifes avec modération, tout ce qui fortifie étant excellent pour empêcher la putréfaction.

20. *Amphimerina variolofa* ; Fievre fecondaire ; *Febris putrida variolis confluentibus fuperveniens*, Sydenham, *pag.*

A a vj

593. *Secunda febris variolarum con-*
fluentium, Mead, *epiftol. de purganti-*
bus; Febris recidiva, Mortoni, *de va-*
riolis. A. P.

Le onzieme jour de la petite vérole
confluente, les puftules du vifage fe
deffechent, fe couvrent de croûte;
& lorfque le malade fe croit hors de
danger, le pus venant à fe mêler avec
le fang, il eft attaqué tout à coup d'une
fievre putride, qui redouble tous les
foirs, & qui eft accompagnée d'une
dypfnée extrême, d'anxiétés, & quelquefois d'affoupiffement, au point que
fi on n'y remédie promptement, il
court rifque de mourir dès le jour même; & lors même qu'il échappe, il
n'eft pas exempt de danger jufqu'au
dix-feptieme jour, même jufqu'au vingtieme, ce qui eft affez rare.

Nous favons par l'expérience que
les Arabes & les modernes en ont
faite, que rien n'eft meilleur dans ce
cas, fur-tout pour les adultes, que de
tirer au malade dix onces de fang,
& plus s'il le faut, & en cas de coma,
de lui rafer la tête, & d'appliquer deffus
un véficatoire. S'il n'y a point d'affoupiffement, mais feulement anxiété &

infomnie , on peut le tranquillifer à
l'aide d'un parégorique , & lui prefcrire vers le treizieme jour , & même
plutôt , comme M. Mead le confeille ,
fi le cas l'exige , un léger cathartique ,
compofé avec de la manne & du féné
en infufion , qu'il eft quelquefois néceffaire de répéter les jours fuivans ,
en y joignant la faignée. On n'a point
à craindre que les puftules rentrent
lorfqu'elles font une fois defféchées.
Voyez à ce fujet les dix hiftoires rapportées par M. *Mead.*

21. *Amphimerina biliofa ;* Fievre bilieufe des camps. *Pringle , maladie des*
armées, tom. 1. chap. 3. pag. 37. le nom
de *putride* lui conviendroit mieux. *Fe-*
bris biliofa Tiffot , *année 1759.* A. P.

Cette fievre regne vers le milieu du
mois d'Août , & l'épidémie augmente
de jour en jour , pendant tout le temps
que les troupes campent.

C'eft une fievre rémittente , dont
les paroxyfmes reviennent tous les
foirs , & qui eft accompagnée d'une
chaleur violente , d'une foif ardente ,
d'une céphalalgie exceffive , & fouvent
du délire. Ces fymptomes durent toute
la nuit , & fe diffipent le matin après

une fueur générale & légere, une hémorrhagie ou une diarrhée. La maladie
fe manifefte par des naufées fréquentes,
& un vomiffement bilieux & putride ;
l'oppreffion vient à la fin , & à moins
qu'on n'emploie les évacuations, la
fievre continue & l'ictere s'y joignent.

A l'approche de l'hiver , & par un
froid aigu , la fievre étoit compliquée
de toux , de rhumatifme , & de la vifcofité du fang. Les fantaffins y font plus
fujets que les Officiers & les cavaliers,
parce qu'ils n'ont point de manteaux.

Pringle rapporte que de vingt-trois
ouvriers qui travailloient à raccommo-
der les tentes des foldats à Gand , il
y en eut dix-fept qui en moururent,
ce qui prouve qu'elle eft contagieufe.

Le premier paroxyfme commence
par la laffitude & le friffon ; les autres
par la chaleur. Le pouls dans le paroxyfme eft plein & fréquent ; il l'eft
moins dans la rémiffion. Le fang eft
rouge, ferme , & le cruor eft plongé
dans la lymphe. A l'approche de l'hiver le fang devient pleurétique, & la
putréfaction diminue.

Cure. Comme les fievres qui regnent
dans les camps dans l'été & dans l'au-

tomne, font caufées par un fang dif-
pofé à la putréfaction, vu que la gangrene s'empare auffi-tôt des cadavres,
& que les moribonds exhalent une
odeur cadavéreufe, il faut remédier à
la putréfaction des humeurs & à la laxité des folides, & pour cet effet employer les remedes, 1°. qui dégagent
les premieres voies, ou les couloirs du
fang ; 2°. qui corrigent l'acrimonie putride ; 3°. qui l'évacuent ; 4°. qui for-
tifient les fibres.

Les vomitifs, les cathartiques, les
cordiaux, les acides & le quinquina
produifent ces effets ; car une grande
partie de ces fievres dégénerent en intermittentes.

On faignera le malade dans le paroxyfme, & l'on réitérera l'émétique dès
qu'il y aura rémiffion ; s'il y a des naufées & que la fievre foit violente, on
lui donnera l'ipécacuanha. Si la rémiffion dure long-temps, & que la fievre
fe calme, on lui fubftituera le vin émétique, ou le tartre. On mêle fouvent
deux grains de tartre ftibié avec un
fcrupule d'ipécacuanha ; mais il faut
commencer par donner un lavement
au malade, au cas qu'il foit conftipé,

ainſi qu'on le pratique dans cette fievre.

Les ſels neutres réduiſent la fievre anomale à des rémiſſions régulieres, ou topiques. De ce nombre eſt le ſel d'abſynthe avec le jus de limon, ou bien :

℞. De ſel d'abſynthe une drachme & demie ; faites-le diſſoudre dans dix onces d'eau parfaitement imprégnée d'eſprit de vitriol ; ajoutez-y de l'eau de cinnamome, de ſyrop d'écorce d'orange, de chacune douze drachmes ; le malade en prendra quatre cuillerées toutes les quatre ou ſix heures.

L'eſprit de Minderer produit de très-bons effets dans le cas dont il s'agit : on peut en donner une once partagée en trois doſes à la fin de l'accès, pour exciter la ſueur ſans augmenter la chaleur. Il eſt fait avec le ſel volatil ammoniac ſaoulé de vinaigre ; ou bien on met deux ſcrupules de ſel de corne de cerf ſur trois cuillerées de vinaigre.

Pour calmer l'ardeur de la fievre, on donnera au malade dix grains de nitre quatre fois par jour.

Si la fievre devient intermittente, il faut commencer par purger les premieres voies, & lui donner le quinquina.

La céphalalgie & le délire exigent la faignée. Au cas qu'il ait le pouls foible, on lui appliquera environ fept fangfues aux tempes, & on lui donnera des fels neutres.

On ne doit jamais provoquer la fueur avec la thériaque, ou telle autre drogue femblable, à moins que le pouls ne foit foible, ou que les pétéchies ne fe manifeftent.

22. *Amphimerina arthritica.* Voyez *Mémoires des étrangers, tom. 3. pag. 457.* A. P.

On la connoît par la fuppreffion des douleurs de goutte auxquelles fuccede une fievre dont les paroxyfmes reviennent chaque jour; ils commencent par un froid violent, fuivi de chaleur, & d'un écoulement d'urines troubles, & briquetées fans aucun fédiment.

23. *Amphimerina femiquartana.* A. P.

Cette efpece a tous les quatre jours un paroxyfme confidérable, marqué par un grand froid, lequel n'a pas lieu dans les paroxyfmes des jours intermédiaires, de forte qu'on peut regarder cette efpece comme une quotidienne continue, jointe à une fievre quarte ; le Docteur *Cuffon* l'a obfervée dans une vieille femme; le principal paroxyſme ayant été diſſipé par le quinquina, les autres ceſſerent bientôt après.

24. *Amphimerina ſemiquintana.* A. P.

Il y a dans cette eſpece un paroxyſme marqué par un friſſon conſidérable qui revient tous les cinq jours, de ſorte qu'on peut regarder cette eſpece comme une quinte intermittente compliquée d'une quotidienne continue. Le Docteur M. M. l'a obſervée dans ſa propre mere, & l'a guérie par un uſage abondant de quinquina. Le paroxyſme qui revenoit tous les cinq jours avec une affection ſoporeuſe qui faiſoit craindre pour la vie de la malade, fut le premier diſſipé.

VII. *TRITÆOPHYA;* Tierce continue, Tierce maligne; *Tritaiophyes pyretos,* Galen. *comment. in lib. 1. epidem. & lib. 2. de different. febrium,* Hippocrat. *lib. 1. epidem. Tritaios ſyneches,* Galen. *lib. 2. de different. febrium. Febris continua tertio quoque die exacerbans, inter-*

mediis verò diebus aliquatenus remittens, Gorræi, *definit. Tertiana perniciofa*, Torti.

Elle differe de la tierce, en ce qu'elle ne ceffe point de deux jours l'un ; de la quotidienne continue & de l'hémitritée, en ce que le paroxyfme ne revient point tous les jours, mais de deux jours l'un, ou fi les paroxyfmes de la tierce reviennent tous les jours; fouvent, fi l'on en excepte l'attaque du paroxyfme, ils ne commencent point par le friffon.

Brendel obferve que les tierces malignes & les quotidiennes continues hémitritées font très-communes dans notre fiecle, mais qu'on leur donne indiftinctement le nom de fievres malignes.

Elles different des maladies exanthémateufes, du pourpre, par exemple, non point par l'abfence des pétéchies, mais en ce que dans la tierce maligne & dans la quotidienne continue, les pétéchies font accidentelles, inconftantes, & caufées par un régime chaud, ou par tel autre principe extrinfeque,

d'où vient que les Allemands les appellent *pétéchizantes*, pour les diftinguer de la fievre pétéchiale, ou du
pourpre. Il en eft de même de la pefte,
dont le caractere confifte dans l'éruption conftante des bubons & des char-
bons, au lieu que les parotides ne furviennent qu'à la fin des tierces malignes & des quotidiennes continues,
& ne font point fixes.

1. *Tritæophya fyncopalis* Burlet, *de
variis Hifpanorum morbis, differt. ann.
1714.*Riviere, *obf. 36. centur. 14.* Tierce maligne fyncopale. P. A.

Les fievres intermittentes, dit *Burlet,*
font d'un très-mauvais caractere, lors
fur-tout qu'elles dégenerent en fyncopales, qui font rares ailleurs, mais
très-ordinaires aux Caftillans & aux
habitans de Madrid. Quoique cette fievre commence par le friffon, & qu'il
furvienne des fueurs copieufes dans le
déclin, de même que dans la tierce,
elle en differe cependant, en ce qu'elle
eft accompagnée de cardialgie, d'un
vomiffement exceffif, d'un abattement
confidérable des forces, de la contraction du pouls, du refroidiffement des
extrémités, & qu'elle emporte le ma-

lade dès le fecond ou troifieme accès,
lorfqu'on differe d'y apporter remede.
Riviere, *obferv. 6.* parle de cette maladie, & lui donne le nom de fievre
tierce maligne. Il mettoit dans les bouillons qu'il donnoit à fes malades du bézoardique minéral ou jovial. Les paroxyfmes reviennent tous les jours, mais
ils fe répondent de deux jours l'un,
je veux dire que le premier reffemble
au troifieme, & le fecond au quatrieme.

2. *Tritæophya caufus* Hippocrat. 3.
*epidem. Fievre ardente, chaud mal. Cau-
fus, five febris ardens periodica* Riviere,
de febrib. putrid. cap. 1. P. A.

Cette fievre eft une efpece de tierce
continue, dont les paroxyfmes reviennent tous les trois jours fans friffon,
mais qui eft accompagnée d'une foif
ardente, de chaleur dans tout le corps,
fans diarrhée ni fueur effentielle, &
qui dure tout au plus une ou deux femaines.

Elle differe de la tierce maligne bilieufe, laquelle eft accompagnée d'un
vomiffement de bile, & enfuite d'une
diarrhée bilieufe dans l'augment ou l'é-
tat, au lieu que dans les caufus, le
bas-ventre eft refferré dans ce temps-

là , & la diarrhée ne furvient que dans le déclin , ce qui fait qu'elle eft critique. D'ailleurs la fievre bilieufe eft fouvent une tierce continue double, qui redouble de deux jours l'un. Le caufus eft une tierce continue fimple quant aux paroxyfmes.

Cette fievre attaque les jeunes gens bilieux , robuftes , qui font beaucoup d'exercice en été, qui voyagent au foleil, qui travaillent avec excès , & qui ufent d'un régime chaud. Le caufus fe termine pour l'ordinaire au bout de deux femaines par la vie ou la mort du malade. La langue eft feche , & quelquefois noire , les urines enflammées, rouges, & les paroxyfmes compliqués de douleurs de tête , d'anxiété , & fouvent de fymptomes encore plus graves.

Cure. On nourrira le malade de crême de riz, d'orge, de bouillons de poulet ou de veau qu'il prendra toutes les quatre heures. On lui donnera pour boiffon de la tifane froide faite avec des émulfions , de l'eau de poulet, de la limonade, de l'eau nitreufe , ou dans laquelle on aura mis de l'efprit de foufre ou de vitriol , ou une infufion d'ofeille.

On réitere la faignée fuivant l'âge & le tempérament du malade, l'intenfité de la maladie, & la force du pouls.

On lui donnera tous les jours un lavement émollient, compofé avec une émulfion ou une décoction rafraîchiffante; on lui fomentera le bas-ventre avec une décoction rafraîchiffante faite avec les feuilles de mauve, de laitue; on lui donnera tous les foirs des juleps ou des émulfions anodines. Après que la fievre fera calmée, on le purgera avec une décoction de tamarins & de caffe, avec la manne; & fi les naufées & les cardialgies l'exigent, qu'il n'y ait point de douleur aiguë, mais feulement un poids dans l'épigaftre, on lui donnera un léger vomitif, par exemple, un grain ou deux de tartre ftibié, que l'on mettra dans le premier verre.

Pour évacuer la bile, on emploiera des cathartiques doux jufqu'à ce que la fievre ait ceffé.

3. *Tritæophya Uratiflavienfis;* Tierce continue d'Uratiflaw, Doct. de Hahn. *Journal de Médecine, Décembre 1757.* A. P.

Cette maladie épidémique a commencé dans le mois de Février, à la fuite d'une famine qui a obligé les pauvres gens à fe nourrir de charognes. La guerre ne faifoit que de ceffer, l'air étoit infecté de la puanteur des cadavres qui étoient reftés fans fépulture, la moiffon avoit manqué, le peuple étoit plongé dans la plus noire trifteffe, & il y avoit long-temps que les vents n'avoient point purifié l'atmofphere.

Cette maladie confifte dans une fievre lipyrie aiguë, accompagnée d'un abattement total des forces, de douleurs de tête & d'entrailles, d'une diarrhée féreufe bilieufe, d'infomnie, d'un délire qui va dans quelques-uns jufqu'à la rage & le défefpoir. Le fecond jour, une foif importune, un vomiffement & une diarrhée bilieufe, des crachats fanguinolens, des fyncopes, un feu dévorant dans les entrailles, la langue auffi feche, que fi on y avoit appliqué un fer chaud, perte de la parole, anxiétés, ftupeur univerfelle, & enfin des convulfions fuivies de la mort. Dans quelques-uns la fievre fe manifefte par un froid exceffif dans les extrémités, par une ardeur infupportable

table dans les viſceres, de ſueurs ſymptomatiques, une diarrhée violente, laquelle eſt ſuivie d'une éruption miliaire
prurigineuſe. Le quatrieme jour, des
ſueurs & des déjections copieuſes, le
ſpaſme des mâchoires, les nauſées,
l'incontinence d'urine, un léger délire, un écoulement de ſanie par les narines, des crachats gluans, une mort
épileptique.

Voici ce que le Profeſſeur Hahn a
éprouvé lui-même.

Premier jour. Accès de fievre violent
ſans friſſon, douleur vive dans l'occiput, laquelle devint en peu de temps
inflammatoire, & s'empara de toute
la tête, les pieds très-froids, les extrémités roides à cauſe du ſpaſme; la
douleur augmenta ſi fort, que le con-
tact de l'air étoit inſupportable; abattement d'eſprit, & débilité incroya-
ble, les nuits inquietes avec des ſueurs
continuelles, les yeux douloureux,
appeſantis, ſentiment d'un rhumatiſme
univerſel dans tout le corps.

Troiſieme jour. Les douleurs s'appai-
ſerent; la nuit très-mauvaiſe.

Quatrieme jour. Le mal empira; les
pieds glacés, les mains rouges & agi-

tées de convulsions, image effrayante de la mort, le vomissement proportionnel. On lui appliqua ce jour-là des éponges trempées dans l'eau froide sur tout le corps, on lui en fit même boire.

Le huitieme jour. Le pouls convulsif, des douleurs qui lui faisoient jeter les hauts cris.

Le neuvieme jour. Le délire, des grumeaux de sang rendus par la bouche.

Le onzieme jour. Sueur, pouls calme; on lui donna une décoction de quinquina, la voix entrecoupée, difficulté de parler, grincement des dents.

Le douzieme jour. Convulsions dans la mâchoire, ris sardonien, surdité, après quoi les paroxysmes furent moins fréquens & ne revinrent que la nuit.

Le quatorzieme jour. Un froid de glace dans tout le corps, des sueurs froides; on fait des lotions fréquentes, & tout commence à se calmer.

Le dix-huitieme jour. Délire vif, & syncope en se levant, faim, ensuite des sueurs copieuses & un sommeil profond; aversion pour le bruit, tout parut nouveau & extraordinaire.

Le trente-sixieme jour. Cholera morbus.

Le quarante-huitieme jour. Desquamation de la peau; chute des ongles.

On employa avec succès les lotions d'eau froide, tiede, les lavemens d'eau, les potions aqueuses, les cathartiques. Les exanthemes furent critiques, & semblables à ceux de la rougeole, de l'épilepsie, de la porcelaine; la desquamation de la peau se fit vers le déclin.

Cette maladie emporta trois mille hommes à Uratislaw. Moins on connoît une maladie, plus elle est à craindre.

4. *Tritæophya Elodes*, appellée par quelques-uns *Typhodes*; *Diaphoretica Torti*, 187. *Tierce continue helode*. A. P.

C'est une espece de tierce continue, dont le principal symptome est une sueur colliquative abondante, & dont les paroxysmes reviennent tous les trois jours.

J'ai observé deux fois cette espece, 1°. dans un Précepteur de l'Hôpital-Général, lequel avoit quarante ans, & étoit d'un tempérament très-mélancolique. Il avoit une tierce continue simple, accompagnée de deux jours l'un de sueurs si abondantes, que l'on étoit obligé de le changer neuf fois par nuit. Lors même qu'il se levoit, il n'étoit pas exempt de fievre, il étoit foi-

ble & toujours moite. On commença
par les remedes généraux, tels que
la faignée & la purgation, & on le
guérit avec le quinquina, dans une décoction de fleurs de camomille, où l'on
avoit mis quelques grains de cafcarille;
on lui en donnoit toutes les quatre
heures. Les paroxyfmes revenoient
pour peu qu'il fe refroidît.

Le fecond malade que j'ai traité de
cette fievre, étoit une nommée Rallet,
qui avoit toujours été vêtue en homme, & que l'on reconnut être une
femme lorfqu'elle fut morte. Elle étoit
accompagnée d'une grande foibleffe,
d'anxiétés & de boulimie. Le paroxyfme revenoit tous les jours pour peu
qu'elle fe refroidît, & elle fuoit pendant huit heures. Elle guérit par le même moyen, fans qu'on lui eût interdit
l'ufage du vin.

Riviere, *obf.* 28, parle d'une fievre
hélode, dans laquelle les fueurs dure-
rent neuf jours fans difcontinuer, & qui
n'ayant cédé à aucun remede, emporta
enfin le malade. On eut beau découvrir le malade, lui donner de l'air,
lui appliquer des cataplafmes, la fueur
continua toujours. On ignore fi elle

étoit accompagnée de paroxyfmes. L'E-
vêque d'Agde fut attaqué d'une tierce
continue double. *Riviere* rapporte que
même hors des paroxyfmes, il fuoit fi
abondamment, qu'il ne pouvoit dormir demi-heure, qu'on ne fût obligé
de le changer. Son urine étoit rouge
& crue. Il guérit au bout de vingt-
quatre jours à l'aide de la faignée, de
cathartiques & de fébrifuges ; mais il
eut une légere rechute.

5. *Tritæophya affodes. Voyez* Lancifi,
de noxiis paludum effluviis, lib. 2. *cap.*
3. Balloni, *confil.* 8. *lib.* 1. Tierce continue affode. A. P.

» Les fievres continues, vulgaire-
» ment appellées malignes peftilen-
» tielles, laiffent rarement une rémif-
» fion tous les jours ; plufieurs dont la
» rémiffion arrivoit de deux jours l'un,
» n'étoient pas moins dangereufes.
» Elles commencoient par un friffon,
» auquel fuccédoient une chaleur ex-
» ceffive, l'inquiétude, l'agitation des
» membres, des lipothymies effrayan-
» tes, une foif exceffive, la féchereffe
» de la langue, le délire, & enfin des
» infomnies continuelles, lefquelles
» étoient cependant moins dangereu-

Bb iij

» ses que les vertiges, & les affections
» soporeuses, qui dégéneroient en peu
» de temps en apoplexies & en con-
» vulsions.

Cette espece étoit causée par des saburres, & par l'usage des eaux dans
lesquelles on avoit fait rouir du chan-
vre; aussi ne céda-t-elle point à la saignée, si ce n'est dans les femmes enceintes. On employa avec succès au
commencement l'émétique & les cathartiques légers, & dans l'état, les
acides nitreux, mais donnés en petite
quantité & avec discrétion. Les diaphorétiques ne firent qu'accélérer la
métastase dans la tête.

6. *Tritæophya carotica*, Bonet, *Sepul-
chret. p. 210.* Fievre maligne avec assoupissement. *Tertiana lethargica*, Torti,
207. *Tritæoph. comatosa sive parapople-
xia*, Carol. Pisonis, *pag. 78. Tertiana
soporosa*, Werlhof. *obs. de febr. pag. 17.
Febris Epidemica urbevetana*, Lancis.
de nox. palud. lib. 2. cap. 3. A. P.

C'est une espece de fievre qui redouble tous les jours, ou de deux jours
l'un, vers le soir, & dont le principal
symptome est un profond assoupissement, lequel est précédé d'un mal de

tête violent, qui eſt ſuivi du délire, & quelquefois de convulſions. Le malade a la langue noire, mais du moment que le délire le prend, il n'eſt plus altéré. Ceux qui en meurent ont des ſoubre-ſauts de tendons, arrachent le duvet de leurs couvertures, & ont pluſieurs autres ſymptomes fâcheux.

Toutes les fievres ſoporeuſes ſont du genre des tierces. Celles que Ga-lien a obſervées, & qui revenoient tous les jours, étoient peut-être des tierces continues doubles. L'aſſoupiſſe-ment commence le quatrieme, le cin-quieme jour, ou au troiſieme paro-xyſme; les uns ont le pouls fréquent, les autres rare & extrêmement tardif, les autres dur & intermittent. Les ma-lades s'endorment la bouche béante, & ne râlent point au commencement; ils reſtent immobiles, & après qu'ils ſont revenus de leur aſſoupiſſement, ils paroiſſent ſtupides, ils extravaguent, ils s'agitent, ils ont la moitié du corps paralyſé, & piſſent ſans ceſſe. Au ſe-cond paroxyſme, l'aſſoupiſſement eſt plus profond, & ſouvent mortel. *Voyez* au ſujet de cette fievre ſoporeuſe, Morton. *Pyretologia, hiſtor.* 25, 26,

Bb iv

Ramazzini, *de tertianis malignis Mutinenſibus cum aphoniâ & ſopore, pag.* 228.
Sylvius, *de febre epidemicâ Lugdunenſi.*
Vous trouverez l'hiſtoire, les ſignes &
la cure de cette fievre dans *Werlhof* &
Torti, qui en ont fait un traité particulier. On la guérit principalement avec
le quinquina. Riviere, *obſ.* 26. *centur.*
2. a obſervé cette maladie, & ſoupçonnant qu'elle étoit hyſtérique, il l'a
guérie avec le laudanum, ou pour
mieux dire, a prévenu ſon accès. Le
laudanum eſt excellent pour prévenir
les accès des fievres intermittentes,
mais il eſt dangereux dans le cas dont
nous parlons. *Voyez* Carus fébrile.

7. *Tritæophya lactea ; febris lactea,*
Ettmuller. *Colleg. caſ.* 25. *pag.* 612.
Tierce continue de lait. A. P.

Une femme fut attaquée un ſamedi
à minuit, c'étoit le neuvieme jour
après ſon accouchement, d'une chaleur & d'une ſoif ardente, de douleurs
de tête & d'anxiétés. Ses mamelles
s'enflerent conſidérablement, s'endur-
cirent & devinrent douloureuſes. Au
lever de l'aurore, ces ſymptomes ceſ-
ferent enſuite d'une légere ſueur, mais
l'enflure des mamelles continua, &

elle fe trouva fi foible, qu'elle ne put fe fervir de fes membres.

Le Dimanche à midi, de même que le mardi & le jeudi à la même heure, le friffon, la chaleur & les autres fymptomes revinrent avec la même violence. Ses mamelles qui avoient rendu du lait dans l'intervalle, fe gonflerent de nouveau, & toutes les fois que le paroxyfme revenoit, il duroit douze heures.

Comme fes forces étoient extrêmement abattues dans les intervalles, il y a lieu de croire que cette fievre n'étoit point intermittente, mais rémittente, & par conféquent une tierce continue. *Voyez* la cure détaillée fort au long dans l'endroit cité.

8. *Tritæophya leipyria*, Galeni, Gorræi, *definit.* &c. *Fievre lipyrienne. Lypyrias*, Aëtii, *lib. 5. cap. 88. Febris leipyria*, Forefti, *obf. 36. lib. 2.* A. P.

C'eft une variété de la tierce continue ardente, dans laquelle les extrémités font tranfies de froid, pendant que la chaleur regne au dedans du corps. Cette chaleur, au rapport du malade, eft extrême, & on juge qu'elle eft telle à la foif dont il eft tourmenté,

B b v

'à la sécheresse de sa langue, & aux inquiétudes dont il est agité. Non-seulement les extrémités sont froides,
la peau est pâle, froide, cadavéreuse,
à l'exception des aisselles & des entrailles où l'on sent de la chaleur. Ajoutez à cela des douleurs de côté & de
bas-ventre, &c. comme dans le cas de
Forestus.

Toutes les excrétions sont suspen-
dues, le pouls est foible & presque
nul, & le malade meurt quelquefois au
bout de trois jours.

La lipyrie d'Avicenne, *lib. 2. cap.*
51, appellée *taburos* par les Arabes,
paroît être une émitritée fausse, différente de la fievre lipyrienne des Grecs.

Valcaringhi prétend que la lipyrie
est une fievre intermittente, que l'on
guérit avec le quinquina donné dans
du vin blanc; il n'a qu'à lire les histoi-
res que *Forestus* & *Aëtius* en ont données, & il changera de sentiment.
Tous les Grecs tiennent qu'elle a beaucoup d'affinité avec la tierce continue
ardente.

On met la fievre lipyrienne au rang
des fievres malignes, à cause de l'inflammation violente d'estomac dont

elle est accompagnée. Ceux qui en font attaqués ont la langue seche, une soif ardente, le pouls fréquent, petit & inégal, & presque imperceptible. Ils font tristes, de mauvaise humeur, insolents pour peu qu'on les contrarie; toujours inquiets, ils ne peuvent reſter en place, ils ne dorment point, ils ont peine à parler, ils remuent de temps à autre la levre inférieure, & les mains leur tremblent. On l'attribue à une bile âcre, retenue dans le foie, & à un éryſipele du ventricule. *Hippocrate* & *Hollier* prétendent qu'elle ne se guérit que par une diarrhée bilieuse; mais les viſceres font ſi enflammés, qu'il est impoſſible de la procurer, quelques cathartiques qu'on emploie.

Baglivi est d'avis qu'au lieu de purgatif, on commence la cure par donner tous les jours au malade des lavemens émolliens, qu'on lui applique deux fois par jour ſur le ventre des fomentations émollientes, qu'on lui donne tous les matins du petit lait dans lequel on a mis infuſer du tamarin, ou dans lequel on fait cuire deux onces de laiteron; & pendant le jour de la gelée de corne de cerf avec de l'eau

de violette & de chardon, & qu'après
le feptieme jour, on le purge avec un
carthartique doux.

J'ai fouvent vu les hémitritées inflammatoires de *Spigel*, des hémitritées
céphalalgiques, de même que des tierces continues dyfentériques, pleurétiques, vermineufes, &c.; mais il y
a tant d'obfcurité & de confufion dans
les Auteurs qui en ont écrit, que je
n'ofe point les mettre au rang des efpeces connues, ni heurter le fentiment
des Médecins vulgaires qui ont coutume de les confondre. Je m'eftimerois
heureux, fi je pouvois avoir une hiftoire fidelle des maladies que je traite
journellement. Tous les Médecins pen-
fent, je m'affure, de même que moi
là-deffus; mais ils prétendent que toutes
les maladies individuelles ne fe reffemblent point, & que l'hiftoire de l'une
ne fauroit nous conduire à la connoiffance d'une autre. Je conviens à la vérité
qu'il n'y a point autant d'efpeces que
de fymptomes, vu que ceux-ci varient
ou par la faute du Médecin, ou par
celle du malade; mais je ne doute point
qu'il n'y ait dans chaque genre plufieurs
maladies individuelles qui fe reffem-

blent par l'ordre, le type, l'issue &
les symptomes constants dont elles
font accompagnées, & il seroit à sou-
haiter que quelqu'un prît la peine de
décrire leurs especes.

9. *Tritæophya deceptiva*, *subcontinua*
màlignans, Torti, *pag.* 200. *ad* 259. Sydenham, *De morb. epidemic. pag.* 24. &
epist. 1. *pag.* 191. A. P.

C'est une tierce intermittente double ou simple, qui regne avant l'automne ou dans l'été, qui ressemble
souvent à une fievre rémittente, ce
qui fait qu'on y est trompé. Ces sortes
de fievres, dit *Sydenham*, ne prennent
point d'abord le type qui leur est propre, & ressemblent si fort aux continues,
qu'à moins qu'on n'y apporte beaucoup
d'attention, on a de la peine à les distinguer les unes des autres. La force
& la violence de la constitution étant
réprimées, elles prennent un type
régulier, & dès que l'automne vient,
elles levent le masque, & se décla-
rent intermittentes, tierces ou quartes,
telles qu'elles l'avoient paru au commencement. Il faut donc y apporter
beaucoup d'attention, de peur de
prendre des fievres intermittentes pour

des fievres continues vraies & légitimes , ce qui feroit extrêmement pré-
judiciable au malade.

Cette efpece demande le quinquina,
pourvu qu'elle ne foit point occafionnée par la chaleur continuelle du lit,
ni par l'ufage des cordiaux , car dans
ce cas il eft inutile. Le quinquina donné
dans du vin ne fauroit nuire. On ne
peut mieux faire que de lire les obfervations de *Torti* fur cette fievre, *p.* 243.
On connoît cette efpece 1°. en ce que
dans le froid même du paroxyfme , le
malade fent une chaleur intérieure dont
le Médecin lui-même s'apperçoit ; 2°.
en ce que le paroxyfme du fecond jour
eft plus doux que celui du premier ;
3°. en ce que fubitement , ou par degrés , l'intermiffion devient douteufe ,
dans l'intervalle des paroxyfmes , &
alors le malade fent une chaleur mordicante , il a la langue feche , il eft altéré ; 4°. l'urine eft peu abondante ,
rouge ou de couleur de fafran ; 5°. l'angine eft compliquée d'aphtes ; 6°. tous
les fymptomes les plus graves fe manifeftent , à l'exception d'un léger délire.

11. *Tritæophya typhodes* Manget ;
fievre nerveufe rémittente ; fever of fpirits ,

Quincy *effay* 2. *of fevers*, *p.* 370. A. P.

Cette efpece differe de la fievre nerveufe ordinaire par les redoublemens ;
des autres tierces continues , en ce
qu'elle eft chronique , le pouls rarement fréquent, quelquefois même tardif ; le malade , dès la premiere attaque,
pâle , foible , affoupi , le pouls petit,
court, la chaleur moindre que la naturelle, & peu ou point de foif. Ces
fymptomes au commencement diminuent , même ceffent pendant quelques heures , le malade reprend de la
vigueur & paroît revivre , mais ils reviennent de nouveau avec un friffon
ou un fpafme cutané, qui reffemble
prefque à une fievre intermittente , &
après plufieurs reprifes femblables ,
le malade fe met au lit , devient hébété ,
ne fait aucune attention au danger qui
le menace , il perd la connoiffance , il
tatonne & palpe avec les mains tout
ce qui fe préfente , il balbutie , ou
garde le filence, il paroît à demi mort,
fi l'on en excepte quelques fpafmes
intercurrents d'eftomac, & quelques
accès de toux ; & au cas qu'il réfifte à
ces maux , il reffemble moins à un con-
valefcent , qu'à un cadavre exhumé.

Il furvient vers la fin une éruption de boutons rouges ou livides (ces derniers font le plus dangereux) la diarrhée s'y joint , les déjections font noires, fétides & pareilles à l'urine. Les fens s'obfcurciffent, la vue fe perd, l'ouie s'émouffe , & ce dernier fymptome eft falutaire & annonce un flux critique par les oreilles. Il y a des malades qui, fans aucune crife, fe rétabliffent peu à peu au bout de deux ou trois mois, mais leur efprit & leurs fens font long-temps à recouvrer leur force.

Cette maladie eft caufée par des évacuations exceffives , par le défaut de nourriture, par un travail exceffif, le trop grand ufage des femmes, par le chagrin, la vieilleffe, une conftitution épidémique, humide, inactive ou fans reffort.

Elle demande le même traitement que la fievre nerveufe d'*Huxham* ; je veux dire, qu'on doit travailler à rétablir les forces, & s'abftenir par conféquent de la faignée & des catartiques. On donnera au malade du vin , des cordiaux volatils, de l'ambre-gris, & pour rétablir la vigueur du pouls, diffiper la ftupeur, & l'humidité fuper-

fluë, on lui appliquera des véficatoires.
On doit lui donner la nourriture dont
on juge qu'il peut avoir befoin, les
bouillons ne fuffifant point pour fuf-
tenter les malades, lors fur-tout qu'ils
font dans un âge avancé.

12. *Tritæophya Americana*, Defperieres
*Journ. de Méd. oct. 1762. Fievre de Saint
Domingue.* A.

C'eft une fievre ardente, qui attaque les Européens nouvellement dé-
barqués en Amérique, & qui en emporte fouvent la moitié. Cette efpece
a deux variétés, l'une *très-aiguë* & l'autre *aiguë*.

(A) La *premiere* fe termine avant le
feptieme jour; elle attaque les Européens peu de jour après leur arrivée
dans l'Amérique; ils éprouvent d'abord
du dégoût, & une difficulté de refpirer
accompagnée de foupirs; ils fe plai-
gnent enfuite d'un fentiment de foibleffe, de laffitude, & de douleurs de
tête & de reins; la fievre furvient alors,
accompagnée de foif, de fueur, & d'ardeur. La maladie va en augmentant, le
malade vomit des matieres bilieufes,
porracées, fa langue eft rude, brune;
fes extrémités font fouvent très-froides,

l'infomnie, le délire, la fureur même
agitent le malade, qui meurt fouvent le
troifieme jour. On regarde comme un
bon figne dans cette maladie, fi le
cinquieme jour, & non pas plutôt,
il furvient des fueurs copieufes, ou une
hémorragie abondante du nez. La diarrhée bilieufe eft la crife la plus falutaire
de cette maladie.

Pour prévenir cette maladie, les
Européens doivent, avant de s'embar-
quer, fe faire faigner & purger, fe
gargarifer la bouche avec de l'oxycrat
pendant le temps du voyage, manger
peu, faire ufage de fubftances acides,
telles que la crême de tartre, les limons, le vinaigre; prendre un exercice modéré à l'air libre : arrivés en
Amérique, ils doivent éviter les plaifirs
de Vénus, les liqueurs fpiritueufes,
l'infolation, & prendre des bains froids.
La cure de cette fievre exige une ou
deux faignées, quoique le malade fue
ou vomiffe; mais s'il avoit une diarrhée bilieufe, on s'abftiendroit de la
faignée ; l'on doit auffi éviter dans
cette maladie les émétiques, les purgatifs, les narcotiques & les fudorifiques, & ne faire prendre au malade

que des crêmes , de l'eau de poulet
nitrée , de la limonade , des lavemens
émolliens ; on lui prescrira des fomentations , & on ne le purgera que vers
la fin de la maladie , avec un purgatif
doux.

(B). La fievre d'Amérique *aiguë* se
termine pour l'ordinaire le neuvieme
jour, il est rare qu'elle s'étende au-
delà du quinzieme ; la mort arrive le
plus souvent entre le quatrieme & le
septieme ; la maladie commence par
une douleur de tête & des reins &
quelquefois par un frissonnement ; à
ces symptomes se joignent une grande
lassitude , la difficulté de respirer , la
soif, la pyrexie ardente qui redouble
tous les trois jours , le météorisme ,
la colique d'estomac, la nausée, le vomissement bilieux ; la maladie parvient
à son état dans l'espace de 24 heures ;
les yeux sont rouges , larmoyans ; les
urines claires , le malade a un délire
obscur , il est dans une anxiété continuelle ; sa langue est seche , rouge ,
rarement noire , ce qui est d'un plus
mauvais augure ; le pouls qui étoit fort
& plein , s'affoiblit le quatrieme jour,
il se tend , & devient spasmodique ;

s'il furvient alors au malade un affoupiffement carotique, il meurt le cinquieme ou le fixieme jour ; mais fi cet
affoupiffement n'a pas lieu, & que le
pouls conferve fa vigueur, il échappe
à la faveur d'une crife qui fe fait le quatrieme jour par la voie des fueurs, par
une hemorrhagie abondante du nez,
ou plus furement par une diarrhée bilieufe, laquelle n'eft jamais falutaire
avant le cinquieme jour.

La *Cure* exige une faignée du bras,
une boiffon délayante & aigrelette, &
des purgations prifes à propos ; on
réitérera la faignée cinq à fix fois les
deux premiers jours, fans avoir égard
ni à la fueur ni au vomiffement, on
s'abftiendra des émétiques & des fudorifiques ; & le malade prendra pour
nourriture de l'eau de poulet émul-
fionnée, en ajoutant 4 fois par jour à
fa boiffon 4 grains de nitre, & deux
grains de camphre ; on attendra enfuite
la crife, & lorfque la fievre fera vers fa
fin, on purgera légérement le malade
avec du fel d'epfom dans une décoction
de quinquina; s'il furvient un affoupiffement carotique, lequel s'annonce
par un pouls convulfif, on appliquera

aux jambes deux véficatoires fort amples, & fi cette application n'a pas été faite affez promptement, on aura recours aux cordiaux.

VIII. QUARTE CONTINUE; *Tetartophya.*

C'eft un genre de fievre rémittente dont les paroxyfmes fe reffemblent & fe répondent mutuellement tous les quatre jours, & imitent le type de la quarte.

C'eft un genre de fievre très-rare; elle eft produite par la complication des caufes de la fievre continue & de la fievre quarte, d'où vient qu'elle eft pour l'ordinaire mortelle.

1. Quarte continue fimple, *Tetarto-phya fimplex.* Francifc. Joel. *oper Med. tom.* 3. C. P.

Cette fievre ne donne aucun figne que les vifceres foient affectés. La chaleur eft fourde mais âcre, le pouls petit & tardif au commencement du paroxyfme; il devient enfuite plus plein & plus fréquent que dans la quarte. L'expuition eft fréquente, le tempérament mélancolique. Elle dure jufqu'à fix femaines, excepté dans l'été. Les paroxyſmes ſont typiques, ſans froid & ſans ſueur. On la guérit, indépendamment des remedes généraux, avec des apéritifs, des inciſifs & des antiſcorbutiques.

2. Quarte continue ſplénalgique ; *Tetartophya ſplenalgica.* C. P. *Voyez* la vie de *Fernel* par *Plantius. Raim. Fortis* l'appelle fievre de Fernel, *Febris Fernéliana,* parce que ce Médecin en mourut. Elle differe de la précédente par l'obſtruction de la rate dont elle eſt compliquée.

3. Quarte continue hépatique ; *Tetartophya hepatalgica, Carol. Piſonis.* Elle eſt cauſée par un ſquirre ou un abcès dans le foie.

4. Quarte continue carotique ; *Tetartophya carotica,* Werlhof. *Obſ. de febrib. pag.* 17. A. P.

Foreſtus, *l.* 3. *obſ.* 39. Bianchi, *hiſt. hepat. pag.* 751. ont obſervé une quarte continue comateuſe ; & moi-même en 1727, j'en ai obſervé une épileptique dans un vieux ſoldat qui étoit à l'hôpital d'Alais. Schelhammer, *de naturâ, pag.* 275. Stahl, *in probl. de febrium theoriâ,* prétend que l'aſſoupiſſement n'a rien de dangereux dans les paroxyſmes de la quarte, & qu'on ne doit point le diffiper. *Voyez* Carus fébrile.

5. Quarte continue hémitritée ; *Te-tartophya femitertiana ; Hæmitritæus ma-jor* Schenckius , *obferv. 18. lib. 5. fchol. p. 140.* A. P.

C'eft une efpece de quarte continue entremêlée de tierce , dont les fymp-tomes font très-violens. Elle eft rare , & prefque toujours mortelle. *Schenc-kius* & fon maître *Benoît.*

6. Quarte continue maligne ; *Tetar-tophya maligna. Quartan amaligna,* Mar-celli Donati, *lib. 3. cap. 14.* Horftii, *lib. 1. obferv. 12.* Marcelli Donati , *lib. 7. cap. 6.* A. P.

Charles Pifon , *de morbis à colluvie ferosâ, obferv. 166.* en a obfervé une *comateufe.* Elle étoit compliquée de la douleur du foie , & elle mit le malade au tombeau au bout de quatre mois. Le pouls , au commencement du paro-xyfme étoit petit & très-rare , & pref-que infenfible pendant plufieurs heu-res ; le malade étoit dans un profond affoupiffement, excepté dans le délire ; le paroxyfme duroit quinze heures. *Voyez* auffi fes *obfervations,* 169, 170, 171. & Torti, *de febre lethargicâ,* depuis la page 207 , jufqu'à 219.

ORDRE TROISIEME.

FIEVRES INTERMITTENTES.

En François , *Accès de fievre ;* en Anglois , *The agues ;* en Grec , *Pyreta Dialeira.*

LES Grecs appellent *pyrexia*, & les Latins *febricitatio* , le temps de cette maladie où la fievre eſt dans ſa vigueur, je veux dire, dans lequel le pouls eſt plus fréquent , ou l'abattement des forces conſidérable ; les ſeconds appellent *acceſſio*, accès, ce que les premiers nomment *paroxyſme ;* mais la pyrexie marque proprement une chaleur fébrile.

Les Grecs appellent *apyrexia* , les Latins *quies, infebricitatio, intervallum lucidum* , le temps dans lequel la fievre ceſſe tout-à-fait , & celui qu'il y a d'un accès à l'autre s'appelle *intermiſſion* ; elle differe de la *rémiſſion* par l'abſence entiere & totale de la fievre, au lieu que dans la rémiſſion , elle ne fait ſimplement que diminuer.

On

On nomme *type* l'ordre que gardent les accès ou les paroxyſmes. Par exemple, le type de la quotidienne, de la tierce, de la quarte, eſt que leurs accès ou leurs paroxyſmes reviennent tous les jours, tous les trois jours, &c. Le type de la fievre quarte eſt très-régulier ou facile à déterminer, il l'eſt moins dans les tierces, & encore moins dans les rémittentes, qui ſont beaucoup moins *typiques.*

C'eſt le type qui détermine les caracteres génériques des intermittentes & des rémittentes, de maniere cependant que l'on rapporte l'eſpece donnée au genre du type duquel elle approche le plus.

On appelle fievres intermittentes celles qui reviennent & qui ceſſent pluſieurs fois en moins de quinze jours, & qui ceſſent entiérement dans les intervalles.

On confond ſouvent les rémittentes avec les intermittentes lorſqu'elles ſont malignes, parce que dans les intervalles des paroxyſmes, le pouls non-ſeulement eſt ſemblable à celui des perſonnes ſaines, mais quelquefois même, moins fréquent, comme dans les hémitritées, les tierces continues, les fievres épiales, &c. on ne doit point juger de la fievre par la seule fréquence du pouls, vu que dans la fievre continue maligne, qui est une maladie très-dangereuse, le pouls est le même que dans l'état de santé, & même moins fréquent, quelque forte que soit la fievre.

L'accès comprend très-souvent deux temps, savoir celui du *froid* ou du frissonnement, & celui de l'*effervescence*, ou de la chaleur, & se termine pour l'ordinaire par la *sueur*. L'*intermission* est le temps qui s'écoule entre la sueur du dernier accès & le frissonnement de celui qui le suit.

Je n'admets aucune intermittente maligne, parce que celles qui paroissent intermittentes, & qui sont malignes, n'ont aucun intervalle lucide dans lequel la force du pouls, respectivement à la force des membres, soit la même que dans l'état de santé, ou parce que le pouls étant le même quant à la fréquence que celui d'un sujet sain, la foiblesse des membres est plus grande que dans les intervalles des vraies intermittentes. C'est ce qui fait que je renvoie les fievres malignes qui ont l'apparence des intermittentes aux fievres putrides malignes, aux tierces, aux quartes continues.

La *malignité* des maladies confiste dans la faculté nuifible des principes phyfiques, & non point dans celle des mécaniques. On la confidere encore comme une matiere maligne, deftructive, venimeufe, qui, en telle petite quantité qu'elle foit, eft capable, par fes forces phyfiques, & fouvent cachées, de caufer les changemens les plus nuifibles dans l'économie animale.

Mrs. *Chirac* & *Sylva* ne reconnoiffent aucune malignité dans les fievres, & attribuent les phénomenes que l'on prétend communément être produits par des miafmes venimeux, à l'obftruction des vaiffeaux de la fubftance corticale du cerveau, laquelle empêche la fecrétion du fluide nerveux. Quoique cette théorie foit fondée fur les principes de la Mécanique, & qu'elle ait lieu dans les maladies inflammatoires du cerveau, de même que dans les maladies foporeufes, il n'eft pas moins certain que les effluves, les miafmes qui s'exhalent des corps putréfiés, venimeux, méphitiques, qui paffent dans le corps humain, ou qui s'y engendrent, peuvent occafionner quantité de changemens mortels qu'on ne fauroit expliquer, par des principes mécaniques, ainfi qu'on en a des exemples dans les maladies épidémiques, dans celles des camps, & dans la pefte, fur-tout dans les fievres continues & les tierces malignes.

Peut-être ces miafmes détruifent-ils la force électrique du fluide nerveux, car l'on fait que les vapeurs méphitiques, la fumée du charbon produifent cet effet, & de là vient cet abattement fubit des forces. Peut-être encore irritent-ils par leur qualité arfénicale les fibres nerveufes, & produifent-ils des éréthifmes funeftes. Peut-on expliquer par des principes mécaniques la force deftructive de l'aconit, des cantharides, des œufs du brochet, la vertu narcotique de l'opium?

Il y a deux principes dans les fievres dont dépend la violence de la maladie, favoir, la force de la nature, laquelle excite une effervefcence fébrile d'autant plus violente, que cette force eft plus grande; on la connoît à la force

& à la fréquence du pouls ; & la force de la malignité de la matiere morbifique, dont on juge par la foibleffe des membres & du pouls, par l'anomalie, la confufion, la rapidité & l'inconftance des efforts, favoir, par les cardialgies, les fyncopes, les délires, les convulfions, l'affoupiffement, &c.

Il ne s'enfuit pas de ce que j'admets une malignité dans les maladies, qu'on doive toujours combattre la matiere nuifible avec des cordiaux, des alexitaires, des bézoardiques, fans ufer de beaucoup de précaution ; car cette conféquence, comme l'obferve *Sydenham*, a plus nui au genre humain, que l'invention de la poudre à canon. Il s'enfuit feulement qu'on doit la corriger ou l'évacuer, felon que les circonftances exigent l'un ou l'autre, & que l'expérience nous le confeille.

De ce que plufieurs maladies font caufées par une matiere morbifique nuifible, il ne s'enfuit pas qu'elles foient toutes malignes ; on ne doit appeller telles que celles dans lefquelles les fymptomes d'une matiere venimeufe & prédominante, ou d'une nature dérangée, tiennent le deffus, comme

dans la fievre continue maligne, &
dans la plupart des rémittentes. Les
intermittentes, dit *Hippocrate*, n'ont
rien de dangereux, c'eft-à-dire, qu'elles ne font point auffi dangereufes que
les rémittentes & la plupart des continues; car comme la nature ceffe d'agir
dans les intervalles, qu'elle n'eft point
opprimée, mais entiéremerît libre, comme cela paroît par le rétabliffement des
fonctions de l'ame & du corps, il s'enfuit que le danger eft moindre, ou qu'il
y a moins à craindre de la qualité de
cette matiere, que des efforts continuels de la nature.

La nature dans la conduite de toutes
les actions vitales, & qui ne dépendent
point de la volonté, fait fuccéder alternativement le repos au travail, & n'a-
git que par intervalles périodiques; cela
paroît par le cœur, qui bat une fois
par feconde, par le mouvement de la
refpiration, qui fe réitere vingt fois par
minute, par l'expulfion des excrémens,
par le fommeil, qui ne vient qu'une
fois toutes les nuits, par la mixtion, qui
fe fait deux ou trois fois, par l'éjection
de la femence, par l'écoulement des
menftrues, &c. lefquels montrent ma-

nifeftement les efforts périodiques de la nature. Il n'eft donc pas étonnant que dans le cas où il y a une matiere morbifique cachée dans les vaiſſeaux ſanguins, elle répare ſes forces par in-tervalles.

Tous les Théoriciens s'attachent à expliquer d'une maniere mécanique, les divers accès périodiques des mala-dies ; mais qu'ils commencent par re-chercher d'où vient que les Artiſans ſont maîtres de leur temps, agiſſent par in-tervalles ; d'où vient que les Tailleurs de pierre, les Forgerons, les Labou-reurs, les Rameurs, lorſqu'ils ne cou-rent aucun danger, ſe ſervent de leurs mains, de leurs pieds, de leur tronc alternativement, & dans des périodes plus longs ou plus courts, & ſe repoſent par intervalles pour dormir, prendre leurs repas, &c. Après avoir expliqué ces actions périodiques, ils explique-ront avec la même facilité les actions naturelles ; car nous agiſſons de même, ſoit que nous le ſachions ou que nous l'ignorions, parce que la puiſſance mo-trice n'eſt pas la même que la faculté intelligente.

Il y a deux ſortes de cure des maladies intermittentes; favoir, la *palliative*, qui arrête & fufpend les efforts de la nature, & la *radicale*, qui détruit ou corrige la matiere morbifique, qui détermine ces efforts fébriles. Celle-ci eft la plus fûre, & l'on ne doit employer l'autre, qu'après avoir fait précéder la radicale. Cependant lorfque le befoin l'exige, on peut commencer par la palliative, laquelle confifte à mêler les narcotiques avec le quinquina.

La cure radicale varie, felon la diverfité de la matiere morbifique, & felon le principe procatartique & proégumene de l'intermittente, laquelle peut être caufée par une paffion violente; par exemple, par le défir, la crainte, &c. L'obfervation nous apprend qu'il furvient quelquefois des fievres intermittentes, fans qu'il y ait aucun vice dans le corps; il fuffit fouvent pour les faire ceffer, de rendre à l'efprit fa premiere tranquillité par le fommeil, le repos, ou même d'éviter une paffion contraire, comme nous en avons un exemple dans les payfans, qui menent une vie fobre, dans le hoquet & dans les hémorrhagies légeres.

Mais lorfque l'accès eft caufé par le froid, comme la chaleur fébrile qui lui fuccede, réfout le fang que le premier a épaiffi, & que la fueur chaffe au dehors la matiere de la perfpiration, la nature feule remédie à cette maladie.

Lorfqu'il y a des matieres étrangeres dans le corps, elles font dans les premieres voies ou dans les fecondes, ou dans les troifiemes; & dans ce cas, la Médecine doit venir au fecours de la nature. C'eft pourquoi, fi les premieres voies font infectées d'un mauvais fuc, ce que l'on connoît aux naufées, à la faleté de la langue, à la puanteur de l'haleine, à la pefanteur des entrailles, au dégoût, il faut évacuer les premieres voies avec un émétique, un cathartique, un lavement, des boiffons délayantes & par la diete; commençant par la faignée, fi les fujets font jeunes & pléthoriques, afin que les remedes produifent plus d'effet. La plupart des fievres intermittentes, fur-tout des tierces, cedent à la méthode que je viens d'indiquer. A l'égard des fievres bilieufes, on les guérit avec des rafraîchiffans, les acides, les chofes qui corrigent l'acrimonie alcalefcente, telles

Cc v

que les limonades, les émulsions, lesquelles produisent de très-bons effets dans les sujets bilieux, & d'un tempérament ardent, sur-tout en été; quoi qu'en disent les Disciples de Sylvius, lesquels prétendent que les acides coagulent le sang, & causent des fievres intermittentes.

S'il s'amasse dans les vaisseaux un sang bouillant, salin, visqueux, bilieux & nuisible à la nature; comme ce seul principe suffit souvent pour exciter des fievres continues, il faut avoir recours aux remedes usités dans ces sortes de fievres, réitérer les saignées, & prescrire au malade un régime sévere, indépendamment des remedes que l'on juge propres à corriger ces vices du sang.

Les fievres intermittentes chroniques paroissent être causées par une matiere morbifique, moins disposée à la putréfaction, plus visqueuse & sans acrimonie, laquelle se fixe dans les arteres & les veines capillaires, où elle retarde la circulation du sang; mais quand même elle la retarderoit encore davantage, ce n'est qu'après un longtemps qu'elle peut mettre la vie en danger.

Je reconnois le même vice dans toutes les fievres intermittentes aiguës ,
mais ou plus léger, ou compliqué de
vices plus confidérables, dans les rémittentes. On voit par ce que je viens
de dire, d'où vient que la contraction
fpafmodique des membranes , fur-tout
de la peau , précede la chaleur de l'accès ; car comme le fang a peu de force
dans les vaiffeaux capillaires des membranes & des vifceres , & que fon
cours ne peut s'accélérer, qu'il n'ait
été diffous & atténué, il faut néceffairement que cette contraction fpafmodique produife cet effet fur la matiere
morbifique, qu'elle la comprime & la
pouffe dans les veines contiguës, afin
que le cœur & les arteres agiffent fur
elle, l'atténuent & la diffolvent avec
plus de force. Cette contraction ne
peut avoir lieu, à moins que les forces
n'augmentent , & que le fluide nerveux ne fe diftribue en plus grande
quantité dans toutes les membranes ,
& dans tous les mufcles cutanés, d'où
s'enfuit l'affoibliffement de celles du
cœur; & de là vient que le pouls eft
foible & intermittent dans le friffon de
la fievre, tandis que les parties externes.

font agitées de convulfions; & l'on s'eft affuré par un grand nombre d'expériences, que le froid que reffent le malade eft occafionné par le tranfport du fang de la circonférence dans les veines, & de celle-ci dans le cœur, ce qui n'auroit pas lieu fans cette contraction fpafmodique des membranes. Le paffage du calcul biliaire dans le conduit cholédoque, l'introduction de la fonde dans la veffie, l'irritation que caufe la derniere goutte d'urine dans l'uretre, dans la dyfurie, caufent fouvent un froid très-aigu, quoique les parties que le malade trouve froides, paroiffent aux affiftans conferver leur chaleur naturelle, ainfi que je l'ai fouvent obfervé dans les paroxyfmes de la fievre épiale.

Il y a tout lieu de croire que le trop long féjour d'un fang féreux, appauvri dans les vaiffeaux capillaires, fur-tout dans les cachectiques, dans les filles opilées & qui ont des obftructions, dans ceux qui boivent de l'eau boueufe, &c. affoiblit le reffort de ces petits vaiffeaux; & que c'eft là le principe proégumene de ces fievres, lequel ne peut être détruit par les forces de la

nature, ni par les efforts fébriles ; &
dans ce cas, le Médecin a deux moyens
à prendre pour guérir ces fievres intermittentes.

Le premier, indépendamment des
remedes généraux, est de rétablir le
ton des vaisseaux avec des remedes
martiaux, amers, stomachiques & astringens, du nombre desquels font le
quinquina, la cascarille, la noix de
galle, la gentiane, la petite centaurée,
les eaux minérales, ferrugineufes, &c.
Le fecond eft de corriger le vice de
ces fluides par les mêmes remedes,
foit que ce vice foit fimple, & qu'il
confifte dans la denfité & la vifcofité,
comme plufieurs le croient, foit qu'il
foit compliqué de quelque penchant à
la putréfaction, mais éloigné ; d'où
vient, peut-être, que les antiféptiques,
tels que la camomille, le quinquina,
font des fébrifuges, & qu'ils produifent
de très-bons effets, étant mêlés avec
d'autres antiseptiques falins, tels que
la crême de tartre, le fel ammoniac.

On doit employer la faignée dans
l'effervefcence de la fievre, & les cathartiques immédiatement après l'accès,
l'effet en eft beaucoup plus fûr ; à l'égard

du quinquina, il n'a lieu que dans l'intermiffion. La diete doit être d'autant plus févere, que les accès font plus longs & plus fréquens, la maladie plus récente, & les forces du malade plus grandes. La quotidienne & la tierce double exigent le même régime que les fievres aiguës, du moins les premiers jours. La tierce fimple, & à plus forte raifon la quarte, exigent une diete médiocre; on peut quelques jours après l'accès accorder quelque nourriture folide au malade, & même lui permettre le vin; mais l'eftomac doit être vuide dans le temps de l'accès, de peur que la nature étant obligée de vaquer à la digeftion & à la fievre, ne fe fatigue trop.

J'ai éprouvé que rien n'eft meilleur pour chaffer la fievre, que de prendre deux ou trois fois par jour un mélange compofé d'une drachme de graine de panais, & de demi-drachme de coque d'œuf calcinée & réduite en poudre.

Prenez deux fcrupules de fel poly-crefte, un fcrupule de fel ammoniac; mêlez le tout, donnez-en deux ou trois fois par jour au malade, & faites-lui boire par-deffus une infufion de fleurs de camomille, ou de petite centaurée, ou de trefle fibrin ; ou bien prenez de la conferve de creſſon d'eau, ou de telle autre plante antiſcorbutique 4 onces.

IX. *Fievre Quotidienne, Quotidiana ;* en Grec, *Cathemerinos pyretos.* L'adjeċtif de quotidienne eſt inepte ; il vaudroit mieux l'appeller *Catemerina*, de même qu'on appelle la tierce *Tritæus.*

C'eſt un genre de fievre intermittente, dont les accès reviennent tous les jours, & ſe reſſemblent.

Elle differe de la tierce double, dont les accès reviennent pareillement tous les jours, en ce que dans la premiere les accès ſont les mêmes, non point tous les jours, mais de deux jours l'un. La fievre quotidienne eſt rare ; la double tierce eſt beaucoup plus fréquente.

La quotidienne ſubintrante, ou dont les accès durent environ vingt-quatre heures, ne peut être regardée comme une fievre intermittente, mais plutôt comme une quotidienne continue. Celle qui eſt double, ou dont l'accès revient

deux fois par jour, appartient aux rémittentes, vu qu'il n'y a point d'intermiffion fenfible entre les accès; à plus
forte raifon la triple, dont parle *Prime-*
rofe, vu, felon lui, qu'elle eft compliquée de quartes & de tierces. Les Ga-
léniftes l'ont attribuée à la pituite, &
en ont donné l'hiftoire conformément
à l'hypothefe qu'ils ont adoptée.

1. Quotidenne fimple, Quotidienne
légitime ; *Quotidiana fimplex*, *Quoti-*
diana legitima, Brendel, Sennert, *cap.*
18. de febrib. P.

Elle eft fort familiere aux enfans &
aux fujets affoiblis, fur tout dans le
printemps. Les premiers accès reviennent ordinairement le matin, à l'heure
que le malade a coutume de déjeuner,
le friffonnement & la chaleur font mé-
diocres ; l'accès ne dure pas plus de
dix-huit heures. Cette maladie duroit
plufieurs mois avant la découverte du
quinquina.

Elle differe de la quotidienne continue catarrhale par l'intermiffion qui
eft totale, & en ce que les accès reviennent le matin & non point le foir,
comme dans la catarrhale. *Brendel* en
a obfervé plufieurs de vraies dans les

enfans au commencement du printemps dans l'année 1750. J'en ai vu moi-même plusieurs, & c'est pourquoi l'on ne doit point écouter ceux qui nient l'existence de la quotidienne.

2. *Quotidiana deceptiva; Febris sub-continua* Torti, *pag.* 199. *Febris subin-trans* Auctorum.

C'est une vraie fievre quotidienne continue putride, qui joue long-temps le malade & le Médecin sous le masque de la quotidienne, comme *Syden-ham* nous en avertit, & qui est fréquente. Elle ne vient pas toujours le matin, & elle se manifeste par la lassitude & la saleté de la langue. Tandis que le malade se plaint du froid, il arrive souvent que le Médecin le trouve très-chaud. L'intermission & le type sont très-obscurs; il importe beaucoup de ne point s'y tromper, d'employer les mêmes remedes que pour le synochus & la quotidienne continue, de s'abstenir long-temps du quinquina, & de réitérer les saignées & les cathartiques. *Voyez la tierce fausse de Sydenham.*

3. Quotidienne hystérique; *Quoti-diana hysterica* Benjam. Scarff. *miscell. cur.* P.

J'ai observé plusieurs fois cette espece dans des femmes hystériques, dans lesquelles elle se manifestoit le soir, & non point le matin par un léger frisson accompagné de bâillement & de pendiculation, qui étoit suivie d'une chaleur légere, sans aucune sueur notable.

Le pouls, dans cette fievre est serré, l'urine copieuse, lympide.

4. Quotidienne épileptique; *Quotidiana epileptica*; Essais d'Edimbourg, *tom. 5. art. 49. pag. 138.* P.

C'est une fievre dont tous les accès font compliqués d'un paroxysme d'épilepsie. Jean Rhenish avoit depuis six mois une fievre intermittente; ayant eu une longue insomnie, pendant laquelle il s'imagina voir un serpent qui venoit à lui, il fut depuis attaqué tous les jours à la même heure que la fievre avoit coutume de le prendre, d'un accès d'épilepsie, lequel commençoit par un mouvement convulsif dans les pieds, qui lui faisoit battre la terre malgré qu'il en eût. Ces convulsions gagnent peu à peu la tête, & lui font perdre connoissance. Il pousse des hurlemens horribles, son ventre & sa poitrine se dilatent & se refferrent tour à tour à un point extraordinaire.

Pendant que l'accès dure, il a le pouls plus élevé & plus fréquent, le vifage enflammé, les yeux hors de la tête, & après qu'il a ceffé, il reffent des douleurs dans les entrailles, il a la langue humide & une fuppreffion d'urine.

Voyez la cure & la guérifon de cette maladie dans l'endroit cité.

5. Quotidienne fciatique; *Quotidiana ifchiadica*, Effais d'Edimbourg, *tom.* 6. *pag.* 143. D. Bagné. P.

Une femme en couche, fujette depuis long-temps à des fievres intermittentes, & qui vivoit dans un canton marécageux, avoit des douleurs dans l'ifchion, qui revenoient tous les jours à la même heure aux environs du vafte externe, accompagnées d'une chaleur fébrile, qui fe terminoit par des fueurs, après quoi elle fe trouvoit en état de vaquer à fes fonctions ordinaires. On la fit vomir & purger; on lui fit prendre enfuite du quinquina auquel on avoit affocié l'élixir de vitriol, avec des anti-fpafmodiques. Enfin l'application d'un large véficatoire fur la partie affectée décida la convalefcence.

6. Quotidienne céphalalgique; *Quo-*

tidiana cephalalgica, M. Donati, *l. 3. P.*

Elle differe de la céphalalgie fébrile par les signes de la fievre , tels que le friffon & la chaleur, qui reviennent tous les jours. On la guérit cependant de même. *Voyez* Morton, *de febre hemicraniam fimulante, cap. 9.*

7. Quotidienne néphralgique ; *Quotidiana nephralgica*, Morton, *Pyretol. cap. 9. hift. 28.* A. P.

C'eft une fievre journellement compliquée d'une colique rénale, dont on peut voir la cure dans l'Auteur cité.

8. Quotidienne foporeufe ; *Quotidiana foporofa* Mocha, *confil. 48. fol. 71.* eft-ce la même que celle dont parle Morton, *Pyretol. cap. 9. hift. 26* ? ou une tierce carotique double ? A. P.

Charles Pifon l'a obfervée deux fois; l'accès revenoit tous les jours à midi avec un affoupiffement profond ; l'urine de fes deux malades reffembloit à du verre fondu, *obf. 174. de morbis à colluvie ferofa.*

9. Quotidienne catarrhale ; *Quotidiana catarrhalis*, Trincavell, *lib. 3. conf. 18. & confil. 21.* Zechius, *conf. 22.*

Elle commence tous les foirs par le froid; mais y a - t - il intermiffion le matin ?

10. Quotidienne partielle ? *Quoti-diana partialis*, Cnoffelii, *Collect. Academic. tom. 3. pag. 166.* P.

Cette fievre n'affecte qu'une seule partie du corps.

Martin Genger, Bourgeois de Marienbourg, eut pendant sept semaines le bras extrêmement froid à sept heures du soir; à huit heures ce froid étoit compliqué d'un tremblement dans les mains & dans les doigts ; trois heures après il sentoit dans le même bras une chaleur brûlante. Il se portoit d'ailleurs fort bien, excepté que ce froid étoit précédé d'un vomissement, de douleurs dans l'hypocondre & dans la mamelle du même côté.

On guérit cette fievre avec les remedes ordinaires. *Act. Acad. nat. cur. ann. 1673. obs. 205.*

11. Quotidienne compliquée de strangurie ; *Quotidiana stranguriosa*, Hug. Gouraigne Docteur en Médecine.

L'Auteur qu'on vient de citer a vu une fievre, dont l'accès, qui revenoit tous les jours, étoit compliqué d'une suppression d'urine, & après qu'il avoit cessé, elle reprenoit son cours ordinaire. Indépendamment des remedes

généraux, on employa les laxatifs &
les émolliens, qui produifirent un très-
bon effet.

X. FIEVRE TIERCE, *Tertiana;* en Grec, *Tritaios;* les Galé-niftes l'appellent *Intermittente, Bilieufe.* Les malades font appellés *Tertianarii.*

C'eft un genre de fievre intermittente dont les accès femblables fe répondent mutuellement de deux jours
l'un, ou une fuite d'accès, dont les
accès femblables reviennent environ
tous les trois jours.

La tierce double differe de la quotidienne, en ce que les accès de la tierce
fe répondent, non point tous les jours,
mais de deux jours l'un, eu égard à
l'heure & à la maniere dont ils viennent; de la quarte triple, en ce que
dans la quarte l'accès du lundi eft femblable à celui du jeudi, à celui du Dimanche, & ainfi de fuite; d'ailleurs
la tierce eft beaucoup plus fréquente
que la quotidienne.

Les urines couleur de brique font
un bon figne des fievres intermittentes
cachées.

1. Tierce légitime ; *Tertia legitima*, Sennert. *de febrib. cap. 17. lib. 2.* Nenter. *tabul. 153.* P.

C'eſt le nom qu'on donne à une fievre dont l'accès ne dure pas au-delà de douze heures ; il vient le matin entre neuf & onze, la quotidienne vers les ſept heures : *Celſe* l'appelle hémitritée.

Elle eſt très-fréquente dans le printemps & dans l'été ; la bâtarde regne dans l'automne.

Le froid dans la tierce eſt intenſe, & accompagné d'un tremblement & d'un grincement de dents, auquel ſuccedent une chaleur âcre & mordicante, une reſpiration fréquente, la ſoif des liqueurs froides, l'inſomnie, la céphalalgie, & quelquefois le délire : les urines ſont rouſſâtres, & après l'accès d'une couleur de citron foncée : les jeunes gens d'un tempérament bilieux, & qui font beaucoup d'exercice y ſont extrêmement ſujets. Elles ſe terminent, ſuivant Hippocrate, dans ſept périodes, lorſqu'on les abandonne à la nature. *Sydenham* croit que la ſomme de tous les accès va à quatorze jours, lorſque ce ſont des fievres d'automne, ſou-

vent le friſſonnement dure plus de demi-heure, il eſt compliqué de vomiſſement ; l'accès dure pour l'ordinaire
depuis ſix heures juſqu'à douze, le déclin de l'accès amene la ſueur, & celui
de la maladie la diarrhée.

Cure. Le malade n'uſera pendant quelques jours que de bouillons & d'eau
panée ; on le ſaignera, à moins qu'il
ne ſoit dans un âge trop jeune & trop
avancé ; & même on réitérera la ſaignée dans l'accès, ſi la néceſſité le requiert. Le lendemain de l'accès, on le
purgera à l'ordinaire, on laiſſera paſſer
un ſecond accès, après quoi on le purgera de nouveau. Lorſqu'on verra la
fievre diminuée, ou par la diete, ou
par les efforts de la nature, on en vien-
dra au quinquina, & l'on en donnera
une drachme en ſubſtance au malade
toutes les quatre heures hors de l'accès,
tant la nuit que le jour, juſqu'à ce que
la fievre ait ceſſé ; après quoi on ne lui
en donnera plus que deux fois par jour
pendant ſept jours, & enſuite une ſeule
fois pendant les ſept autres, ou même
de deux jours l'un.

Les variétés de cette eſpece ont été
obſervées par *Balloni* & *Ramazzini* ;
ſavoir,

favoir, la quotidienne *gaftrique*, & la quotidienne *veineufe*. Balloni, *lib. 2. epidem. ann.* 1575. en été, appelle *gaftriques*, celles qui font occafionnées par les faburres des premieres voies, & on les connoît à la faleté de la langue, à la puanteur de l'haleine, & à plufieurs autres fignes, & l'on doit les guérir avec des cathartiques réitérés, & non point avec la faignée. Les *veineufes*, font celles qui font caufées par la phlogofe du genre nerveux, & on les connoît aux fignes de la pléthore émue. On les guérit par la faignée.

2. *Tertiana fpuria*, Sennert, *lib. 2. cap.* 17. Nenter, *tabul.* 153. *cap.* 26. *Tertiana extenfa* de quelques-uns ; *Tertiana fubcontinua* Juncker , *tab.* 79. Tierce bâtarde. P.

La dénomination de cette efpece eft fauffe & vicieufe, c'eft à regret que je l'emploie. On appelle ainfi celle qui fe manifefte par un froid léger & paffager, auquel fuccede une chaleur intenfe fort longue ; elle dure douze ou vingt heures, & elle eft accompagnée de la féchereffe de la langue, de maux de tête. Le malade ne fue point, ou au cas que les fueurs furviennent, elles

Tome II. D d

font peu abondantes, & ne procurent aucun foulagement. Les accès changent aifément de type. La durée de la maladie s'étend au-delà de fept accès, elle eft fréquente dans le mois de Juillet ; il y a rémiffion totale après le quatrieme ou le cinquieme accès, & elle fe change en tierce continue ; ce que l'on prévoit, lorfque l'intermiffion eft courte, imparfaite, que l'accès n'eft fuivi d'aucune fueur, ou qu'elle ne procure aucun foulagement, de forte que le malade a peine à quitter le lit.

On doit attribuer cette efpece, ou aux faburres des premieres voies, & il faut les évacuer avec des cathartiques, ou à la chaleur affidue du lit & du régime, ou aux fudorifiques. Dans le premier cas, on purgera le malade autant qu'il le faut, après quoi on lui donnera le quinquina : dans le fecond, le quinquina n'eft d'aucune utilité. *Voy. Tritæophya deceptiva.*

3. Tierce pétéchiale ; *Tertiana petechialis,* Marcelli Donati ; eft-ce la tierce fcorbutique de *Wedelius ?*

Elle paroît être une variété de la bâtarde, laquelle, comme l'obferve *Juncker,* eft compliquée de pétéchies, à caufe que le fang fe trouve échauffé par la chaleur du régime & des remedes. C'eft à ceux qui l'ont obfervée à voir fi elle appartient à la tierce continue.

Cette efpece eft rare chez nous, mais non point dans l'Allemagne.

Les douleurs nocturnes, les taches livides des gencives, la puanteur de l'haleine, indiquent une matiere fcorbutique, qu'il faut détruire avec le fuc de creffon d'eau & le quinquina.

4. Tierce pleurétique; *Tertiana pleuritica*, Valefii, *in epidem. lib. 1. fect. 3. pag. 30.* Pleuréfie intermittente; *Pleuritis intermittens.* A. P.

J'ai vu une vraie pleuréfie, accompagnée de tous les fignes pathognomoniques, laquelle étoit pourtant intermittente, de maniere que le malade avoit la pleuréfie de deux jours l'un, & paroiffoit enfuite fe bien porter. Il regne actuellement à Montpellier au mois de Mai 1760 une fievre tierce, laquelle, après le troifieme accès imite la pleuréfie, étant accompagnée d'un point de côté & de la difficulté de refpirer, & la fievre d'intermittente qu'elle étoit, devient rémittente. Le fang eft

pleurétique , & on la guérit par l'ufage
de la faignée & des cathartiques doux.

5. Tierce arthritique ; *Tertiana arthri-*
tica , Raim. Fortis. P.

Cette efpece étoit occafionnée par
la fuppreffion des hémorroïdes. *Mor-*
ton Pyret , *cap. 9. hift.* 22. fait la defcription d'une tierce rhumatifmale.

6. *Tertiana afthmatica* , Bonet *Po-*
lyalth. P. Tierce afthmatique.

C'eft une fievre dont tous les accès
font compliqués d'une grande difficulté
de refpirer ; elle attaque les afthmati-
ques. La fievre n'eft ni aiguë, ni continue , comme dans la péripneumonie.
On la guérit par l'ufage conjoint des
fébrifuges , des béchiques & des diurétiques.

7. Tierce émétique , *Tertiana emeti-*
ca. Voyez *Willis* , *obferv. de febre tertia-*
nâ , *cap.* 4. Morton , *Syneches vomitum*
fimulans , *&c.* P.

Un jeune Gentilhomme d'un tempérament bilieux, fut attaqué d'une fievre tierce , dans le paroxyfme de laquelle il rendoit par la bouche une
grande quantité de bile jaune & verdâtre ; à ces fymptomes fe joignoient
une forte cardialgie , une chaleur &

une soif si ardentes, qu'il se trouvoit pendant plusieurs heures dans un abattement extrême. Chaque paroxysme de cette espece est compliqué d'un vomissement, ou bilieux, comme le cas de *Wedelius*, ou pituiteux, comme dans les malades que j'ai vu.

Willis prescrivit à son malade de la tisane d'orge, il le saigna deux fois dans l'accès, il lui fit prendre tous les soirs de la conserve de roses avec un scrupule de diascordium, & le matin, du sel d'absynthe dans du jus d'oranges. Comme les vomitifs l'incommodoient, il le purgea avec une infusion de séné, de rhubarbe, de santal citrin avec le sel d'absynthe ; & il lui appliqua aux carpes un épitheme fébrifuge. Lorsque le vomissement est pituiteux, visqueux, & qu'il revient tous les trois jours avec la fievre, & que les remedes ne produisent aucun effet, il faut en venir aux eaux de Balaruc, qu'il faut boire le jour qu'il y a intermission.

Il est faux que l'émétique soit nécessaire dans la fievre tierce ; vu, comme l'observe *Willis*, que les émétiques & les cathartiques que l'on avoit pris par précaution, l'ont souvent excitée ; il n'eſt pas même ſûr de les employer, lors même qu'ils ſont indiqués.

Manget fait mention, *dans ſa Biblio-theque pratique*, d'une tierce émétique, compliquée de ſueur, laquelle devint épidémique en 1657.

Foreſtus parle d'une tierce iliaque, compliquée d'un vomiſſement opiniâ-tre, de coliques & de conſtipation.

La tierce compliquée du cholera morbus, dont parle *Morton*, *pyret. cap. 4. pag. 33.* eſt de la même eſpece. *Guill. Piſon* fait beaucoup de cas de la limonade ordinaire cuite, & veut qu'on en donne deux fois par jour à ceux qui ſont attaqués de ces tierces. Elle arrête le vomiſſement, elle dimi-nue l'accès, & provoque la ſueur.

8. Tierce hyſtérique; *Tertiana hyſ-tericâ*, Wedelii, *ephemer. nat. cur. ann. 2. Tierce hypocondriaque*, du même. P.

C'eſt celle qui eſt compliquée tous les trois jours d'un paroxyſme hyſtéri-que, ſur-tout de froid, de bâillement, de cardialgie, de nauſées, de terreur, & de l'abattement d'eſprit. On la gué-rit par l'uſage des apéritifs & des anti-hyſtériques mêlés avec le quinquina.

9. Tierce ſcorbutique; *Tertiana ſcor-*

butica , Ettmuller *de febrib. pag.* 194.
Balthazar. Timæi. *caf.* 15. *lib. 8. Tertiana
Danica* Bartholin. *Erratica* Auctorum. P.

On la connoît 1°. à fon anomalie ;
fes périodes varient extrêmement, car
tantôt ils anticipent, & tantôt ils retardent ; 2°. elle eft très-opiniâtre, & à
moins qu'on ne détruife le levain fcorbutique, elle revient jufqu'à fept fois ;
3°. aux douleurs lancinantes que l'on
fent tant dans le friffon que dans la chaleur, & qui font vagues ; 4°. les fables
font rouges & friables, & tiennent aux
parois du baffin ; 5°. ou bien les urines
ont un fédiment épais, abondant, femblable à du fon éparpillé, & teint d'une
couleur approchante de celle du fang.

On doit donc employer pour la guérir des remedes antifcorbutiques, tels
que les bouillons amers, d'où l'on paffe
au quinquina, après avoir auparavant
purgé le malade. Les remedes dont on
fait le plus de cas font l'abfynthe, le
marrube, le chardon bénit, la petite
centaurée, la tormentille, la tertianaire,
la reine des prés, le piffenlit, la fume-
terre, le creffon d'eau, la petite jou-
barbe &c. *Voyez* Ettmuller *pag.* 198.

10. Tierce carotique ; *Tertiana caro-*

D d iv

rica Werlhof. *obferv. de febrib.* Ramaz-zini *conft. epid. pag.* 228. *Apopleclica* Morton. *cap.* 9. *hift.* 25. P.

C'eft cette efpèce dont *Werlhof* a donné un traité, & qui le cinquieme jour, c'eft-à-dire, au troifieme accès, jette le malade dans un carus, ou dans une apoplexie fouvent mortelle. J'ai donné fes fignes à l'article de la tierce continue apopleclique, & je donnerai fa cure lorfque je traiterai du carus fé-brile. *Voyez* Morton *pyretol. pag.* 99. *de Tertianâ apopleclica*, dans laquelle il emploie le quinquina, de même que *Werlhof.*

Riviere, *obf.* 2. *pag.* 79. prétend qu'elle eft de deux efpeces. Elle paroît, de même que la premiere, d'une efpece différente. *Voyez* Charles Pifon, *obf. de febrib. pag.* 468. Il eft fouvent très-difficile de ne point confondre la tierce continue double foporeufe avec la tierce double foporeufe.

11. Tierce caufée par la gale; *Tertiana ab fcabie.* Juncker, *tab.* 79. *pag.* 249. P.

Cette fievre furvient après une gale répercutée, & elle ceffe dès qu'elle revient. Il y a auffi une quarte caufée par le même principe. Nenter , *de quartana.*

12. Tierce accidentelle ; *Tertiana accidentalis. Voyez* Sydenham , *cap. 5. pag. 53.* P.

Elle eſt cauſée par les erreurs que l'on commet dans l'uſage des choſes non naturelles , comme la nourriture, la boiſſon, l'air &c. Ces ſortes de fievres n'ont point d'état ni d'habitude fixe , & ceux qui en ſont atteints , en guériſſent ſouvent ſur le champ.

Tierces doubles.

Elles different de la quotidienne & de la quarte triple , en ce que les accès , de même que les ſymptomes qui leur ſont propres , ſe répondent mutuellement quant à l'heure , la maniere , la durée , l'iſſue , non point tous les jours , mais de deux jours l'un , de maniere que le premier répond au troiſieme, le ſecond au quatrieme &c. Elles different de la tierce & de la quotidienne continues , en ce que l'intermiſſion eſt totale ; non ſeulement le pouls eſt le même que dans l'état de ſanté, mais le malade ſe leve , & ſent ſes for-

ces presque rétablies , ce qui n'arrive
point dans les intermittentes. Lors cependant que l'intermiſſion eſt courte
ou douteuſe, on les traite comme les
rémittentes. Les tierces triples & qua-
druples de *Primeroſe* , ſi tant eſt qu'elles
exiſtent , ne different point des rémittentes, ſi l'on en excepte la tierce triple de *Brendel*.

13. Tierce double ; *Tertiana duplex*
Sennert. Riviere *obſ. 10, 11. pag. 84.
88. 91. centur. 3. pag. 138.* A. P.

Cette tierce eſt la plus fréquente de
toutes , & pluſieurs la regardent comme une fievre quotidienne , mais on la
connoît en ce que ſes paroxyſmes ſont
les mêmes de deux jours l'un. Elle differe des compliquées ſuivantes en ce
qu'elle n'eſt compliquée d'aucun ſymptome notable ou conſtant , à l'exception du friſſonnement , des nauſées ,
du tremblement , de la céphalalgie, de
la ſoif, à laquelle ſuccede la chaleur,
& enſuite la ſueur, ce qui lui eſt commun avec les autres fievres.

14. Tierce redoublée. *Tertiana du-
plicata* Pientis , Riverii, *obſ. 16. p. 182.*
Amat. Luſit. *cent. 1. pag. 6.* A. P.

Elle a deux accès de deux jours l'un,

favoir, le premier & le troifieme, mais non point le fecond ni le qua-trieme, &c.

15. Tierce triple; *Tertiana triplex*, Brendelii, *m. f.*

C'eft celle qui a deux accès le pre-mier & le troifieme jour, & un feul, le fecond & le quatrieme, &c. Schenc-kius, *lib. 5. obf. 12.* A. P.

16. Tierce épileptique; *Tertiana epi-leptica*, Bonet *in fepulchr. tom. 3. pag. 161.* A. P.

Cette fievre, fuivant *Caldera*, eft compliquée de convulfions à chaque accès, & d'une privation totale de fen-timent, en quoi elle differe de la fpaf-modique, dans laquelle les fens ne font point obfcurcis. Une fille de dix ans avoit tous les jours à dix heures un accès de fievre & d'épilepfie, dont elle fut guérie à l'aide des remedes gé-néraux, comme on peut le voir dans l'endroit cité.

17. Tierce vérolique; *Tertiana fyphi-litica*, Deidier, *obf. 4. de morb. venereis;* Cardan &c. P.

Comme cette fievre eft caufée par un virus vérolique, on ne peut la gué-rir qu'avec le mercure, l'aquila alba,

& autres remedes, femblables de même que la quarte vérolique, *Monro*, *Act. d'Edimbourg*.

M. *Deidier* employoit les frictions mercurielles, & la fievre ceffoit à la troifieme. Le *Dr. Monro* donne tous les jours aux malades fix grains d'aquila alba, pour exciter la falivation.

18. Tierce vermineufe; *Tertia verminofa*, Stifferii, *in act. Helmftad.* A. P.

Cette efpece eft compliquée de fymptomes, qui indiquent des vers cachés dans les premieres voies, tels que la rejection de vers, des vomiffemens acides &c. Celles que j'ai vues étoient des rémittentes & non point des intermittentes.

19. *Tertiana fubcontinua*, Torti *de febrib. pag. 131. fubcontinua malignans* ejufd. *Hiftor. pag. 199.* A. P.

Elle commence comme la tierce, je veux dire qu'au commencement fes accès font diftincts, mais elle eft du nombre des plus pernicieufes, & elle differe des autres par l'obfcurciffement des périodes, & par fa continuité qu'elle acquiert peu à peu. Elle eft fouvent compliquée de quelques uns des fymptomes qui défignent les pernicieufes,

tels que la cardialgie, le cholera morbus,
la maladie noire, les fyncopes, &c.
mais dans un degré moins violent.
Elle fe manifefte par un léger friffon,
& quelquefois même il n'y en a aucun,
elle commence plutôt par la chaleur.
Lorfque la tierce eft double, le premier accès eft plus léger que le fecond,
& à mefure qu'elle avance les accès
font plus forts dans les jours égaux; que
fi elle change de double en fimple, on
doit s'en méfier, un accès foible étant
fuivi d'un autre plus fort. On a lieu de
croire qu'elle fe changera en continue,
lorfque le jour de l'intermiffion on fent
au tact une chaleur mordicante, accompagnée de l'altération du pouls, de la
foif, de la féchereffe de la langue, qui
prouvent que tout fe difpofe à un in-
cendie univerfel. Il en eft de même lorfque l'urine eft peu abondante, rouge
ou de couleur de fafran. On a lieu pareillement de foupçonner la même chofe, lorfque le gofier s'enflamme au
commencement de la maladie, qu'il s'y
forme des aphtes & des ulceres, &
que les premiers accès font compliqués de quelque fymptome dangereux;
il faut en excepter le délire qui fe joint

à l'accès dans le temps que la chaleur regne, & qui se dissipe aisément. Il n'en est pas de même lorsqu'il survient dans une petite fievre douce & qu'il continue dans le temps du déclin.

La fievre étant une fois devenue rémittente, il n'y a plus d'intermission, ce qui fait aisément juger de son mauvais caractere ; & quoique dans le commencement elle ait été intermittente, elle n'est pas exempte de danger, car elle amene avec elle quelque mauvais symptome, de même que les autres fievres malignes qui font au commencement rémittentes ou continues, entr'autres des parotides, un délire continuel, des convulsions, des anorexies, des hydrophobies, ou l'aversion pour telle boisson que ce puisse être, &c.

Cette espéce de tierce ou d'hémitritée est si fréquente, que *Mercatus* l'a sous divisée en plusieurs especes. On ne peut mieux faire que de consulter ce qu'il en dit, *de tertianá perniciosa*, *tom. 2. pag. 395.*

20. Tierce hémiplégique ; *Tertiana hemiplegica*, Werlhof, *de febrib.*

Une Religieuse, qui en étoit attaquée, avoit un accès de deux jours

l'un. Les deux premiers étoient compliqués d'affoupiffement, d'une réfolution des membres d'un côté, de bégayement, & d'une diftorfion de la
bouche du côté oppofé. Ayant été
purgée avec une décoction de quinquina, elle ne reffentit au troifieme accès
qu'un fourmillement & une ftupeur
dans les membres, l'accès ne dura que
fix à fept heures; de forte, comme
l'obferve Chaptal, qu'elle paroiffoit
entiérement guérie.

Torti, *lib. 3. cap. 1.* fait mention
d'une *fievre tierce cardialgique*; voyez à
ce fujet *la quatrieme efpece de cardialgie*;
il parle auffi dans le même endroit
d'une tierce diaphorétique. Voyez *la tierce
continue élode*; il fait auffi mention d'u-
ne tierce compliquée de cholera morbus, lequel accompagnoit chacun des
paroxyfmes; *voyez* la fixieme efpece
de cholera morbus; enfin il décrit dans
le même endroit *une tierce dyffentérique*,
voyez la dix-feptieme efpece de dyffenterie; le caractere de ces fievres eft
fouvent fi caché, que le fymptome qui
accompagne l'accès, eft fouvent regar-
dé comme la maladie principale.

21. Tierce miliaire; *Tertiana milia-*

ris. Voyez *la neuvieme efpece de fievre miliaire.*

22. *Tertiana urticata*, D. Planchon, *Journ. de Méd. Juill.* 1765. *p.* 75. A. P.

Il s'élevoit dans le temps de l'accès des phlyctaines femblables aux piqûres d'ortie, & accompagnées de beaucoup de démangeaifon. Les faignées, l'émétique, les purgatifs & le quinquina diffiperent la maladie.

23. *Tertiana lipyria;* Tierce lipyrie, du Comte *Pauli de Valcarengho,* trèscélebre Profeffeur en Médecine. A.

Ce Profeffeur affure dans fa Differtation qu'il nous communiqua en 1765, qu'il regne dans le pays de Crémone & le Duché de Mantoue, une fievre tierce endémique, tantôt fimple, tantôt double, inconnue dans les autres pays, laquelle eft dans le commencement vraiment intermittente, elle devient enfuite rémittente vers le troifieme ou le quatrieme accès; les accès fe réuniffant alors, elle préfente le caractere d'une fievre lipyrique très-dangereufe, à laquelle on doit appofer promptement le kina délayé dans du vin, dans le temps même que les fymptomes de cette fievre paroiffent, à moins que le

Médecin n'ait prévenu affez tôt ce funefte changement ; cette tierce lipyrique differe de la tritæophie lipyrique, par la diverfité de fon caractere générique. Le malade éprouve dans l'une & l'autre efpece, une chaleur brûlante dans les parties intérieures, tandis qu'il fent un froid glaçant aux parties extérieures. Mais la fievre dans la tritæophie lipyrique, eft rémittente depuis le commencement jufqu'à la fin, au lieu que dans la tierce lipyrique elle eft toutà-fait intermittente les premiers jours, ce que le célebre Profeffeur ci-deffus cité n'avoit pas expofé clairement dans les premieres defcriptions qu'il fit autrefois de cette maladie ; je lui fais un gré infini de la bonté qu'il a eu de me la détailler d'une maniere claire & précife, & de m'en apprendre le traitement.

XI. *Fievre Quarte* ou *Quartaine*, *Quartana* ; en Grec, *Tetartaios : Febris quartana*, des Auteurs.

C'eft un genre de fievre intermittente dont les accès reviennent tous les quatre jours inclufivement, ou une

fuite d'accès qui font les mêmes tous
les quatriemes jours.

Les malades font appellés *Quarta-*
narii.

1. Quarte légitime ; *Quartana legi-*
tima, Sydenham, *feb. intermitt. p.* 50.
L. P.

Cette fievre regne en automne : elle
eft ou fimple, je veux dire, qu'elle ne
revient ni le fecond, ni le quatrieme
jour, ou opiniâtre, à moins que le
malade ne l'ait déjà eu long-temps ;
car lorfqu'elle revient une feconde fois,
elle ceffe d'elle-même après quelque
accès, fi l'on en croit *Sydenham.*

L'accès prend environ fur les quatre
heures après midi, le froid n'eft pas
fi violent que dans la fievre tierce,
mais il dure jufqu'à deux heures fans
vomiffement & fans déjection. La chaleur dure cinq à fix heures, elle eft
compliquée d'une pefanteur de tête ;
& elle fe termine fans aucune évacuation fenfible.

Les enfans & les jeunes gens y font
moins fujets que les vieillards & les
perfonnes mélancoliques. Lorfqu'on
traite un malade qui a la fievre quarte,
il faut lui faire plier les genoux ; lui

visiter le bas-ventre, & voir s'il n'a point la rate enflée, ce qui constitue une autre espece assez fréquente. Plus les malades sont faméliques & adonnés à leur bouche, plus l'hiver est proche, plus cette fievre est difficile à guérir.

Curation. Elle exige la saignée dans l'accès, à moins que le sujet ayant déjà supporté plusieurs accès, soit fort affoibli, ou dans un âge fort avancé.

On purgera le malade le lendemain, & si rien ne s'y oppose, on mêlera l'émétique avec les cathartiques qu'on lui prescrit. Il faut le purger de nouveau après le second accès, & lui donner dans les jours d'intermission, un bouillon ou un apozeme amer, pour rendre le sang plus fluide : on joindra à ces apozemes les martiaux apéritifs, sur-tout si le malade a eu plusieurs rechutes. Après avoir laissé passer trois ou quatre accès, on les arrêtera par le moyen du quinquina, de la camomille, de la cascarille, que l'on donnera toutes les quatre heures au malade. Lorsque l'attaque est compliquée de froid, que le sujet est âgé ou pituiteux, on joindra au quinquina quelques gouttes d'elixir de propriété, ou quelques grains de fel ammoniac, ou de thériaque nouvelle. Après que les accès auront ceffé, il ne faut difcontinuer l'ufage du quinquina & des apéritifs que par degrés & au bout de quinze jours.

Si la maladie eft opiniâtre, & que le malade fe plaigne de maux de tête, on le faignera du pied. S'il y a des faburres vifqueufes dans le ventricule, on lui fera boire pendant les trois jours qu'il eft exempt de fievre fix livres d'eau de Balaruc, dans l'efpace de trois heures, & après que les premieres voies feront bien purgées, on paffera aux apéritifs amers & aux fébrifuges.

Le malade ufera de bouillon & d'eau chaude les jours de l'accès; & les autres jours qu'il en eft exempt, excepté les premiers jours de la maladie, il fe nourrira de foupe, de pain & de vin, obfervant de fe garantir du froid.

2. Quarte fplénétique; *Quarta fplenetica*, Sennert. *de febrib.* C. P.

Cette fievre eft fouvent caufée par une obftruction, ou un fquirre de la rate & des autres vifceres du bas-ventre; elle eft extrêmement opiniâtre, & fujette à revenir, fur-tout fi elle commence dans l'automne. Celle qui vient en hiver eſt très-difficile à guérir, & dure juſqu'au printemps, & ſouvent, lorſqu'on l'arrête avant d'avoir levé les obſtructions à l'aide des apéritifs & des chalybés, elle dégénere en une enflure œdémateuſe, qui eſt ſuivie de l'aſcite. Le malade a le viſage blême, il tombe dans la triſteſſe, & maigrit à vue d'œil.

Il faut donc avoir la précaution de bien purger les premieres voies avec des cathartiques, ou les eaux de Balaruc, & donner enſuite tous les jours au malade des apozemes amers, des ſtomachiques, des apéritifs compoſés avec des feuilles de chicorée, d'abſynthe, les ſommités de petite centaurée, les racines d'émule, le rhapontic pilé, y ajoutant deux drachmes de limaille de fer, un ſcrupule de caſcarille, du ſyrop des cinq racines, ou même des racines de petit houx, d'aſperge, ce qui produit un très-bon effet. Les apozemes & les bouillons finis, on purgera de nouveau le malade, ou bien on lui donnera du quinquina purgatif avec le rhapontic, le ſéné, l'agaric, ou bien le quinquina ſeul à la doſe d'une

drachme toutes les quatre heures, &
on le continuera pendant quinze jours,
hors de l'accès, quand même la fievre
auroit cessé ; il convient même d'user
long-temps des opiates martiales avec
le rhapontic & la cascarille. Lorsque
le malade aura commencé de prendre
le quinquina, on aura soin de ne point
interrompre son effet par l'usage des
cathartiques & des délayans ; car la
fievre ne manqueroit pas de revenir ; il
ne faut purger le malade qu'au bout
du mois, ce qui doit s'entendre aussi
des fievres tierces.

3. Quarte double ; *Quartana dupli-*
cata, Sennert. P.

C'est celle dont l'accès revient le
premier, le second, le quatrieme & le
cinquieme jour (il n'y en a point le
troisieme), & dont le premier accès
répond au troisieme, le second au quatrieme.

4. Quarte redoublée ; *Quartana du-*
plicata, Bonet, *polyalth. de febrib.* P.

C'est celle qui a deux accès chaque
quatrieme jour, & qui n'en a aucun ni
le second ni le troisieme. Si l'une de
ces suites anticipe ou retarde, alors
il n'y a qu'un accès le troisieme jour

dans la premiere période, & un autre le quatrieme, & il se fait des combinaisons extrêmement curieuses, dont on trouve le détail dans *Primerose*, que les Auteurs appellent quarte compliquée de tierce ou de quotidienne ; & comme faute d'attention on ne peut les prévoir, ou que ces types se confondent, plusieurs Auteurs mettent ces especes au rang des fievres erratiques ; mais la quarte est de toutes les fievres intermittentes celle dont le type est le plus certain.

Ces especes demandent le même traitement que les tierces.

5. Quarte triple ; *Quartana triplex*, Bonet. *sepulchret.* Schenck. *lib. 5. observ. 11. A. P.*

C'est celle dont l'accès revient tous les jours comme dans la quotidienne, avec cette différence que le premier répond au quatrieme, le second au cinquieme, le troisieme au sixieme. Elle demande le même traitement que la tierce double & la quotidienne. La quarte sextuple de *Capivacci* ne differe en rien de la quotidienne continue double, vu qu'il n'y a point d'intermission, témoin la lassitude que le malade éprouve dans les intervalles des accès. Les quartes doubles & triples font ordinairement compliquées de l'affection hypocondriaque. *Voyez* Schenck, qui de trois quartes en guérit deux aifément, mais dont la troifieme continua jufqu'au printemps.

6. Quarte vérolique; *Quartana fyphilitica*, Alex. Monro, *Effai d'Edimbourg*, *tom. 6. art. 47. obferv. 9.* Ballon. *epid. lib. 2. pag. 131.* P.

Cette efpece eft caufée par un virus vérolique, & on ne peut la guérir qu'avec des remedes mercuriels, ou d'autres antivénériens. *Monro* l'a guérie avec une dofe de mercure doux, répétée tous les jours, jufqu'au ptyalifme; il guérit en même temps la vérole, quoiqu'elle fût compliquée de douleurs nocturnes & d'ulceres dans la gorge. Dofe : de mercure doux cinq grains.

7. Quarte cataleptique; *Quartana cataleptica*, Bonet. *polyalth*.

Je vis en 1727 à l'hôpital d'Alais, dont je foignois alors les malades, un vieux foldat attaqué d'une fievre quarte, qui, les jours que la fievre le quittoit, reftoit ftupide & privé de la raifon,

fon, & qui le jour de l'accès, tomboit dans une catalepfie imparfaite. Il demeuroit immobile, fans fentiment & fans mouvement, à l'exception du pouls & de la refpiration, qui étoient tardifs & obfcurs ; mais tous fes membres ne gardoient point la fituation qu'on leur donnoit, il n'y avoit que les bras qui la gardaffent, encore retomboient-ils d'eux-mêmes. Il guérit des deux premiers accès par le moyen de l'émétique ; mais il en vint un troifieme dans la nuit qui l'emporta. *Bonet* & *Montalte* font mention d'une quarte compliquée de catalepfie.

8. Quarte épileptique ; *Quartana epileptica*, Moron. *Director.* Scholzt. *confil. 379. & 380.* P.

9. Quarte néphralgique , *Lemery*, *Journal des Savans.*

Elle fe manifefta par un vomiffement d'urine & une colique rénale, qui revenoient chaque quatrieme jour.

10. Quarte hyftérique ; *Quartana hyfterica*, Morton, *pyretolog. cap. 9. hift. 10. pag. 82.* P.

C'eft une efpece de fievre quarte, qui, étant mal traitée, dégénere en une fievre continue accompagnée de fyn-

copes, de fueurs colliquatives, de falivation, d'agitation, d'inquiétude, de
dégoût, de fuffocation hyftérique, &c.
Après avoir inutilement employé les
anti-hyftériques, les narcotiques, les
cardiaques, on fut obligé de rappeller
la fievre quarte par le moyen de quelques purgatifs légers, après quoi on la
guérit avec le quinquina, qui n'empêcha cependant point les accès de revenir.

11. Quarte arthritique; *Quartana arthritica*, Mufgrave, *de arthritide regul.
cap. 9. hiftor. 4 & 5*. C. P.

C'eft une efpece qui dégénere en
goutte, comme le prouvent deux hiftoires rapportées par *Morton*. Voyez
Eberhard, *differt. 1761*. Cette efpece
eft très-dangereufe.

12. *Quartana amens*, Sydenham, *de
febrib. intermitt. p. 60*. Quarte compliquée de démence.

C'eft, dit *Sydenham*, une manie particuliere, qui fe joint aux fievres intermittentes de longue durée, fur-tout
à la quarte, qui réfifte aux traitemens
ordinaires, & qui, lorfqu'on emploie
des évacuations trop fortes, dégénere
en une démence, qui ne finit qu'avec

la vie des malades, & je me fuis fouvent étonné que les Auteurs n'en faf-
fent aucune mention, vu qu'elle eft
affez ordinaire, & que j'en ai été témoin. Les autres efpeces de démences
fe guériffent par des évacuations copieufes, par la faignée & les cathartiques ; celle - ci ne fouffre aucun de
ces remedes, & qui plus eft, elle augmente. *Voyez* pour fa cure l'endroit
où je traite de la démence fébrile.

13. Quarte des enfans ; *Quartana
infantum*, Sydenham, *pag. 50. de febrib.
intermitt.* P. L.

J'ai fouvent vu avec étonnement,
dit *Sydenham*, de petits enfans avoir
la fievre quarte fix mois durant, & en
triompher à l'exemple d'Hercule, tandis que des vieillards & des adultes en
meurent quelquefois, ou tombent dans
l'afcite, ou dans d'autres maladies mortelles.

14. Quarte fcorbutique ; *Quartana
fcorbutica*, Carol. Pifon. Balthazar. Timæi, *caf. 18.* Barthol. *de medic. Dano-
rum.* P. On vante beaucoup une potion compofée de graine d'héliotrope
& de millepertuis, dans de l'eau de
chardon bénit ou de fureau.

15. Quarte comateufe ; *Quartana comatofa* , Carol. Pifon. *obferv. 163. 164. 165. de morbis à colluvie ferosâ,* *pag. 447.* On ne voit pas clairement dans ces obfervations s'il s'agit de la tierce ou de la quarte ; & dans *l'obf.* *164.* la quarte étoit compliquée d'un coma vigil à tous les accès. Cette maladie eft chronique, & fouvent mortelle.

16. Quarte triplée; *Quartana triplicata.* P.

C'eft une efpece qui a trois accès le premier jour, autant le quatrieme , le feptieme , le dixieme , &c. fans qu'il y en ait aucun les jours intermédiaires. Les accès ne fe reffemblent point, je veux dire , que le premier accès du premier jour ne répond point au premier des jours fuivans, le fecond au fecond , &c.

Le Docteur *Feou* eut cette fievre pendant fix mois, & il en guérit au moyen de l'opiate fuivante, dont il fit fix bols.

Prenez de quinquina en poudre douze drachmes, de fel d'abfynthe , ammoniac , & de tamarifc , de chacun deux drachmes, & de fyrop de capillàire autant qu'il en faut : on prendra un bol le matin, & un autre le foir.

Curation de la Fievre Quarte, par Hecquet.

On commencera par faigner le malade une ou deux fois, & le lendemain on lui donnera de vin émétique & de fyrop d'althæa, de chacun une once dans un verre d'eau.

Une heure après qu'il aura rendu l'émétique, il prendra fix ou huit drach-mes de fel d'epfom, & une once de fyrop de pomme compofé. Les jours qu'il n'aura point de fievre, il prendra tous les foirs un fcrupule de thériaque, & après le fecond ou le troifieme ac-cès, quatre fois par jour demi-drachme de quinquina en poudre, avec un peu de rofes feches, après avoir mangé fa foupe, & bu un verre d'eau fucrée ; on réitérera les mêmes remedes pen-dant fept à huit jours, après quoi on le purgera comme il fuit. Prenez fix drachmes de fel d'epfom, une once de manne, que vous ferez diffoudre dans une infufion d'une drachme de quin-quina, & d'une de féné mondé.

E e iij

Au cas que la chaleur y oblige, on
réitérera la faignée pendant que le malade prend le quinquina; & s'il a des
infomnies, on lui donnera tous les
foirs quatre grains de pilules de cyno-
gloffe avec le quinquina.

Le malade continuera l'ufage de ce
dernier pendant douze ou quinze jours,
& après que la fievre aura ceffé, il
continuera d'en prendre pendant quinze
autres jours.

Si l'accès revient, on réitérera la faignée, on lui redonnera le quinquina
le matin & le foir en bol, y ajoutant
demi-drachme de thériaque.

Pour les enfans, mettez infufer pendant un jour demi-once de quinquina
dans une livre de vin blanc, ajoutez-y
de fyrop d'œillet, une once, d'eau de
cinamone avec l'orge, trois drachmes;
on leur en donnera une ou deux cuillerées toutes les demi-heures.

17. *Quartana metaftatica*; quarte mé-
taftatique. P.

Un jeune homme fujet depuis deux
ans à une fievre quarte, qu'il avoit eu
dans l'île Minorque, & enfuite à Montpellier, en étoit délivré toutes les fois
qu'il lui furvenoit une ophtalmie; &

lorfque celle-ci difparoiffoit, la fievre revenoit. Ces retours alternatifs de fievre & d'ophtalmie ne laiffoient aucun doute qu'il ne fe fît une métaftafe.

XII. *Fievre Erratique;* *Erratica.*

C'eft un genre de fievre dont les accès femblables laiffent plus d'intervalle entr'eux que ceux de la quarte, ce qui fait qu'on ne peut la rapporter aux genres précédens.

Si jappellois erratique toutes les fievres dont le type eft obfcur, ou qui ne fuivent aucun ordre, il n'y auroit aucun genre qui n'appartint à l'erratique, à l'exception de la quarte ; je ne mets de ce nombre que les quintes, les fixtes, & autres femblables, que je comprends toutes fous le même genre. Ce genre eft fi rare, que *Galien* n'a obfervé aucune de ces efpeces.

1. *Erratica quintana*, Tulpii ; Avicennæ, *canon. lib.* 4. *fen.* 1. L. P.

Tulpius fait mention d'une quinte fimple, & *Chriftoph. Ebelius* d'une quinte double. *Hippocrate* la juge pire que la feptieme & la huitieme, &c. Foreftus,

obf. 43. lib. 3. Scholio, la vue compliquée du tabes.

2. *Erratica feptana*, Ettmuller. *Heb-
domadaria*, Schenckii, *pag. 826.* L. P.

Hippocrate en parle comme d'une
fievre longue, mais qui n'eft pas mortelle. Les Auteurs font mention d'une
fixte, mais je ne fache perfonne qui
l'ait obfervée.

3. *Erratica octana*, Amati Lufitani,
pag. 765. Salii, *cap. 12. Octomana*,
F. Vallefii, *controv. lib. 5.* P.

Amatus a connu un Juif qui l'eut
pendant tout l'hiver, & il l'en guérit.
Le friffon duroit une heure, & la
chaleur quinze heures. Elle venoit
tous les famedis avant le jour. *Zacutus* en a vu qui ont ceffé d'elles-
mêmes.

4. *Erratica nonana*, Zacuti Lufitani,
obf. 34. lib. 3. P.

Zacutus a connu un homme de cinquante ans, qui eut pendant deux ans
une pareille fievre, dont il guérit par
l'ufage de l'antimoine, & en faifant
fluer fes hémorrhoïdes, en y appliquant
des fangfues.

5. *Erratica decimana*, Zacuti, *prax.
obf. 34. lib. 3.*

Cet Auteur a connu un homme de soixante ans qui l'eut pendant deux ans, & qui en fut guéri avec des purgatifs & des apéritifs.

6. Erratique vague ; *Erratica vaga*, Ettmuller. River. *obferv. 32. centur. 3.*

C'eft une fievre intermittente fans type, compliquée d'affection hypocondriaque. Elle revenoit tantôt au bout de dix jours, tantôt au bout de douze, tantôt au bout de quinze. Elle commençoit par un léger friffon, qui étoit fuivi d'une chaleur exceffive, & de douleurs cruelles dans les jambes. L'accès duroit quinze, vingt, vingt-quatre heures, & s'appaifoit par un écoulement abondant d'urine & de fueur : elle dura trois ans. *Voyez* fa cure dans *Riviere*, à l'endroit cité.

Thérapeutique des Fievres, par Clutton.

J. Clutton, Médecin Anglois, dit avoir trouvé en 1751, une méthode nouvelle & fûre de guérir les fievres tant continues que rémittentes ; elle confifte dans l'ufage du julep fuivant, auquel il donne le nom de *fébrifuge*.

Ee v

Prenez d'huile ou d'esprit concentré de soufre, de vitriol & de sel, de chacun parties égales; d'esprit de vin rectifié trois fois autant; mettez le tout en digestion pendant un mois, & distillez jusqu'à siccité: ajoutez à deux livres de cet esprit, de racine d'angélique, de serpentaire de Virginie, de graine de cardamome, de chacun six drachmes; faites-en une teinture.

Mettez dans de l'eau pure autant de cette teinture qu'il en faut pour lui communiquer une acidité agréable, édulcorez ce julep avec plus ou moins de sucre, suivant le goût du malade, & faites lui en boire environ six livres dans l'espace de vingt-quatre heures. Il ne les a pas plutôt bues, qu'il tombe en sueur, l'urine reprend son cours ordinaire, & la fievre cesse entiérement ou diminue. Au cas qu'elle ne cesse point entiérement dans l'espace d'un jour, il faut réitérer le lendemain le même remede, mais en moindre dose; l'Auteur assure avoir guéri plusieurs milliers de malades par cette méthode.

Si la maladie dure cinq jours, on ajoutera toutes les six heures à ce julep vingt grains de bézoardique minéral, pour hâter les fecrétions; fi le pouls eft plein on lui fubftituera quatre fois par jour un fcrupule de tartre vitriolé pour tempérer davantage la chaleur. Si le Médecin n'eft appellé que le neuvieme jour de la maladie, & que le malade ait eu des naufées au commencement, il faudra commencer par l'émétique antimonial. Comme le julep fébrifuge ne fait que remédier à l'inflammation générale, il faut y joindre divers remedes felon la nature des fymptomes.

Si la diarrhée, la fueur, l'hémorrhagie tourmentent le malade, on joindra au julep des fleurs de rofes, de la racine de tormentille, une décoction faite avec la corne de cerf calcinée; & au cas que cela ne fuffife point, on prendra de baume de Leucatelli demi-drachme, de corail douze grains, d'opium un grain, de diacodium autant qu'il en faut pour en faire un bol.

S'il y a inflammation de poumon, on joindra au julep le nitre & les pectoraux; fi la fievre incline à l'intermiffion, ce que l'on connoît par la couleur de brique de l'urine, & la fréquence des naufées, on donnera au malade demi-drachme de fel d'abfynthe,

E e vj

dans une once de jus de citron.

Si la langue eſt noire & ſeche, s'il y a tremblemens & ſoubreſauts des tendons, ſi le malade eſt dans l'abattement, s'il ſoupire, ſi le pouls eſt fréquent, foible, tremblant, inégal, l'urine pâle, crue, s'il a peu ou point de ſoif, dans ce cas la fievre eſt putride ou maligne.

Clutton condamne abſolument tous les remedes émolliens & qui relâchent les fibres, de même que les ſels neutres, & s'en tient aux ſeuls cordiaques.

Il purge quatre ou cinq fois les malades pour évacuer les ſaburres dont ces fievres ſont compliquées, & dans celles qui ſont aiguës & inflammatoires, il n'emploie jamais la ſaignée, la regardant comme inutile.

Thérapeutique des Fievres, par Lobb.

Théophile Lobb Médecin Anglois, dans le livre qu'il a publié en 1732, ſous le titre de *Traité pratique de la cure des fievres*, rapporte avoir guéri les fievres, de quelque eſpece qu'elles ſoient, ſans employer la ſaignée, les cathartiques, les émétiques, ni le quinquina.

Il dit avoir guéri les maladies inflammatoires ſans ſaignée; les fievres continues putrides, ſans cathartiques; les rémittentes & les intermittentes, ſans quinquina.

Il tient que toutes les fievres ſont occaſionnées par une acrimonie particuliere, qui varie ſelon le genre, & qu'on peut la corriger d'une maniere ſpécifique par le moyen de certains ſels. Les remedes chauds, mêlés avec ceux qui rafraîchiſſent, procurent au ſang une température convenable; dans les fievres ardentes, on doit augmenter la doſe des rafraîchiſſans; lorſque le pouls eſt languiſſant, il faut employer les remedes chauds ou purs, ou en plus grande doſe; les acides & les nitreux rafraîchiſſent, délayent, temperent la chaleur, augmentent la fluidité du ſang, & corrigent l'acrimonie alcaline diſſolvante qui cauſe des fievres continues, & des fievres ardentes. Les alcalis, tels que le ſel de tartre, le ſel d'abſynthe, celui de corne de cerf, corrigent l'acrimonie acide, à laquelle les enfans ſont ſujets.

Les ſels neutres, qui réſultent du mélange des acides avec les alcalis, tels que l'anti-émétique de *Riviere*, corrigent l'acrimonie particuliere, qui caufe le vomiffement & les fievres intermittentes.

Les fievres produites par l'épaiffiffement des fluides, font les intermittentes, les rémittentes, les maladies inflammatoires, exanthémateufes.

Les fievres caufées par la diffolution font les fievres nerveufes, les fievres continues, hectiques. Les fievres mixtes font la quarte, la quotidienne, la pleuréfie putride.

Cet Auteur dit avoir exercé la Médecine à Londres avec beaucoup de fuccès, depuis 1711 jufqu'en 1732.

Thérapeutique des Fievres, par Sylvius.

Jacques Sylvius tient avec *Bontekoe*, que toutes les fievres font caufées par la coagulation du fang, d'où vient qu'il rejette la faignée & les rafraîchiffans, de quelque efpece qu'ils puiffent être. Comme la fréquence du pouls, felon eux, eft un figne que la circulation du fang eft retardée, ils n'emploient que les réfolutifs dans les fievres, prétendant qu'on doit ufer d'un régime chaud, de cordiaux, de fudorifiques dans celles qui font ardentes & inflammatoires, pour chaffer le venin qui coagule le fang.

Van-Helmont, *Screta*, les Médecins Carthéfiens ont fuivi cette théorie & cette thérapeutique, que *Sydenham*, *Harris*, *Hoffmann* condamnent d'un commun accord.

Thérapeutique des Fievres, par Sydenham.

Thomas Sydenham, qui paffe avec raifon pour l'Hippocrate d'Angleterre, regarde la fievre comme un effort & un inftrument de la nature, inftitué pour féparer le pur de ce qui ne l'eft pas, & pour détruire la caufe morbifique qui infecte le fang, & la faire fortir du corps. Il tient que la chaleur, lorfqu'elle eft modérée, fert à cuire & à corriger la matiere morbifique ; que la vîteffe & la fréquence du pouls, contribuent à la mûrir & à en procurer l'excrétion, & par conféquent qu'il eft du devoir du Médecin de réprimer la violence de la fievre par la faignée, une diete rafraîchiffante, délayante, en faifant refpirer un air pur au malade, à

évacuer une partie de la matiere morbifique par les premieres voies à l'aide
des émétiques & des cathartiques, &
à attendre enſuite l'évacuation critique;
à ne point interrompre les efforts de la
nature, lorſqu'ils ſont modérés, & au
cas qu'ils ſoient foibles & languiſſans,
ce qui eſt rare dans les jeunes gens, à
les ranimer par un régime plus chaud
& avec des cardiaques, & il prétend
qu'on y réuſſit beaucoup mieux par la
diete, les remedes ſimples & tirés des
végétaux, que par les chimiques & les
minéraux.

Dans les intermittentes chroniques,
nous commençons par les remedes généraux, d'où nous paſſons au quinquina. Nous ne rejetons point les acides, comme *Sylvius*, & nous n'em-
ployons point comme *Lobb* les ſels
pour guérir toutes les maladies.

Pour les intermittentes & les rémittentes, indépendamment des remedes
généraux,

Prenez huit parties de quinquina,
trois parties de fleurs de camomille,
d'extrait de petite centaurée & de ge-
nievre, de chacun une partie, de nitre
une partie & demie, de ſyrop de limon
autant qu'il en faut. Faites-en une opiate,

dont la dofe eft d'une ou deux drachmes.

Si la fievre eft maligne , ajoutez-y
de contrahierva, une partie & demie,
& quelques grains de camphre ; au cas
que la chaleur & le délire augmentent,
augmentez la dofe de nitre, & ajoutez
y le diafcordium , fi l'infomnie devient
plus grande.

*Thérapeutique d'*Hecquet.

Il arrive quelquefois qu'une quarte
bénigne dégénere en une émitritée dangereufe, parce que les folides s'enflam-
ment, & pour lors le quinquina devient
inutile, & il faut avoir recours aux faignées réitérées, aux délayans aqueux,
qu'il ne faut point ménager, tels qu'une
décoction de racine de nénuphar, de
fraifier, d'orge, de réglifle, dont le
malade doit faire fa boiffon ordinaire.
Il prendra en même temps quelques
petites dofes d'une poudre compofée
de deux parties d'yeux d'écreviffe, &
d'une de nitre, que l'on arrofera de
jus de citron.

On lui donnera tous les foirs une
émulfion compofée avec les femences
froides & de l'eau d'orge, à laquelle
on ajoutera demi-once de fyrop de

nénuphar & de pavot pour chaque
deux dofes.

Lorſque la fievre commencera à diminuer , il prendra des apozemes compoſés avec les feuilles de chicorée ſau-
vage & quelque peu de quinquina ; il
en boira ſix verres par jour , y ajoutant
deux ou trois drachmes de ſyrop de
diacodium, au cas qu'il ſente des douleurs , & qu'il ait des inſomnies.

Plus les accès ſont fréquens , comme dans la double tierce , ou la quarte
triple , plus la chaleur eſt violente , &
il faut la modérer avant d'en venir au
quinquina. On emploira pour cet effet
la ſaignée , les apozemes compoſés
avec la chicorée & le nitre, les abſor-
bans terreux, qui ralentiſſent l'action
du quinquina.

Lorſqu'on en ſera venu au quinquina, au cas que le malade ait beſoin
d'être purgé , on lui donnera une once,
ou une once & demie de ſel d'Epſom,
& une once de ſyrop de pomme com-
poſé , dans une chopine de décoction
de quinquina pour cinq à ſix dofes.

Le jour de la purgation , il prendra
en ſe couchant une once de diacodium,
ou un grain d'opium. Il eſt bon de mettre ſur chaque chopine de décoction

de quinquina , demi - once de fyrop de karabé.

L'opiate fébrifuge eft compofée avec une once de quinquina en poudre , une once de fyrop de coquelicot, & une quantité fuffifante de conferve de rofes : la dofe eft d'une ou deux drachmes toutes les trois ou quatre heures.

La cafcarille donnée depuis fix grains jufqu'à dix pour chaque dofe produit auffi un très-bon effet.

Lorfque la fievre revient tous les jours , que les rémiffions font obfcures, les intermiffions douteufes , ou le type ambigu , elle eft de mauvaife efpece, & l'on doit la regarder comme une hémi-tritée. Dans ce cas , il faut commencer par la faignée, à laquelle on fera fuccé-der les delayans , les cardiaques , les potions chaudes ; il faut s'abftenir des cathartiques irritans , des émétiques ou des fudorifiques trop volatils. Le malade ufera pour boiffon d'une décoc-tion de fcorfonere , de chardon-bénit, de fcabieufe , de coquelicot , oxytri-phylli , avec la poudre d'yeux d'écre-viffe , la corne de cerf préparée fans feu, l'antimoine diaphorétique , le nitre, le fyrop d'œillet, de limon, de diacordium, jufqu'à ce que type de la fievre fe foit déclaré. Hecquet, *Médecin des pauvres.*

La cure des fievres avec le laudanum liquide dans une infusion de petite centaurée, dont le *D. Berryat* vante l'efficacité, ne convient que dans les cas où la fievre est compliquée de douleur hystérique, ou de quelque symptome hypocondriaque, autrement il cause la stupeur, comme le *D. Storck* nous en avertit.

A l'égard de celle de *Christ. Jacques* avec l'arsenic édulcoré avec l'eau & l'esprit de vin, il en résulte des ardeurs dans le sternum, une toux seche, un dégoût, une alopécie, une soif ardente, & une fievre hectique, qui sont infiniment pires que la fievre.

Je donne avec *Werlhof* le nom de maladies fiévreuses à celles qui sont produites & entretenues par le virus d'une fievre intermittente ou rémittente, soit que cette fievre soit manifeste, soit qu'elle soit cachée ; de ce nombre sont le carus fébrile, la pleurésie fébrile, la typhomanie fébrile, &c. Ces maladies qui sont très-dangereuses, souffrent des intermissions & des rémissions. Les symptomes attaquent tout-à-coup le malade, & disparoissent lorsque la fievre cesse ; les urines sont alors de couleur de briques pilées. *Mercatus* est le premier qui ait connu ces maladies ; *Torti* en a donné ensuite une ample explication , ainsi que l'Auteur d'un Ouvrage intitulé *de abscondita febrium naturâ.* On détruit ces maladies par de fortes doses de quinquina, prises avant le troisieme accès. Il résulta quelques inconvéniens du quinquina pris à des doses considérables, savoir 1°. une difficulté d'uriner, les urines sont épaisses & teintes de la couleur du quinquina ; 2°. une espece jaunisse qui survient quelquefois ; mais il est aisé de dissiper ces symptomes , lorsque la vie du malade est hors de danger.

Les autres fébrifuges vantés par les Modernes, sont 1°. une poudre composée de huit grains de nitre & de trois grains de camphre, qu'on prend toutes les quatre heures avant le retour de l'accès. 2°. *Huxham* emploie, au lieu du quinquina, la véronique pour dissiper les fievres tierces ; 3°. *Storck* prescrit le remede suivant à prendre une heure avant l'accès. Prenez de syrop de diacode demi-once, d'eau de fleurs de coquelicot deux onces , d'esprit de soufre demi-drachme ; mêlez

Fin du Tome second.

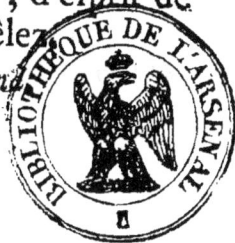

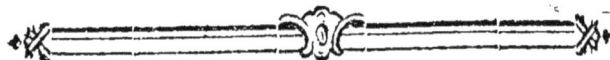

TABLE

DES ORDRES

Et genres de Maladies contenus dans ce second Volume.

Suite du Sommaire de la I. Claffe.

Fin de la Table du second Volume.